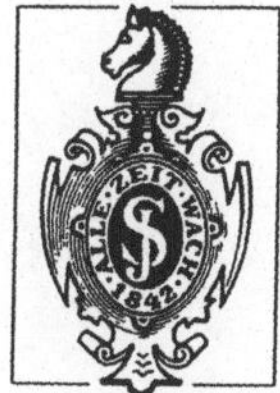

Psychosomatische Probleme in der Gynäkologie und Geburtshilfe 1984

Herausgegeben von
O. Jürgensen und D. Richter

Mit 32 Abbildungen und 9 Tabellen

Springer-Verlag
Berlin Heidelberg New York Tokyo

Dr. med. Ortrun Jürgensen
Psychoanalytikerin
Klinikum der Johann Wolfgang Goethe-Universität
ZFG, Abt. f. gyn. Endokrinologie
Theodor-Stern-Kai 7
6000 Frankfurt 70

Dr. med. Dietmar Richter
Privatdozent, Frauenarzt
Psychotherapie
Gyn.-geb. Abteilung
Kreiskrankenhaus
Meisenhartweg 14
7880 Bad Säckingen

---

13. Seminarkongreß für Psychosomatische Probleme in der Gynäkologie
und Geburtshilfe, Frankfurt 16.–18. Februar 1984.
In Zusammenarbeit mit der Deutschen Sektion
für psychosomatische Geburtshilfe und Gynäkologie

ISBN-13: 978-3-540-15301-6   e-ISBN-13: 978-3-642-70347-8
DOI: 10.1007/978-3-642-70347-8

2119/3140-543210

Für Ursula und Nadja

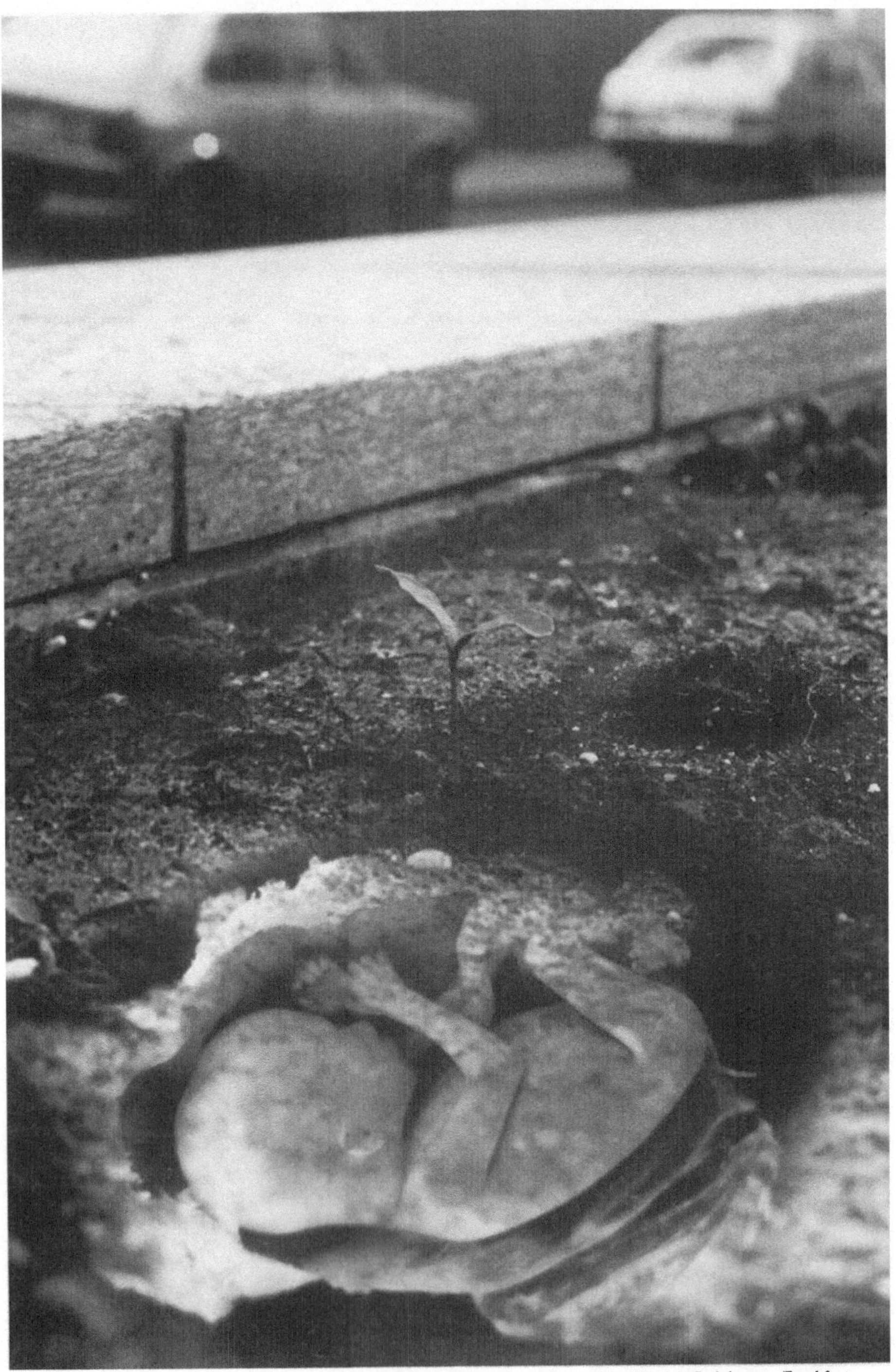

Foto: Daniela Steinberger, Frankfurt

Vorwort

Dieser Band enthält die Vorträge des 13. Seminarkongresses für psychosomatische Gynäkologie und Geburtshilfe vom 16. bis 18. Februar 1984 in Frankfurt. Damit liegt der dritte Band dieser Kongreßreihe vor, die in den folgenden Jahren um weitere Veröffentlichungen ergänzt werden wird. So soll eine Präsenzbibliothek für den an psychosomatischen Problemen in der Gynäkologie und Geburtshilfe Interessierten vorgelegt werden.

Das erste Hauptthema des Frankfurter Kongresses „Frauen in Grenzsituationen" sollte über den gynäkologischen Bereich hinausweisen in Extrembereiche menschlicher bzw. weiblicher Existenz, mit denen auch der psychosomatisch tätige Gynäkologe immer wieder konfrontiert wird.

Das Problem der Extremsituation ist – unbeabsichtigt – von einer jungen Frankfurterin in der Fotocollage des Titelbildes eingefangen worden, das auf der gegenüberliegenden Seite abgedruckt ist: Ein verwaister Embryo wurde in eine Frankfurter Beton- und Autolandschaft projiziert. Aus der im Vordergrund aufgeschütteten Erdschicht bahnt sich eine kleine Pflanze einen Weg – Sinnbild für Hoffnung und Untergang zugleich.

Die weiteren Themen behandelten spezielle Probleme der Gynäkologie und Geburtshilfe: Psychosomatik der gynäkologischen Urologie, der Endokrinologie – mit Hervorhebung der In-vitro-Fertilisation – und der Geburtshilfe. Die Darstellung neuer psychosomatischer Forschungsergebnisse ergänzte traditionell die Hauptthemen.

Der vorliegende Band soll allen interessierten Teilnehmern des Kongresses noch einmal eine erinnernde Vertiefung des Gehörten ermöglichen und für andere Leser neue Informationen anbieten.

Er soll aber auch den Autoren die Möglichkeit geben, sich und ihr Anliegen umfassend darzustellen, die während des Kongresses nicht gehört, nicht verstanden oder mißverstanden wurden.

Wir danken an dieser Stelle allen Referenten, Gruppenleitern und Teilnehmern, die zum Gelingen dieses Kongresses beigetragen haben.

Frankfurt, Februar 1985

Ortrun Jürgensen
Dietmar Richter

Inhaltsverzeichnis

Aus Forschung und Praxis

Psychosomatik der gynäkologischen Endokrinologie

Psychomatische Geburtshilfe

Mitarbeiterverzeichnis

BARDÉ, Benjamin, Dipl.-Psych., Diplom-Soziologe
Klinikum Philips Universität Marburg, Klinik f. Psychotherapie, Ortenbergstr. 8

BIER-FLEITER, Claudia, Dr. phil., Dipl.-Pädagogin
Gerhard-Hauptmann-Ring 15, 6000 Frankfurt 50

BASTERT, Gunther, Prof. Dr. med.
Direktor der Univ. Frauenklinik, 6650 Homburg/Saar

BAUMANN, Rolf, Priv.-Doz. Dr. med.
Zentrum der Frauenheilkunde und Geburtshilfe,
Theodor-Stern-Kai 7, 6000 Frankfurt 70

BECK, Lutwin, Prof. Dr. med.
Direktor der Universitätsfrauenklinik, Moorenstraße 5, 4000 Düsseldorf 1

BERGER-OSER, Regula, Dipl.-Psych., Psychoanalytikerin
Basel Str. 61, CH-4125 Riehen-Basel

BUDDEBERG, Claus, Dr. med.
Arzt für Psychiatrie und Neurologie, Universitätsspital Zürich,
Psychiatrische Poliklinik, Pestalozzistraße 10/12, CH-8032 Zürich

DINCER, Cigdem, Dr. med.
Freie Universität Berlin, Frauenklinik, Klinikum Charlottenburg,
Pulsstr. 4–14, 1000 Berlin 19

DIEDERICHS, Peter, Prof. Dr. med., Psychoanalytiker
Medizin./Poliklinik, Abt. f. Psychosomatik, Klinikum Steglitz,
Hindenburgdamm 30, 1000 Berlin 45

DMOCH, Walter, Dr. med.
Arzt für Psychiatrie und Neurologie, Arbeitsbereich Psychosomatik,
Frauenklinik des Lukaskrankenhauses, Preußenstr. 84, 4040 Neuss

EINSELE, Helga, Prof. Dr. jur.
Ehemalige Direktorin der Justizvollzugsanstalt für Frauen
in Frankfurt-Preungesheim, Savignystr. 59, 6000 Frankfurt

GRANITZKA, Siegfried, Prof. Dr. med.
Zentrum der Frauenheilkunde und Geburtshilfe, Klinikum der Johann Wolfgang
Goethe-Universität, Theodor-Stern-Kai 7, 6000 Frankfurt 70

HEIL, Maria, cand. med.
An den Kirschgärten 6, 6242 Kronberg 2

HIPP, Maria, Oberhebamme
Schubertstr. 22, 7800 Freiburg i. Br.

JÜRGENSEN, Ortrun, Dr. med.
Psychoanalytikerin, Abt. f. gyn. Endokrinologie, ZFG,
Universitätsklinikum, Johann Wolfgang Goethe-Universität
Theodor-Stern-Kai 7, 6000 Frankfurt 70

KOST, Ursula, Dr. med.
Ärztin, Psychotherapie, Bismarckstr. 41, 7410 Reutlingen

KOUBENEC, Hans Joachim, Dr. med.
Freie Universität Berlin, Frauenklinik, Klinikum Charlottenburg,
Pulsstraße 4–14, 1000 Berlin 19

MAASSEN, Volker, Dr. med.
Freie Universität Berlin, Frauenklinik, Klinikum Charlottenburg,
Pulsstraße 4–14, 1000 Berlin 19

MENTZOS, Stavros, Prof. Dr. med.
Arzt für Psychiatrie und Neurologie Psychoanalitiker,
Leiter der Abt. für Psychosomatik, Zentrum für Psychiatrie,
Heinrich-Hoffmann-Str. 10, 6000 Frankfurt

MOLINSKI, Hans, Prof. Dr. med.
Arzt für Psychiatrie und Neurologie, Psychoanalytiker,
Leiter der psychosomatischen Abt., Universitätsfrauenklinik,
Moorenstraße 5, 4000 Düsseldorf 1

PETERSEN, Peter, Prof. Dr. med.
Bereichsleiter Psychotherapie im Zentr. Psychol. Medizin,
Medizinische Hochschule, Pasteurallee 55, 3000 Hannover 51

PINGSTEN, Klaus, Dr. med.
Frauenarzt, Freiliggrathstraße 3, 4930 Detmold

PLATZ, Peter, Dr. med.
Frauenarzt, Psychotherapie, Dammtorstraße 27, 2000 Hamburg 36

PRAETORIUS, Elisabeth, Dr. med.
Psychotherapie, Lauterbornweg 27, 6050 Offenbach

PRILL, Hans Joachim, Prof. Dr. med.
Leiter der geb.-gyn. Abteilung, Evangelisches Krankenhaus,
Waldstr. 74, 5300 Bonn-Bad Godesberg

RICHTER, Dietmar, Priv.-Doz. Dr. med.
Frauenarzt, Psychotherapie, Gyn.-geb. Abteilung, Kreiskrankenhaus,
Meisenhartweg 14, 7880 Bad Säckingen

SPIELMANN, Horst, Priv.-Doz. Dr. med.
Bundesgesundheitsamt, 1000 Berlin

STAUBER, Manfred, Prof. Dr. med.
Freie Universität Berlin, Frauenklinik, Klinikum Charlottenburg,
Pulsstraße 4–14, 1000 Berlin 19

STUNDER, Wolfgang, Arzt
Rodenbacher Str. 66a, 5450 Neuwied-Irlich

WEINGART, Brigitte, Dr. med.
Freie Universität Berlin, Frauenklinik, Klinikum Charlottenburg,
Pulsstraße 4–14, 1000 Berlin 19

WINTER-KLEMM, Brigitte, Dipl.-Psych.
Psychoanalytikerin, Konsiliarpsychologin, Berufsgenossenschaftliche Unfallklinik,
Friedberger Landstr. 430, 6000 Frankfurt

Einführung: Frauen unter extremer Belastung

O. Jürgensen

Viele von Ihnen fragen sich möglicherweise, was das Thema, mit dem wir uns an diesem ersten Kongreßtag auseinandersetzen wollen, auf einem gynäkologischen Fachkongreß zu suchen hat.

Nun ist dies aber ein Kongreß, der den Anspruch erhebt, sich mit psychosomatischer Gynäkologie und Geburtshilfe zu befassen, d. h. mit dem sozialen, biographischen und psychodynamischen Umfeld, aus dem heraus gynäkologische Symptome eine andere als rein medizinische Verständnisdimension erfahren. Mit diesem Anspruch ist es unmöglich, Patientinnen symbolisch an der Nabellinie enden zu lassen mit dem Hinweis, was darüber liege, gehöre zu anderen Fachdisziplinen.

Die Symptome an sich lassen keine Rückschlüsse auf die Gewalt der Kräfte oder Triebkräfte zu, die das kranke Individuum zu überwältigen drohen. So kann ein harmloser Hirsutismus als endgültige Bestätigung des zerstörten Selbstwertgefühls Suizidimpulse auslösen, Fluor – wie ich gleich an einem Beispiel zeigen möchte – kann Ausdruck einer Psychose sein – Und vergleichsweise kann ein Karzinom soviel Abwehrkräfte mobilisieren, daß eine vorher nie gelebte Aktivität und Lebensintensität erfahren wird. Ich möchte keinen Zweifel daran lassen, daß die Themen des heutigen Tages belastend und unbequem sind. Aber ich halte es für zumutbar, daß wir uns wenigstens einen Tag lang dem zuwenden, was unsere Patientinnen oft ein Leben lang quält.

So bin ich den Referenten des heutigen Tages, die mehr als wir täglich mit Grenzsituationen und Grenzüberschreitungen zu tun haben, für ihre Bereitschaft dankbar, zu uns darüber zu sprechen.

Ganz besonders gilt mein Dank Frau Prof. Einsele, die als Juristin und ehemalige Leiterin der Justizvollzugsanstalt Frankfurt-Preungesheim über die heutige Situation von Frauen im Gefängnis zu uns sprechen wird.

Inhaftierte Frauen kommen gelegentlich ambulant oder stationär zu uns in die Klinik. Wir erfahren meist wenig über die Umstände der Haft, teilweise aus Angst vor gesellschaftlicher Ächtung, in der viele dieser Frauen bereits von ihrer Kindheit an aufgewachsen sind.

Vor Jahren hatte ich in der endokrinologischen Ambulanz eine junge Frau zu untersuchen, die zusammen mit ihrem Liebhaber und Komplizen ihren Ehemann erschlagen hatte. Es sollte festgestellt werden, ob möglicherweise eine Hormonstörung vorlag, die zu mildernden Umständen in der Beurteilung geführt hätte. Das war nicht der Fall. Stattdessen erfuhr ich, daß der Ehemann die Patientin durch deviantes Verhalten jahrelang gequält habe. Meine Aussagen als sachverständige Zeugin vor

Psychosomatische Probleme in der
Gynäkologie und Geburtshilfe 1984
Hrsg. Jürgensen, Richter
© Springer-Verlag Berlin · Heidelberg 1985

Gericht hatten kein Gewicht und entlockten den Richtern einer katholischen Provinz-
stadt bestenfalls ein Grinsen. Die Angeklagte wurde zu lebenslänglicher Haft verurteilt. Eingeweihte wiesen darauf hin, daß sie im Gefängnis ohnehin „verkommen"
würde.

Vor wenigen Monaten traf ich sie unerwartet in der Haftanstalt wieder. Sie war nicht
nur nicht „verkommen", sondern hatte sich durch besonders gute Führung ausge-
zeichnet und in der Haft die Chance erhalten, einen Beruf zu erlernen. Ihre Gedanken kreisten fast ausschließlich um ihre beiden – inzwischen erwachsenen – Kinder,
die gewaltsam von ihr ferngehalten worden waren: weder ein alltäglicher noch ein
gynäkologischer Fall – und doch ein Fall aus einer gynäkologischen Sprechstunde im
Rahmen der Grenzüberschreitungen.

Die weiteren Themen des heutigen Tages wie Psychosen, Sucht, Suizidalität, Folgen
von Querschnittslähmung und Krebs stellen ebenfalls Konfrontationen mit Extrembelastungen dar. Unter anderen Experten werden uns Herr Prof. Mentzos und Herr
Prof. Petersen zeigen, wie es hier zugleich noch um spezifische Krisen der Weiblichkeit geht, durch Pubertät, Klimakterium oder Schwangerschaft ausgelöst.

Im folgenden möchte ich gern – statt nur zu theoretisieren – über einige Einzelschick-
sale und Begegnungen mit Frauen unter extremen Belastungen sprechen. Zunächst
möchte ich zwei Schicksale aus dem Klinikalltag darstellen und danach auf drei
Frauen hinweisen, die im künstlerischen Bereich berühmt geworden sind. Ihre Begabung half ihnen, ihr Schicksal in Symbole zu übersetzen, welche gleichzeitig ähnliche
Extremsituationen bei vielen unbekannten anderen entschlüsseln helfen.

Ich möchte mit dem Klinikalltag beginnen.

Eine 28jährige Patientin war in der Poliklinik durch einen schweren therapieresistenten vaginalen
Fluor aufgefallen. Ich erschrak über ihr Aussehen: Sie blickte starr geradeaus mit Augen, die ins
Leere sahen. Ihre Bewegungen waren extrem verlangsamt und starr. Obwohl sie spontan, wenn auch
gequält erzählte, entzog sie sich immer wieder dem Blickkontakt mit mir. – Als ich mir bereits ein Bild
davon machen konnte, in welcher sozialen und emotionalen Isolation sie lebte – als Packerin in einem
Buchlager, fast ohne Freunde –, erfuhr ich, daß es mit 15 „einen Bruch" in ihrem Leben gegeben
hatte: Bis dahin ein eher schüchternes Einzelkind, begann sie plötzlich, auf der Straße Fremde
anzusprechen, um sie zu bekehren. Gleichzeitig sammelte und hortete sie Müll von der Straße.
Danach konnte sie die Schule nicht mehr beenden. Medikamentöse und psychotherapeutische
Maßnahmen scheiterten insofern, als sie möglicherweise ein Rezidiv, nicht aber die fortschreitende
innere Verarmung verhindern konnten. Die einzige Liebesbeziehung in ihrem Leben dauerte eine
Woche lang – mit einem Sarden, den sie im Urlaub kennengelernt hatte. Seither spart sie darauf, sich
in Sardinien ein Grundstück zu kaufen. Ein späterer Versuch, per Heiratsannonce wieder einen
Sarden zu finden, schien zunächst erfolgreich, scheiterte dann aber nach sechs Monaten und ließ sie
mit einer Gonorrhö zurück. Nach deren Heilung blieb der Fluor.

Es wurde schnell klar, daß hier das gynäkologische Symptom Teil eines psychotischen
Systems war, in dem sie sich ständig als Äquivalent frustrierter und reaktiv destruktiv
erlebter Sexualität schwere ulzerative Verletzungen der Scheide zufügte.

Im nächsten Beispiel führten ebenfalls Konflikte mit spezifisch weiblichen Funktionen zur Extremsituation: Hier löste der Ausgang einer Schwangerschaft eine krisen-
hafte Überflutung mit unkontrollierbaren Affekten aus. Vor einigen Monaten sah ich
eine junge stationäre Patientin, von welcher der überweisende Kollege den Eindruck
hatte, sie sei psychotisch geworden:

Die 20jährige, ungewöhnlich hübsche, gleichzeitig noch sehr kindlich wirkende Frau hatte wenige Tage zuvor in der Klinik ihre zweite Fehlgeburt durchgemacht. Sie war jung verheiratet und wünschte sich dringend Kinder. Die erste Fehlgeburt lag 1 Jahr zurück. Jetzt – beim zweiten Mal – hatte es sich um eine Zwillingsschwangerschaft im 2. Trimenon gehandelt. Auf der Station war die Patientin dadurch aufgefallen, daß sie am Tag nach der Abrasio darauf bestand, deutliche Kindsbewegungen zu spüren. Sobald man sie in das Untersuchungszimmer brachte, wo der Abort stattgefunden hatte, geriet sie außer sich, weinte und tobte. Nachts träumte sie von den Kindern.

Sie war nicht psychotisch. Vielmehr war, was sie zeigte, Ausdruck einer ganz akuten traumatischen Reaktion, wie sie von zahlreichen Untersuchern des psychoanalytischen Traumabegriffes als typisch beschrieben wurde [5, 8, 9].
Mit dem Betreten des Untersuchungszimmers wurde sozusagen der Verlust der Kinder neu erfahren und das Trauma aktiv wiederholt. Die Kindsbewegungen stellten dagegen einen Abwehrmechanismus dar, in dem das für die Patientin unaushaltbare Geschehen einfach verleugnet bzw. ungeschehen gemacht wurde. Beide Reaktionen – die Wiederholung und die Verleugnung – waren kein Hinweis auf eine Psychose, sondern darauf, daß diese junge Frau mit den ihr zur Verfügung stehenden Mitteln kämpfte, um mit ihrem überwältigenden Schmerz fertig zu werden. Die Prognose bestätigte sich: Die Frau verließ wenige Tage später am Arm ihres real ebenso hilflosen, aber von ihr hoch idealisierten 19jährigen Ehemannes strahlend die Klinik.
Ich wollte – ohne auf die mir bekannten biographischen Hintergründe einzugehen – diese Szene darstellen, weil sie an ein wichtiges Thema heranführt, nämlich das des Traumabegriffes. Sind Frauen unter extremen Belastungen traumatisierte Frauen? Was hat sie traumatisiert? Und ist andererseits jede Belastung gleich ein Trauma? Diese Fragen sind als Denkanstöße gemeint und in diesem knappen Rahmen nicht ausführlich beantwortbar.
Vereinfacht ausgedrückt, bedeutet *Trauma* in der Sprache der Psychoanalyse ein Ereignis, das die Reizschwelle des Ich durchbricht, das Ich mit archaischen Affekten überschwemmt und reaktiv zur Mobilisierung regressiver, also kindlicher und eigentlich für einen Erwachsenen inadäquater Abwehrmechanismen führt [5]. Das traumatische Ereignis kann aus dem *Inneren* kommen, so wie es für die zuerst beschriebenen Frauen zutrifft: Weder die delinquente noch die psychotische Patientin konnte auf *ihre* Art mit der Überflutung von aggressiven Triebimpulsen fertig werden. (Die eine wurde zur Mörderin, die andere brachte sich selbst kontinuierlich schwere Verletzungen der Scheide bei.) Im Falle der letztgenannten jungen Frau wurde das Trauma durch ein eher *äußeres* Ereignis – nämlich den Verlust der Zwillinge – herbeigeführt.
Zu den äußeren traumatischen Ereignissen gehören neben individuellen Verlusten und Katastrophen natürlich wesentlich die sog. kumulativen Traumen von Kriegserfahrungen und Vernichtungslagern, deren Folgen – wie heute bekannt ist – über mehrere Generationen reichen [6].
Ob und wie traumatische Ereignisse bewältigt werden können, hängt von den positiven oder negativen Vorerfahrungen eines Individuums und von seinem weiteren Lebensschicksal ab. Jedes Trauma im Erwachsenenalter reaktiviert frühere Erfahrungen, Verlassensein und Angst, im günstigsten Fall auch Erinnerungen an Schutz und Rettung durch liebevolle Pflegepersonen. Ob überwältigende Erfahrungen von Verlust und Tod zu lebenslanger Hoffnungslosigkeit – ausgedrückt in Depression, Sucht, Suizid – führen oder, ob die Phase der regressiven traumatischen Reaktion von

der Mobilisierung neuer konstruktiver Kräfte gefolgt ist, hängt neben der Intensität der zugefügten Verletzung von der Stabilität frühkindlicher Erfahrungen ab. Anders gesagt: Es sind die „guten inneren Bilder" von liebevollen Eltern oder anderen Personen, welche einigen Betroffenen ermöglichten, z. B. Vernichtungslager durchzustehen und zu überleben.
Ich möchte Ihnen jetzt am Beispiel der Lebensschicksale von drei kreativ begabten Frauen (V. Woolf, F. Kahlo und J. David) aufzeigen, wie Extremsituationen durch schwere traumatische Verletzungen mit den ihnen zur Verfügung stehenden Mitteln auf sehr unterschiedliche Weise bewältigt wurden.

Virginia Woolf

Die 1882 in London geborene Schriftstellerin *Virginia Woolf* (Abb. 1a, b), in deren Romanen Handlung zurücktritt vor einer ungewöhnlich reichen, fast überfrachteten Innen- und Gedankenwelt und subtilsten zwischenmenschlichen Signalen, setzte 1941 ihrem Leben ein Ende. Der Untergang ihrer Epoche, der Tod von Menschen, die sie liebte, und das Nachlassen ihres literarischen Erfolgs mögen den letzten Schub der Psychose, an der sie seit ihrer Kindheit litt, mit ausgelöst haben. Denn die eigentlichen Verletzungen lagen viel früher: Im Alter von 13 Jahren verlor sie ihre ungewöhnlich schöne, von ihr sehr geliebte Mutter durch eine Grippe. (Im Jahre 1929 – mit 47 Jahren – stellte sie die Mutter in der Gestalt der Mrs. Ramsay in dem Roman *Die Fahrt zum Leuchtturm* dar [11].) Als das vermutlich sensibelste der 4 Geschwister reagierte *sie* bereits wenige Wochen später mit dem ersten „Nervenzusammenbruch"

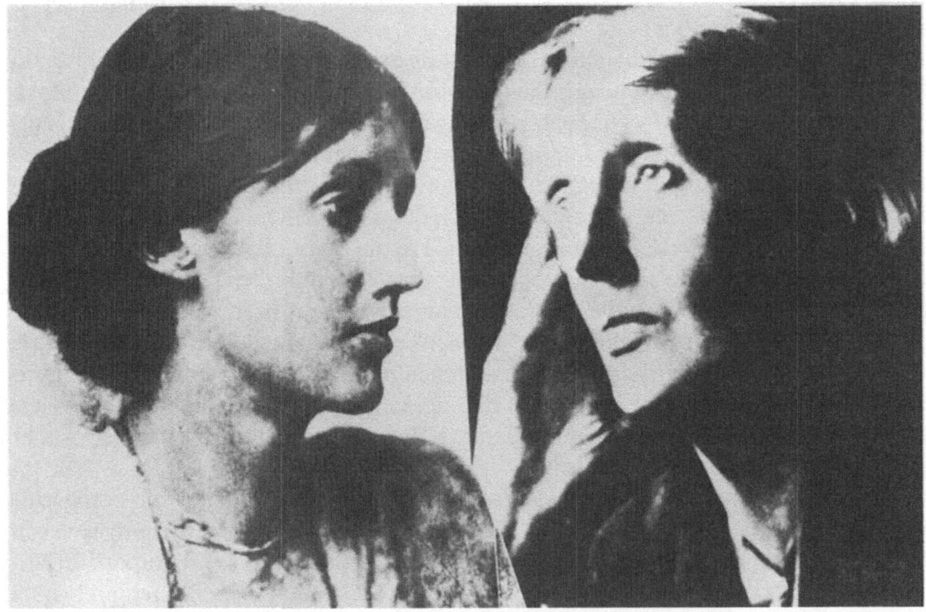

a   b

Abb. 1a u. b. Virginia Woolf. **a** ein bekanntes frühes, **b** das letzte veröffentlichte Foto von ihr. (Aus Bell 1980 [1])

– heute würde man sagen, mit einer paranoid-halluzinatorischen Psychose. Zwei Jahre später starb ihr nach dem Tod seiner Frau depressiv gewordener Vater. Wenige Monate später brach die Psychose bei Virginia Woolf erneut aus. Die Krankheit zog sich episodenhaft durch ihr ganzes weiteres Leben. Neben halluzinatorischen Erlebnissen litt sie unter schwersten Depressionen, die immer wieder von Suizidphantasien und -impulsen begleitet waren. Im Jahre 1928 heißt es in ihrem Tagebuch: „Die Woge zerbirst, ich wünschte, ich wäre tot. Ich hoffe, ich habe nur noch ein paar Jahre zu leben, ich kann diesen Schrecken nicht länger aushalten" [1].
Außerhalb der Krankheitsphasen wurde Virginia Woolf als äußerst aktiv, heiter und geistreich beschrieben. Die psychotischen Episoden traten immer wieder im Zusammenhang mit Trennungserlebnissen auf: beim Tod naher Freunde oder nach Beendigung eines Romans, verbunden mit der Angst, keinen Erfolg zu haben. Aufgefangen wurde sie immer wieder – *vor* der Ära der Psychopharmaka durch die Fürsorge ihres Mannes und ihrer ältesten Schwester, Vanessa Bell, den beiden Menschen, die Virginia Woolf im Leben am nächsten standen. Ihre Ehe beschrieb sie selbst immer wieder als ungewöhnlich glücklich. Ihre Kinderlosigkeit allerdings war eine Quelle nicht nur heimlichen Neides auf ihre Schwester. Was im einzelnen den letzten Schub der Krankheit 1941 ausgelöst hat, blieb undurchsichtig; jedenfalls ging auch diesem letzten Ausbruch die Beendigung eines Romans voraus: *Zwischen den Akten* [12].
Die Hilfsangebote einer befreundeten Ärztin und deren ermutigender Brief erreichten sie nicht mehr. Sie hatte sich am 28. März 1941 im Fluß vor ihrem Haus ertränkt. Ihrem Mann hatte sie geschrieben, daß sie den Wahnsinn wieder kommen spüre, daß sie wieder Stimmen höre und wisse, sie werde nie mehr gesund werden. Sie wollte ihm eine solche Belastung nicht noch einmal zumuten und dankte ihm für alles, was er für sie getan hatte. Sie starb mit 59 Jahren [1].

Frida Kahlo

Die mexikanische Malerin *Frida Kahlo* wurde 1910 in Mexiko City als Tochter des deutschen Fotografen Wilhelm Kahlo und der Mexikanerin Matilda Calderon, geboren. Sie hatte noch drei Schwestern, war ein ungewöhnlich lebhaftes, begabtes und attraktives Mädchen, das besonders vom Vater geliebt und gefördert wurde [7].
Im Alter von 18 Jahren erlitt sie einen schweren Busunfall. Dabei perforierte sie ein Geländer vom Becken bis zur Scheide. Sie überlebte um den Preis lebenslanger Behinderung und unzähliger Operationen an der Wirbelsäule und konnte jahrelang ihre Leiden mit einer ungewöhnlichen Vitalität überspielen.
Nach dem Unfall verbrachte sie 1 Jahr im Krankenhaus – teilweise in schwersten Depressionen. Ihr erster Freund verließ sie zu der Zeit. – Im Krankenhaus begann sie – ohne Ausbildung – zum ersten Mal im Leben zu malen. In ihren Bildern stellte sie fast ausschließlich sich selbst, ihre Krankheit und ihre Konflikte mit ihrer beschädigten Weiblichkeit dar, so wie in dem hier gezeigten Gemälde (Abb. 2): Mit dem Stützkorsett und dem aufgebrochenen Körper voller Nägel malt sie sich in einer menschenleeren Wüste. Stilistisch ist sie – wenn überhaupt – zwischen Naiven und Surrealisten einzuordnen.
Später heiratete sie den kommunistischen und für seine politischen Wandgemälde berühmten Maler Diego Rivera, ließ sich von ihm scheiden und heiratete ihn nach

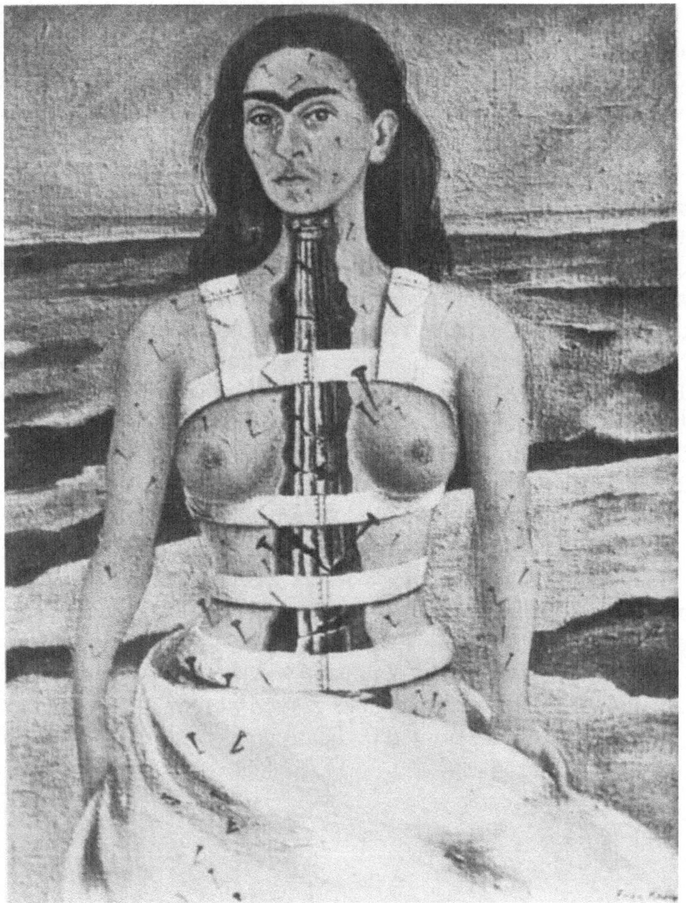

Abb. 2. Frida Kahlo: Die gebrochene Säule. (1944; Öl auf Masonit, 15¾×12¼ Zoll. Sammlg. Dolores Olmedo, Mexico City; aus Herrera 1983 [7])

einem Jahr wieder. Beide hatten zahlreiche außerehliche Liebesbeziehungen. Frida Kahlo litt unter ihrer Kinderlosigkeit. Gleichzeitig war ihr Verhältnis zu Schwangerschaft und Geburt, wie ihre Bilder zeigen, hochambivalent. Sie hatte zahlreiche, teils spontane, teils induzierte Aborte.

Ein anderes Bild entstand nach ihrer ersten Fehlgeburt 1932 in den USA (Abb. 3). Vermutlich gehört es zu den ganz wenigen Darstellungen eines Abortes in der modernen Kunst. Nicht alle Symbole darin sind deutbar. Am auffälligsten erscheint jedoch das bedrohliche, fast schon halluzinatorische Erlebnis der Körperfragmentierung der in ihrem Blut schwimmenden Frau.

Ein im gleichen Jahr entstandenes Bild zeigt sie selbst, in einem narzißtischen Geburtsakt sich selbst gebärend (Abb. 4). Das Motiv ist einer aztekischen Gottheit entlehnt. Der Schmerz über die keineswegs nur physische Unfähigkeit, Kinder zu

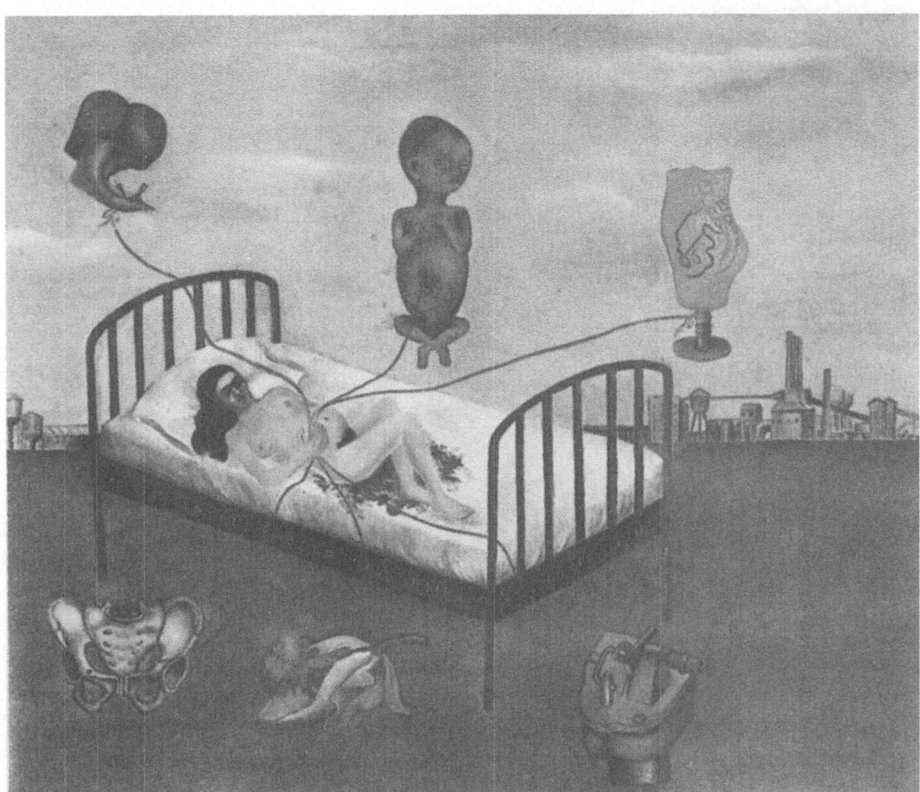

Abb. 3.   Frida Kahlo: Henry Ford Hospital. (1932; Öl auf Metallfolie, 12¼×15¼ Zoll. Sammlg. Dolores Olmedo, Mexico City; aus Herrera 1983 [7])

gebären, wird hier in einem gleichsam autoerotischen parthenogenetischen Geburtsakt überhöht.

Ähnlich ist möglicherweise ein im Jahre 1945 entstandenes Gemälde zu verstehen (Abb. 5): Statt der ihr versagten *menschlichen* Geburt phantasiert sie einen grandiosen Zeugungsakt im Weltraum unter einem glühenden Feuerball zwischen einem von heidnisch-indianischen Insignien umgebenen ägyptischen Pharao links oben und einer aphroditeähnlichen Urmutter rechts, die innerhalb urchristlicher Machtinstanzen vom heiligen Geist geschwängert wird.

Als Frida Kahlo nach ca. 20 Operationen an Wirbelsäule und Bein ein Fuß amputiert werden mußte, brach sie völlig zusammen. Fast stellte es sich so dar, als ob *dieser* Verlust alles andere symbolisierte, was ihr im Leben versagt geblieben war. Sie wurde vor der letzten Operation alkohol- und tablettensüchtig, zunächst durch extreme Schmerzen genötigt, beides in Überdosen zu konsumieren.

Sie starb 1954 mit 47 Jahren – offiziell an den Folgen der Amputation. Ob eine Überdosis von Schmerz- und Schlaftabletten mitgespielt hat, blieb ungeklärt.

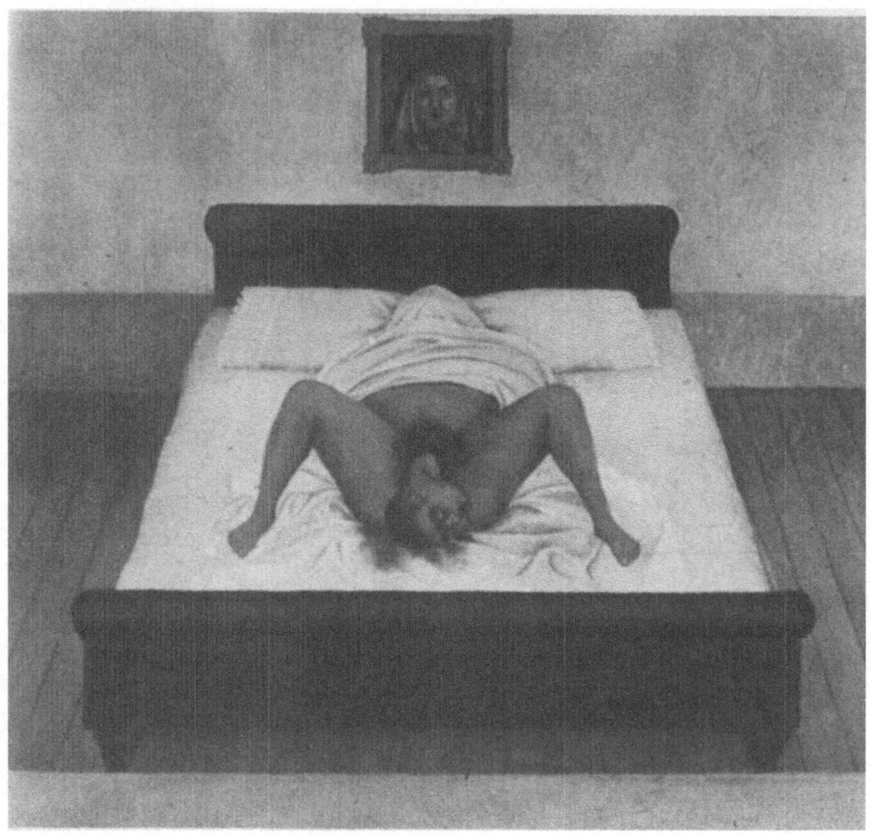

Abb. 4.   Frida Kahlo: Meine Geburt. (1932; Öl auf Metallfolie, 12¼×14 Zoll. Sammlg. Edgar J. Kaufmann jr., New York; aus Herrera 1983 [7])

Janina David

Als letzte möchte ich eine noch lebende Frau erwähnen: *Janina David* (Abb. 6). Sie wurde in Deutschland durch ihre Bücher *Ein Stück Himmel* [2], *Ein Stück Erde* [3], *Ein Stück Fremde* [4] bekannt. Die Verfilmung des ersten Titels *Ein Stück Himmel* stellte seinerzeit einen menschlichen Kontrapunkt zu *Holocaust* dar.

In ihren Büchern beschreibt Janina David, wie sie das Warschauer Ghetto und den Tod ihrer Eltern in Vernichtungslagern als 16jährige überlebt hat. Durch ihre Begabung, sich schreibend auszudrücken, stehen ihre Erfahrungen stellvertretend für viele, die stumm geblieben sind und die teilweise erst heute – 40 Jahre nach Kriegsende – Biographen finden [10].

Janina David verließ mit 16 Jahren Polen als Waise. Danach schlug sie sich zwei Jahre lang – von einem zum anderen geschoben – in Paris durch und emigrierte 18jährig allein nach Australien, wo sie als Näherin total vereinsamt begann. Heute lebt sie als Schriftstellerin in London.

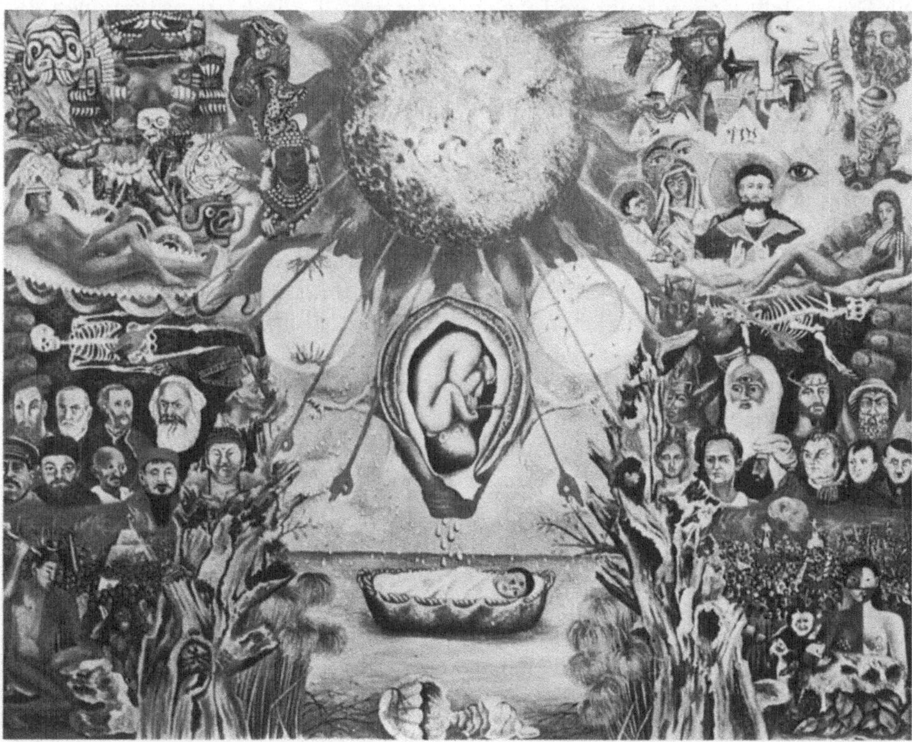

Abb. 5. Frida Kahlo: Moses. (1945; Öl auf Masonit, 37 × 20 Zoll. Sammlg. Jorge Espinosa Ulloa, Mexico City; aus Herrera 1983 [7])

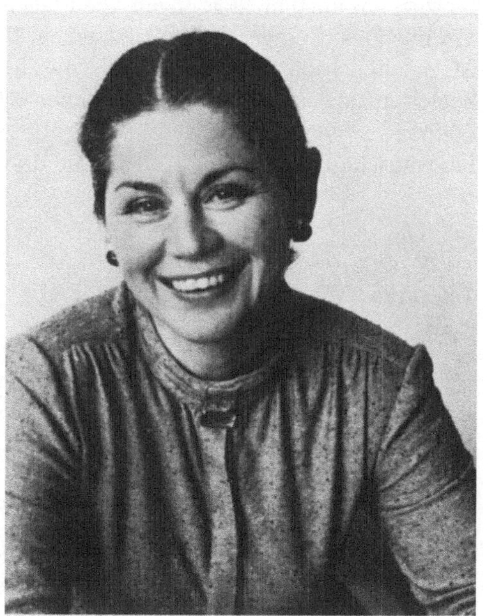

Abb. 6. Janina David. (Das Foto wurde uns im Auftrag der Autorin vom Carl Hanser Verlag zur Verfügung gestellt)

Die Frage stellt sich, was ihr und vielen anderen half, die Extremsituationen der jüdischen Vernichtung zu überleben und sich nicht umzubringen – sie war mehr als einmal dazu versucht – oder psychotisch zu werden, wie es für viele dieser Jugendlichen beschrieben wurde [10], sondern unter unsagbaren Qualen ingendwann zu *der* Lebensform zu finden, die sie sich wünschte.

Für sie selbst wird aus ihren Zeugnissen deutlich, für viele andere kann es vermutet werden, daß sie ein unerschütterlich stabiles Bild der Eltern, besonders ihres sehr geliebten Vaters, in sich trug.

Die Eltern wurden immer wieder in innerer Zwiesprache als gegenwärtig erlebt, als jemand, der die Anstrengungen der Kinder ums Überleben noch sehen kann. – In anderen Dokumenten Überlebender heißt es: „Der Tod meiner Eltern wäre ja umsonst, wenn ich mich jetzt umbrächte."

Zum Schluß möchte ich Janina David aus *Ein Stück Erde* zitieren; sie hatte an dieser Stelle erfahren, daß ihr Vater in Majdanek umgekommen war [3, S. 293f.]: „Ich drehte mich um und verbarg das Gesicht im langen Gras. Die Erde drehte sich mit erschreckender Schnelligkeit, raste durch die ewige Nacht, und ich klammerte mich mit beiden Händen fest, preßte mich an ihre unnachgiebige Oberfläche. Wenn ich nur auch da unten sein könnte, wie alle, die schon friedlich tot und begraben waren. Wie sicher würde ich mich fühlen! Aber ich war draußen. Die Erde wollte mich noch nicht. Und es gab keinen Weg zu denen, die schon darunter waren. Es hatte keinen Sinn, mit den Fäusten auf sie zu schlagen und darum zu betteln, daß sie mich einließ. Ich mußte die mir zugemessene Zeit zu Ende leben – allein."

Die Extrembelastungen, denen diese 3 Künstlerinnen ausgesetzt waren und an denen zwei von ihnen scheiterten, waren zu früher Verlust der Mutter, Zerstörung des Körpers und die Folgen der jüdischen Vernichtung. Es sind Schicksale, denen wir weiter täglich begegnen bei Frauen, die nie berühmt sein und sich nie so ausdrucksvoll darstellen werden.

Es wird uns auch nicht gelingen, die Folgen solcher Schicksale abzuwenden oder das Trauma an sich ungeschehen zu machen. Das Wenige, was wir oft noch tun können, ist, solchen Menschen verständnisvoll zu begegnen, sie gelegentlich ein Stück zu begleiten und die Ohnmacht bei denen auszuhalten, denen wir nicht mehr helfen können.

Ich wünsche Ihnen und mir, daß diese drei Tage dazu beitragen.

Literatur

1. Bell Q (1980) Virginia Woolf. Inselverlag, Frankfurt
2. David J (1981) Ein Stück Himmel. Erinnerungen an eine Kindheit. Hanser, München
3. David J (1982) Ein Stück Erde. Das Ende einer Kindheit. Hanser, München
4. David J (1983) Ein Stück Fremde. Erinnerungen an eine Jugend. Hanser, München
5. Furst SS (1967) Psychic trauma, a survey. In: Furst SS (ed) Psychic trauma, chapt 1. Basic Books, New York, pp 3–50
6. Grubrich-Simitis I (1979) Extremtraumatisierung als kumulatives Trauma. Psyche 33/11: 991–1023
7. Herrera H (1983) Frida. A bibliography of Frida Kahlo. Harper & Row, New York
8. Lifton RJ, Olson E (1976) The human meaning of total disaster, The Buffalo Creek Experience. Psychiatry 39: 1–18

9. Noyes R, Kletti R (1976) Depersonalisation in the face of lifethreatening danger. Psychiatry 39: 19–27
10. Vegh C (1983) Ich habe ihnen nicht auf Wiedersehen gesagt. DTV, München (Taschenbuch 10140)
11. Woolf V (1982) Die Fahrt zum Leuchtturm. Fischer, Frankfurt (Taschenbuch Bd 2119)
12. Woolf V (1983) Zwischen den Akten. Fischer, Frankfurt (Taschenbuch)

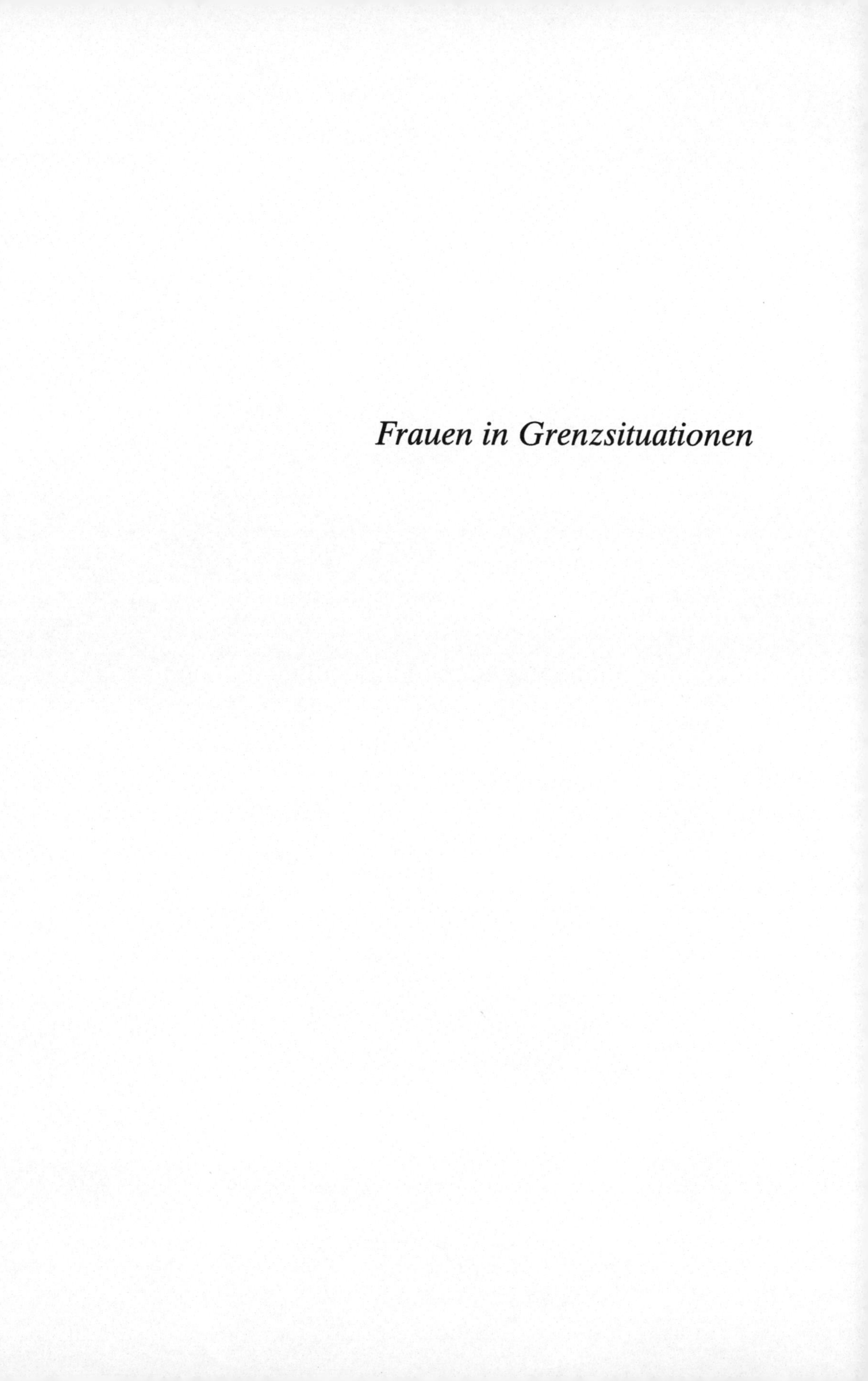

Frauen in Grenzsituationen

Frauen im Gefängnis

H. Einsele

Mein Kurzreferat bedarf einiger Vorbemerkungen. Zunächst muß ich sagen, daß ich keine Medizinerin bin, sondern Juristin. Was ich hier vortragen werde, beruht also nicht auf medizinischen Untersuchungen, sondern ist vielmehr eine Schilderung der Bedingungen des heutigen Strafvollzuges bei Frauen in der BRD und enthält meine Beobachtungen als langjährige Leiterin einer Frauenhaftanstalt. Allerdings gab es eine gute Arbeitskameradschaft mit der Anstaltsärztin.

Zum zweiten müssen wir uns über den Maßstab klarwerden, den wir anlegen wollen. Sicher gibt es Verhältnisse, denen Frauen ausgesetzt werden – etwa in der dritten Welt, in Diktaturen –, die ungleich schlimmer sind, mit extrem schlechter Hygiene, Hunger, Repression, Menschenverachtung, ja sadistischer Folter. Doch wir müssen von den Lebensbedingungen westlicher Industrienationen und von ihren Menschen ausgehen, in denen demokratische Kultur die materiellen und psychischen Ansprüche prägt. Mit den Reaktionen von Menschen dieser Umwelt auf Gefangenschaft haben wir uns auseinanderzusetzen, ihre Situation ist zu beobachten.

Dies vorausgesetzt, lautet meine These: Die Situation in den Gefängnissen und die Verfassung weiblicher Gefangener in der BRD ist nicht befriedigend.

Eine längst entlassene Gefangene sagte einmal zu mir: „Sehen Sie uns doch an. Alle sind wir krank, körperlich krank, süchtig oder rückfällig." In dem „wir" liegt eine überraschende Solidarität. Vor allem aber trifft dieser Satz auch nach meinen – allerdings nicht statistisch fundierten – Erfahrungen mit längst entlassenen und nun meist alten Frauen die Wirklichkeit. Diese Frauen sind psychisch und somatisch in einer schlechteren Verfassung als der Durchschnitt der übrigen weiblichen Bevölkerung.

Die zunächst zu erörternde Frage ist dabei: Worauf beruht dieser Sachverhalt? Erklärt er sich aus mitgebrachten konstitutionell oder entwicklungsgeschichtlichbedingten Defiziten, aus der Haftsituation oder aus der äußerlich und innerlich lange, z. T. lebenslang belastenden Stigmatisierung?

Versuchen wir, uns zunächst ein ungefähres Bild von der Mehrzahl der Frauen zu machen, die ins Gefängnis kommen und die also das Reaktionsfeld für seine Bedingungen bilden.

Meine erste Behauptung – alles kann ja nur cum grano salis gesehen werden – hören Sie vielleicht widerwillig; doch gerade sie bot sich mir aus der direkten Beobachtung an:

Oft werden v. a. gut veranlagte, relativ zarte, emotional reagierende und auch originelle Frauen mit differenzierten Träumen straffällig, weil sie mit den schlechten

Psychosomatische Probleme in der
Gynäkologie und Geburtshilfe 1984
Hrsg. Jürgensen, Richter
© Springer-Verlag Berlin · Heidelberg 1985

Lebensbedingungen ihrer sozialen und familiären Herkunft schlechter fertig werden als grobschlächtige, kräftigere und deshalb durchsetzungsfähigere Frauen gleicher Herkunft; denn diejenigen, die sich strafbar machen und dann auch erwischt und bestraft werden – nach neueren Erkenntnissen machen sich ja sehr viel mehr Menschen aller Schichten strafbar, als dann auch bestraft werden – entstammen durchweg nahezu katastrophalen Lebensbedingungen. Darüber ist viel gesagt und geschrieben worden, so daß hier wohl nur daran erinnert werden muß.

Ich fasse deshalb zusammen:

Diese schlechten Bedingungen sind Herkunft aus der sozial-ökonomischen Unterschicht, fehlende psychische und somatische Pflege, oft vom Säuglingsalter an – wieviele sind wohl auch ungewollte Kinder! –, durch Tod, Scheidung, Zerrüttung zerbrochene Herkunftsfamilie, Diskontinuität in der Entwicklung durch Hin- und Hergeschobenwerden zwischen Familien- und Heimerziehung, das Wissen, nicht geliebt zu werden – also emotionale Deprivation – fehlende Pflege des Geistes durch Schul- und Berufsausbildung und deshalb keine Möglichkeit, durch berufliche Verwirklichung zu kompensieren, Einsamkeit – also Ungeborgenheit auf der ganzen Linie.
Bei den Frauen führt auch die allgemeine Benachteiligung in Bildung und Ausbildung gegenüber männlichen Gleichaltrigen wie auch ihre ebenfalls sozialisationsbedingte hohe Abhängigkeit, meist von Männern, in Familie, Beruf und Umwelt zu mangelndem Selbstbewußtsein und zur Flucht in nicht einmal sie selbst überzeugende Partnerschaften.
Ein Mitarbeiter einer Sozialtherapie faßte das Gesamtsyndrom für die besonders belasteten Männer und Frauen so zusammen: Dieses Klientel wurde in frühester Kindheit oft materiell, v. a. aber emotional und pädagogisch vernachlässigt, mit der Folge schwerwiegender Beziehungsstörungen, die sich meist durch das ganze weitere Leben ziehen und zu Mißtrauen und Angst, also dem im psychoanalytischen Sprachgebrauch sog. „dissozialen Syndrom" führen.
Die Folgen sind Unvermögen, Spannungen und Frustration auszuhalten und die Befriedigung von Wünschen aufzuschieben, auffallende Verletzlichkeit und übergroße Empfindlichkeit gegen Kritik, Angst vor neuen Enttäuschungen mit der Reaktion, Beziehungen nun ihrerseits nur unter Nutzungsgesichtspunkten zu sehen.
Aufgabe eines im Sinne des Gesetzes handelnden Strafvollzuges wäre es, diese Defizite durch Zuwendung und Geduld auszugleichen. In Wirklichkeit aber führen die Bedingungen der Freiheitsstrafe sehr viel öfter zu weiteren psychosomatischen Verformungen.
Der bundesrepublikanische Strafvollzug hat zwei Vorgaben: Er soll schädlichen Folgen des Freiheitsentzugs entgegenwirken, und er versteht sich als Behandlungsvollzug, d. h. er stellt Sozialisierung – und damit die einzelne Person – in den Mittelpunkt seines Handelns. Seine Wirklichkeit kann hier nur angedeutet werden; es muß der Phantasie überlassen bleiben, sich die Auswirkungen auf ohnehin belastete Frauen, wie auch immer sie sein und ihre „Mängel" aussehen mögen, vorzustellen.
Wirklichkeit ist, daß diese Frauen nach wie vor einem Gewaltverhältnis ausgesetzt sind. Sie besteht in oft jahrelanger Massenunterbringung von Frauen, die einander zur Lebensgemeinschaft nicht gewählt haben, die einander im Gegenteil durch

schwere Lebens- und Verhaltensprobleme belasten. Sie besteht weiter in einer – an dem sonstigen Standard unserer Gesellschaft gemessen – das ästhetische Empfinden und das Selbstbewußtsein belastenden kargen Unterbringung in einem ca. 8 m² großen Raum mit Bett, Tisch, Stuhl, Schrank, Waschbecken und Toilette, nicht selten mit mehreren zusammen. Nachts ist die Tür stets, tagsüber fast immer verschlossen, d. h. man kann ohne Hilfe keinen Schritt nach draußen tun, seine persönlichen Angelegenheiten nicht erledigen. Die Arbeit, falls überhaupt vorhanden, ist vorgeschrieben, da eine Auswahl unter den meist einfachsten Angeboten kaum möglich ist. Man verdient ein Taschengeld. Eine Zukunftssicherung durch Sozialversicherung gibt es nicht. Über allem hängt die ständige Angst um die Bedingungen draußen, den Arbeitsplatz, um Wohnung, Kinder, Partner. Und schließlich kommt ein fast immer vorhandenes, wenn auch latent bleibendes Schuldgefühl hinzu.

Lassen wir einmal den Gedanken, diese Frauen hätten sich das selbst zuzuschreiben – über den breiter und differenzierter gesprochen werden müßte – beiseite: Es geht hier ja um die Frage der Realität und ihrer Folgen für die Entwicklung von ohnehin belasteten Frauen. Und da ist v. a. das Klima wichtig, das sich in einem solchen Hause entwickelt; dieses aber wirkt sich durchweg verstörend aus, und zwar meist noch mehr bei den schon vorher verstörten, mutlosen, empfindlichen, einsamen und umweltabhängigen Frauen als bei dem Gros ihrer männlichen Kameraden:

Die Frauen leiden unter den täglichen Querelen, zu denen das enge Zusammenleben untereinander und die Machtausübung infolge der Autoritätsstruktur der totalen Institution leicht führt. Die Abwehr ist spontan und oft unvernünftig verzweifelt, so daß sie die Lage kaum verbessern kann. Die täglichen kleinen Nadelstiche, die Mißachtung persönlicher Würde – auch durch ungewollte Demütigungen – verstärkten das Bewußtsein eigener Wertlosigkeit. Gerade hier käme es darauf an, in der Institution durch Aufmerksamkeit und Sensibilität das Gefühl von Eigenwert trotz allem zu stärken. Das aber kann in der meist überfordernden Routine eines Massenbetriebs kaum geleistet werden. Hinzu kommt, daß es wissenschaftliche Untersuchungen darüber, wie Frauen behandelt werden müßten, so gut wie nicht gibt.

Als ich eine entlassene Frau, mit der ich seit mehr als 25 Jahren Kontakt habe, fragte, was für sie, die sehr an der Haft – hauptsächlich in einem anderen Hause – gelitten hatte, am ärgsten gewesen sei, antwortete sie nach kurzem Überlegen: „Daß die Beamtinnen beim Austeilen des Frühstücks es mir zugemutet haben, den Nachtkübel herauszustellen und dann, ohne die Hände waschen zu können, das Brot in Empfang zu nehmen. Sich selbst hätte das mit Bestimmtheit keiner zugemutet."

Eine andere entgegnete auf die Frage, was ihr denn nun nach so vielen Rückfällen endlich geholfen hätte: „Ich fühlte mich zum ersten Male wirklich ernstgenommen". Da ist die quälende Situation der „Aufnahme" im Hause mit Entkleiden, Körperkontrolle, Abnahme der eigenen Habe, Einkleiden in Anstaltskleidung – alles als Routineangelegenheit im Massenbetrieb ohne viel Zeit und Kraft für Sensibilität. Später folgen sporadische Zellen- und Körperkontrollen und die Entnahme unerlaubter Gegenstände aus der Zelle. Es gibt keine Nischen für Intimität, d. h. alles ist zugänglich: Briefe, Besuche; jede Verzweiflung und Niederlage wird zum Spektakel für alle. Das Guckloch in der Türe erlaubt den ständigen Einblick; die Türe selbst ist jederzeit von außen zu öffnen, jedoch nicht von innen verschließbar. Nur mancherorts gibt es verschließbare Schränke für Briefe und Papiere.

Gespräch bei Pfarrer, Arzt, Sozialarbeiter oder Anstaltsleiter müssen angemeldet werden, oft mit Angabe des Grundes. Es wird eben fast alles kontrolliert. Das Licht wird meist von außen gelöscht, d. h. nächtliches Lesen, wenn man nicht schlafen kann, ist ausgeschlossen, bzw. nur mit – unerlaubter – Kerze unter der Bettdecke möglich. Jedes kleine Tauschgeschäft untereinander, angesichts der Deprivationen sehr begehrt, ist untersagt.

„Sie behandeln uns wie Kinder", sagte eine selbstbewußte Frau. Andererseits erleben die Gefangenen Unkorrektheiten mit, von denen wohl keine Institution freibleibt, was aber in einer Umgebung, wo für Unkorrektheit „gesühnt" wird, besonders schlimm ist.

Sexuelle Beziehungen fehlen. Auch Urlaub alle 3 Monate – für einzelne – erhält die wenigen vorhandenen Kontakte nicht aufrecht. Wird das bei Frauen wohl besonders große Zärtlichkeitsbedürfnis ausgelebt, so begegnet das Verdächtigungen. Also müssen, mit den meisten anderen, auch diese existentiellen Gefühle heruntergeschluckt werden. Brechen sie aus und stören das Zusammenleben, so folgen Hausstrafen bzw. Sicherheitsmaßnahmen, gelegentlich mit mehr oder minder langer Isolation. Mit einem Wort, man fühlt sich ausgeliefert, und das stumpft ab, auch gegen Schuldbewußtsein, ist inhuman und schadet Körper und Seele – je sensibler einer ist, desto mehr. Als Hauptproblem des augenblicklichen Frauenvollzuges kommt die große Zahl drogenabhängiger Frauen hinzu, in den Großstadtanstalten gelegentlich bis zu 60–70%.

Derartige Belastungen zu mindern, bedarf es großen Einfühlungsvermögens, aber auch der Kompensation durch positive Angebote, die einiges auffangen bzw. gutmachen könnten. Hier liegt die Chance des Behandlungsvollzugs.

So wurden Behandlungsprogramme bildungspolitischer oder psychologischer Art als Pläne sozialen Lernens entwickelt. Doch kritische Distanz bleibt angebracht. Zunächst einmal die Frage: Kann soziales Lernen in einer solchen Umgebung stattfinden? Und zum zweiten: Auch Behandlungsangebote können manipulativ, also als ein neues Mittel des Zwanges und entwicklungsschädigender Repression eingesetzt werden, wenn der zu „behandelnde" Mensch nicht absolut, ja ich möchte sagen „todernst" genommen wird. In USA ist das weitgehend verfehlt worden in dem Sinne „gehst du nicht auf meine Angebote ein, so bist du als Objekt meines guten Willens abzuschreiben", z. B. bei der Gewährung von Vollzugslockerungen, vorzeitigen Entlassungen u. ä. Das hat dann Heuchelei und kaum Resozialisierung zur Folge. Doch auch abgesehen davon, genügen die genannten Angebote nicht und erreichen auch die Masse der Gefangenen nicht. Das trifft bei den Frauen in besonders hohem Maße zu, aus strukturellen und aus ideologischen Gründen: Die Entscheidungen, was gut für die weiblichen Gefangenen ist, werden fast ausschließlich von *Männern* getroffen. Sie besetzen die Aufsichtsbehörden und leiten fast alle Frauenanstalten.

In der BRD gibt es nur 4 selbständige Frauenanstalten für ca. 900 Frauen. Eine wird von einer Frau geleitet. Der Rest von über 1000 Frauen verteilt sich auf 26 Abteilungen von Männeranstalten. In den selbständigen Anstalten mit männlicher Leitung wird den ohnehin Ich-schwachen Frauen demonstriert, daß selbst in Betrieben mit nur weiblichen Insassen und überwiegend weiblichem Personal in der Leitung Männer gebraucht werden. In den Abteilungen gelten ohnehin die Regeln der Männeranstalten. Immer also werden die Bedürfnisse der weiblichen Gefangenen von Männern formuliert, die auch ihre Ausbildung im Männervollzug bekamen. So konnte es z. B.

geschehen, daß Behandlungsprogramme – wenn sie überhaupt angeboten wurden – nahezu ganz auf die weibliche Rolle der Frau in der Familie ausgerichtet wurden mit Bildungsangeboten für häusliche Arbeiten u. ä.; dabei wurde aber nicht gesehen, daß nur etwa 10% der Frauen in eine Familienrolle zurückkehren konnten und daß selbst von diesen die meisten auf Berufserwerb angewiesen sind.

Strukturell kommt hinzu, daß in den relativ kleinen Frauenanstalten und Abteilungen aus Rentabilitätsgründen, aber auch aus Gründen der Aufenthaltsdauer nur ein begrenztes und dann inhaltlich für Berufserwerb wenig geeignetes Bildungs- und Therapieangebot gemacht wird, das kaum verbesserte Voraussetzungen für eine erfolgreiche Lebensbewältigung schafft. Zu allem anderen werden die Frauen in eine unsichere, durch Vorstrafen noch zusätzlich zu ihrem ohnehin schlechten Selbstbewußtsein belastete Zukunft entlassen. Auch aus solchen ganz realen Gründen leiden sie schon während der Inhaftierung unter Ängsten und Depressionen; einzelne flüchten daraus in ebenfalls rehabilitationsfeindliche Illusionen.

Fazit: Auch der heutige Strafvollzug, der oft als zu human verstanden wird, kann aus seinem entmündigenden Einfluß heraus kaum verhindern, daß die Freiheitsstrafe Schaden anrichtet. Und das kann – abgesehen von Einzelfällen und intensiver Zuwendung – durch Behandlungsangebote kaum verbessert werden.

Als ich mich zu diesem Referat bereiterklärte, dachte ich an ein Gutachten, das ich vor dem Bundesverfassungsgericht zur Frage der lebenslangen Freiheitsstrafe abzugeben hatte. Ich habe damals, zusammen mit der Anstaltsärztin, herauszufinden versucht, wie lange Frauen lange Strafen, auch bei relativ intensiver ärztlicher und menschlicher Pflege, ohne schwere psychosomatische Schäden aushalten konnten.

Allgemein äußerte sich die Ärztin damals so: „*Körperlich* werden die Frauen in der Haft kaum überbeansprucht, sie leben sehr regelmäßig, werden ärztlich besser betreut als in der Freiheit. Aber sie unterliegen so intensiven *psychischen* Belastungen, daß sich das in jedem Fall körperlich auswirkt … Alle entwickeln mit der Zeit psychosomatische Symptome wie Spasmen, Migräne, Störungen im Magen- und Gallenbereich, vegetative Störungen des Herz-Kreislauf-Systems oder Erschlaffungssymptome durch Mangel an normal ablaufender Bewegung. Diese Erscheinungen waren infolge der Dauer ihres Auftretens trotz der – auch fachärztlichen – Behandlung nicht zu steuern und bleiben als somatische Symptome bestehen." Nur 2 von 20 Frauen brachten kränkliche Konstitution mit. Aber bereits nach 4–5 Jahren hatte bei den etwa 40 Jahre alten Frauen ein verfrühter Alterungsprozeß eingesetzt mit der Notwendigkeit ständiger ärztlicher Stützung. Nach 10 Jahren bemerkten alle Beobachter Müdigkeit, Resignation, mangelnde Flexibilität, nur noch zuwartende Passivität. In einzelnen Fällen war das Verhalten dem von 60jährigen ähnlich, wie es sich mit dem arteriosklerotischen Alterungsprozeß einstellt. Eine Frau verbrachte die letzten 5 Jahre unter einem aggressiven Unschuldswahn im Bett des Anstaltskrankenhauses, zwei zogen sich völlig aus der Gemeinschaft zurück und pflegten nur noch ihre Zellentiere und Blumen.

Bei den jüngeren Frauen begann die Notwendigkeit ständiger ärztlicher Betreuung etwa ab dem 8. Haftjahr. Bei zwei besonders vitalen Frauen kam es zu psychogenen Haftreaktionen mit psychiatrischen Krankheitsbildern. Bei einer dritten Frau geriet das ganze Haus durch die Ausstrahlungen ihrer verzweifelten Unruhe fast aus den Fugen. Zu bedenken ist ja auch, daß neben den äußeren Haftbedingungen weit

häufiger, als der Außenstehende annimmt, schwere Schuldgefühle verarbeitet werden müssen, oft v. a. auch den allein zurückgelassenen Kindern gegenüber.
In einem Fall führten vom 40. Lebensjahr an Verfallerscheinungen zur völligen Arbeitsunfähigkeit. Diese ursprünglich gesunde, lebenslustige Frau hat ihre letzten 3 Haftjahre ganz im Anstaltskrankenhaus zugebracht.
Bei einer anderen Frau, die allerdings erst gegen Ende zu uns kam, verlief fast die ganze Haftzeit mit schweren spastischen Störungen, Migräne und Oberbauchkrämpfen und heftigen querulatorischen Widerstandsäußerungen.
– Aber genug der Beispiele. Freilich handelte es sich hier um relativ lange Inhaftierungen; jedoch zeigen sie eindringlich, wie sich diese bei Frauen psychosomatisch auswirken.
Kurz erwähnen sollte ich wohl die beim Versuch der Wiedereingliederung festzustellenden Probleme. Sie sind besonders schwerwiegend, weil die meisten Frauen mutlos und einsam, schlecht für ein selbständiges Leben vorbereitet, oft durch die Sorge um ihre Kinder zusätzlich belastet sind und sich durch die Vorstrafe als stigmatisiert empfinden.
Deshalb macht man sich in der Kriminologie zunehmend Gedanken darüber, welche Konsequenzen gezogen werden sollten, im Interesse der Betroffenen und der Gesellschaft, der ja anhaltende Rückfälligkeit nichts nützt. Die Diskussion geht dahin, ob die Freiheitsstrafe in Fällen, wo aus Sicherheitsgründen auf sie verzichtet werden könnte, durch alternative ambulante Programme ersetzbar sei, die eine zweckdienlichere Behandlung beinhalten könnten. Entsprechende Versuche sind aus verschiedenen Ländern bekannt; auch in der BRD gibt es sie, v. a. im Jugendkriminalrecht. Darauf einzugehen würde aber den Rahmen dieses Kurzreferates noch mehr überschreiten.

Nur noch eine kurze Schlußbemerkung:

Während das Strafvollzugsgesetz den offenen Vollzug, wo er ausreicht, zum Regelvollzug erklärt, was der Männervollzug schrittweise – in Hessen bald bis zu 30% – zu verwirklichen sucht, fehlt dieses Angebot weitgehend für Frauen. Es gibt meines Wissens bisher in der BRD nur eine offene Anstalt für Frauen, die nicht nur als Abteilung des geschlossenen Vollzugs gewisse Vollzugslockerungen („Freigang") vorsieht. Diese Anstalt besteht in Hessen. Sie bietet allerdings auch nur ca. 10% der insgesamt für die Inhaftierung von Frauen zur Verfügung stehenden Plätze an (bezogen auf die Zahl der betroffenen Frauen ca. 18%).
Dabei könnten offene Anstalten wenigstens einige der dargestellten Probleme vermeiden. Sie belasten seelisch weniger, erhalten die Kontakte nach draußen besser und ermöglichen die Teilnahme an freien Bildungs- und Ausbildungsprogrammen.
Da Frauen ein relativ geringes Sicherheitsrisiko darstellen, könnte diese Vollzugsform sogar unter den gegenwärtigen Bedingungen relativ breit ausgefaltet werden.
Vor allem müßten die Einrichtungen für Mütter und Kinder im Strafvollzug, die das Gesetz für Kinder bis zu 5 Jahren vorsieht, in eine solche Form gebracht werden, am besten als „betreute Wohngemeinschaften".

Und ein letztes dringendes Anliegen: Es gibt in der BRD nicht eine einzige Anstalt für weibliche jugendliche Gefangene. Immer werden diese jungen Frauen – zu ihrem Nachteil – in den Anstalten für erwachsene Frauen untergebracht. Es sind nicht viele, besonders wenn den Reformplänen entsprechend auf die Inhaftierung von 14- bis 16jährigen verzichtet wird. Der Rest sollte dann ebenfalls in Wohngruppen außerhalb des geschlossenen Vollzugs für Erwachsene untergebracht werden.

Psychosomatische und somatopsychische Aspekte bei Psychosen in der Pubertät und im Klimakterium

S. MENTZOS

Etwa 25–30% aller Frauen im Klimakterium haben Symptome, die schwer genug sind, um sie zum Arzt zu führen (Rosenthal 1974, S. 700). Dabei geht es hauptsächlich um vasomotorische, also somatische, und in zweiter Linie auch um depressive und Angstsyndrome. Die psychischen Veränderungen bestehen also vorwiegend aus einer Verstimmbarkeit und Reizbarkeit oder auch aus einer längerdauernden gereizten oder depressiven Stimmungslage.

Die Beziehungen zwischen diesen *klimakterischen Syndromen* einerseits und den schweren *Involutionsdepressionen* andererseits wurde lange kontrovers diskutiert. In der 20er und 30er Jahren, schreibt Rosenthal (1974, S. 700), herrschte großer Enthusiasmus in bezug auf die positiven Resultate mit Östrogenbehandlung. Man meinte, daß die sog. Involutionsmelancholien nur eine *extreme Manifestation der Syndrome der Menopause* seien. Es folgten aber eine Reihe von desillusionierenden Berichten: Wenn überhaupt eine Wirkung durch Östrogene erzielt wurde, so vorwiegend in bezug auf die Vasomotorik, weniger bei milden reaktiven Depressionen und kaum bei den richtig schweren Fällen. In den nächsten Jahren haben die meisten Forscher die Schlußfolgerung akzeptiert, daß die hormonellen Veränderungen im Klimakterium nicht physiologische Ursache der Involutionsdepression, sondern nur ein dazu beitragender Faktor sein können. „Die Behandlung mit – männlichen oder weiblichen – Sexualhormonen wirkt sich meist günstig auf die Wallungen und mit ihnen in engem Zusammenhang stehenden Stimmungsstörungen aus. Welche endokrine klimakterische Veränderung eine Wirkung auf die Emotionalität ausübt, bleibt fraglich. Der Ausfall der Gestagene? Die Verminderung der Östrogene? Die Vermehrung der Gonadotropine? Oder sogar der Androgene? Veränderung der Schilddrüsenfunktion? „All dies wurde diskutiert, aber ungenügend belegt und ungenügend widerlegt", so Bleuler in seinem zusammenfassenden Referat aus dem Jahre 1975. Die Komplexität der in diesen Bereich involvierten Faktoren ist so groß, daß eine statistisch korrekte Bearbeitung eine sehr große Anzahl von intensiv studierten Fällen voraussetzen würde – eine Bedingung, die kaum je zu verwirklichen ist. Unter diesen Umständen sind einzelne gut studierte Verläufe weiterhin wertvoll. Man sollte sich hüten, den wissenschaftlichen Wert des einzelnen Falles zu unterschätzen! Überblickt man mehrere solcher Abläufe, so ergeben sich Hinweise, die bestimmte Tendenzen erkennen lassen. So ist zum Beispiel mit Wahrscheinlichkeit anzunehmen, daß bei gleicher Ausprägung der hormonellen Veränderung – also bei einem sozusagen normal verlaufenden Klimakterium – die Beantwortung durch den psychophysischen Organismus erheblich variiert, daß also einzelne Frauen sehr unterschiedlich reagieren. Je leichter die auftretenden Störungen sind und je mehr sie vorwiegend das

Psychosomatische Probleme in der
Gynäkologie und Geburtshilfe 1984
Hrsg. Jürgensen, Richter

Vegetativum betreffen, desto wahrscheinlicher ist es, daß eine hormonelle Behandlung erfolgreich sein kann. Interessant in dieser Hinsicht sind einzelne gut studierte, z. T. auch über längere Zeit psychoanalytisch behandelte Fälle, bei denen man ein differenziertes Bild über Biographie und Charakterstruktur der Betreffenden gewinnen konnte.

Nehmen wir zunächst das Beispiel einer Frau, die zwar bestimmte schicksalhafte Belastungen und familiäre Konflikte zu kompensieren hatte, die aber eine offensichtlich stabile Ich-Struktur besitzt und auch in früheren Jahren nie auffällig war. Im Klimakterium entwickelt sie dann leichte und besonders vegetativ betonte Störungen sowie leichte Verstimmungen. Die minimale Dosis eines Tranquilizers genügt, um diese Beschwerden zu beseitigen.

In einem zweiten Fall handelt es sich um eine Frau, die an einer depressiven Neurose leidet und die sich in einer früher durchgeführten langen psychoanalytischen Behandlung von ihren Schuld- und Minderwertigkeitsgefühlen und von versteckten aggressiven Konflikten befreien und wesentlich weiterentwickeln konnte. Nun kommt diese Frau in das Klimakterium, und die früheren Symptome flackern wieder auf. Dazu kommen eine diffuse allgemeine Gespannt- und Gereiztheit sowie vegetative Störungen, die sie erheblich quälen und erneut zum Therapeuten bringen. Die rein psychotherapeutische Bearbeitung der inzwischen aufgetretenen Probleme reicht zur Beseitigung dieser Symptomatik nicht aus. Erst nach zusätzlicher Gabe von geringen Dosen eines Antidepressivums – in diesem Falle Dogmatil – kommt es schlagartig zu einer Besserung. Diese Frau ist nunmehr in der Lage, die in den Jahren zuvor gewonnenen Einsichten weiter aufzubauen.

Eine dritte Frau entwickelt im Klimakterium eine regelrecht psychotische Depression. Hormone oder Dogmatil bleiben hier ohne Erfolg. Sie muß mit Neuroleptika sediert und später mit anderen, stärkeren Antidepressiva behandelt werden. In der Anamnese findet man depressiv-psychotische Episoden auch unabhängig von jeglichen hormonellen Veränderungen.

Aufgrund solcher und ähnlicher Beobachtungen gelangen wir dann zu der folgenden Hypothese: Die Schwere der psychischen Veränderungen hängt nicht von der Schwere des körperlich auslösenden Faktors – in diesem Fall der hormonellen Veränderung – ab. Es verhält sich also nicht so, daß bei einer genügend starken Ausprägung der hormonellen Störung dann auch die schwerste Form der psychischen Störungen, nämlich die Psychose, auftritt. Dagegen ist es wahrscheinlich, daß die lebensphasisch bedingte Belastung auf psychosozialer Ebene ein größeres Gewicht als Psychoseauslöser besitzt. Dies läßt sich allerdings statistisch wegen der zeitlichen Ausdehnung des Klimakteriums nicht genügend belegen.

Überhaupt stößt der Versuch einer empirischen und statistischen Überprüfung der Bedeutung von Belastungen im psychosozialen Feld bei der Auslösung von Psychosen auf erhebliche methodologische Schwierigkeiten. So habe ich z. B. in den 60er Jahren mit mehreren Doktoranden versucht, im Vorfeld endogener Psychosen die Relevanz psychoreaktiver Auslöser mit Hilfe einer Vergleichsuntersuchung zu erforschen (Mentzos 1968); es wurden dabei 215 Patienten mit einer endogenen Psychose mit 215 psychiatrisch unauffälligen Patienten der chirurgischen, orthopädischen und gynäkologischen Klinik verglichen, und zwar in bezug auf die Häufigkeit von Konflikten und Trennungserlebnissen im letzten Jahr vor Ausbruch der Psychose oder – bei den nichtpsychiatrischen Patienten – im letzten Jahr vor dem Stichtag der Untersuchung. Dieser aufwendige Vergleich ergab einen nur geringfügigen und statistisch unbedeutenden Unterschied; das negative Ergebnis spricht jedoch nicht gegen eine Auslösung sog. endogener Psychosen durch konfliktreiche und belastende Ereignisse. Damals haben wir bei der Planung unserer Untersuchung nicht genügend berücksichtigt, daß die orthopädischen, gynäkologischen und chirurgischen Patienten keine echten Vergleichsgruppen darstellten. Es ist nämlich mit großer Wahrscheinlichkeit anzunehmen, daß viele dieser Patienten ebenfalls auf Konflikte und Trennungserlebnisse reagiert haben, aber eben nicht mit einer Psychose, sondern mit einem anderen Leiden, welches nicht zu den offiziellen, anerkannten psychosomatischen Erkrankungen zu zählen braucht.

Fruchtbar dagegen war ein anderer Versuch, nämlich eine empirische Untersuchung über *postpartale Psychosen*. Diese Psychosen sind deswegen besonders interessant für die Erforschung der Auslösung endogener Psychosen, weil der hier zur Diskussion stehende Auslöser, nämlich die Geburt, ein in seiner Häufigkeit sehr exakter, meßbarer Faktor ist. So haben wir in einer Untersuchung Anfang der 70er Jahre nachweisen können, daß hier ein eindeutiger und nicht zufälliger Zusammenhang besteht (Mentzos 1971). Es war möglich, zu errechnen, daß die Wahrscheinlichkeit eines Psychoseausbruches in den 3 Monaten nach einer Geburt 3mal so hoch ist wie in den 3 Monaten nach einem beliebigen anderen Stichtag im Leben einer Frau.

Auch die sehr sorgfältige Arbeit von Jansson (1972), der alle psychotischen Erkrankungen in der Stadt Göteborg für die Dauer von 5 Jahren erfaßte, hat die Auslöserfunktion der Geburt belegt. Daß es sich dabei aber nicht um die im 19. Jahrhundert und noch um die Jahrhundertwende im Zusammenhang mit Geburtskomplikationen – z. B. Infektionen, Früh- oder Spätgestosen, schwierigen Geburten oder Blutungen – auftretenden *organischen Psychosen* handelt, steht heute fest. Statistische Vergleiche zeigen, daß solche Geburtskomplikationen bei Frauen mit postpartalen Psychosen nicht häufiger als sonst zu finden sind. Bei den postpartalen Psychosen handelt es sich also um *ausgelöste* sog. endogene Psychosen. Auch die Anamnese und die Katamnese sprechen eindeutig dafür: In unserer katamnestischen Untersuchung fanden wir die Patientinnen oft in einer neuen psychotischen Episode, diesmal unabhängig von einer Schwangerschaft oder Geburt.

Was wirkt aber hier als Auslöser? Ist es die gewaltige hormonelle Umstellung nach der Geburt?

Die in einigen Fällen von anderen Autoren durchgeführten Vergleichsuntersuchungen ergaben keinen Unterschied des Hormonstatus zwischen Patientinnen mit Wochenbettpsychosen und solchen ohne Psychosen. Es ist somit sehr wahrscheinlich, daß der psychologische bzw. psychosoziale Faktor maßgebend für die Auslösung ist: Das einschneidende Erlebnis der Geburt, das die Identitäts- und die Mutter-Kind-Problematik mobilisiert, führte zu einer regelrechten Reifungskrise der Gebärenden, die mit der Pubertätskrise vergleichbar ist; die Frau wird – insbesondere bei der ersten Geburt – vor eine große Anpassungsaufgabe gestellt, die bei Vorliegen einer entsprechenden Ich-Schwäche oder aber auch bei Fehlen eines günstigen, tragenden und Ich-stützenden Milieus zum Ausbrechen der Psychose beiträgt.

Man könnte sich vorstellen, daß eine ähnliche Konstellation, also die psychosoziale Lebenskrise im Klimakterium, in ähnlicher Weise zum Ausbruch einer Psychose führen kann, und zwar bei entsprechend prädisponierten Frauen wie auch bei Fehlen eines günstigen, tragenden Milieus.

Ist es nun nach allem, was wir bis jetzt formuliert haben, berechtigt, zu behaupten, daß die hormonellen Veränderungen im Klimakterium nicht nur für die Psychosen, sondern auch für die Entstehung des psychischen Anteils des klimakterischen Syndroms vollkommen irrelevant sind?

Würde dies zutreffen, so müßte man die Schlußfolgerung ziehen, daß Gynäkologie und Endokrinologie für die Überwindung der klimakterischen Krise therapeutisch kaum etwas zu bieten haben. Eine solche Aussage ist aber nicht berechtigt.

Zwar sind zum einen die hormonellen Veränderungen bei allen Frauen wahrscheinlich in etwa die gleichen, aber deshalb nicht unbedingt auch identisch. Insbesondere das Tempo der Veränderung variiert offensichtlich erheblich. Einige Autoren haben den Eindruck, daß die Geschwindigkeit der Abnahme der Östrogene für die Schwere des klimakterischen Syndroms verantwortlich zu machen sei. Von daher hat jede Frau, ungeachtet dessen, wie stabil, flexibel und kompensationsfähig ihr Ich und wie günstig das sie in dieser Krise tragende Milieu ist, eine jeweils unterschiedliche Anpassungs- und Flexibilitätsaufgabe zu lösen.

Zum zweiten gibt es empirische Ergebnisse über nachhaltige Besserung klimakterischer Beschwerden durch hormonelle Behandlung, d. h. *Östrogentherapie*. Lauritzen (1979) fand in zahlreichen Arbeiten, daß in etwa 50% der Fälle eine Heilung angegeben wird. Placeboreaktionen waren in Vergleichsgruppen zwar ebenfalls vorhanden, erwiesen sich jedoch nicht als nachhaltig, und ihre Erfolgsrate war wesentlich geringer. Im übrigen ließen sich für die psychotropen Effekte der Östrogene ebenso wie für Androgene biochemische Parameter durchaus nachweisen, so z. B. bezüglich einer Hemmung der Monooxydase analog einigen Psychopharmaka. Unter einer Östrogenmedikation fanden sich EEG-Alterationen, die denen bei Einsatz von Imipramin und ähnlichen Antidepressiva entsprachen. Tryptophan und andere Neurotransmittervorstufen traten nach Östrogengaben vermehrt kursierend auf. Dies alles bezieht sich freilich weiterhin nicht auf die „echten" Psychosen im Klimakterium, sondern auf das klimakterische Syndrom, sofern leichtere psychische Störungen und insbesondere depressive Verstimmungen involviert sind.

Hippius (1979) empfiehlt dem Frauenarzt, klimakterische Beschwerden mit depressiven Komponenten etwa 6 Monate mit Östrogenpräparaten zu behandeln und – falls dann immer noch ein nachhaltiger Erfolg ausbleibt – die Patientin zum Psychiater zu schicken. Nun gibt es bestimmte eindrucksvolle Fälle von sog. Menstruationspsychosen, bei denen eine periodische psychotische Störung in engem zeitlichem Zusammenhang mit dem Menstruationszyklus immer wieder auftritt. So berichten Felthous et al. (1970) über eine 21jährige Patientin, bei der man stationär 3 oder 4 Menstruationen von psychotischen Episoden begleitet sah. Hohe Dosen von Antipsychotika blieben während dieser Zeit ohne Erfolg. In den nächsten 6 Monaten, als die Patientin gleichzeitig auch ein Kontrazeptivum bekam, zeigte sie keine gröberen Auffälligkeiten mehr. Nach der Verabreichung des Kontrazeptivums waren Psychopharmaka nicht mehr erforderlich. Solche Fälle bleiben aber insgesamt die Ausnahme. Psychosen können nicht hormonell behandelt werden.

Dagegen besteht wohl kein Zweifel daran, daß bei vielen Frauen Kontrazeptiva psychische Veränderungen leichteren Grades im positiven oder im negativen Sinne beeinflussen können. Bleuler (1979) versucht hier speziellere Fragen zusammenfassend zu beantworten: „Welches Hormon in der Pille ist für welche psychischen Nebenerscheinungen verantwortlich? In bezug auf diese Frage hat sich in den letzten

Jahren eine ziemlich allgemein anerkannte Meinung gebildet, die allerdings noch ungenügend belegt ist. Den Östrogenen in der Pille wird vor allem emotionelle Spannung, Durchsetzungswille, Gereiztheit, Nervosität zugeschrieben, den Gestagenen eher müde Depression, Inaktivität, Nachgiebigkeit, Libidoverlust. Diese Auffassung kann sich auf Vergleiche zwischen psychischen Nebenwirkungen einer östrogendominanten Antikonzeption und einer gestagendominanten stützen".

Ich komme mit meinem Referat bald zuende und habe noch keine Aussage über die sog. *Pubertätspsychosen* formulieren können. Allerdings läßt sich das Wesentliche in Verbindung mit dem, was bis jetzt dargestellt wurde, kurz zusammenfassen: So wie es eine hormonell bedingte klimakterische Psychose nicht gibt, so gibt es auch in der Pubertät keine hormonell bedingte sog. Pubertätspsychose. Zwar findet in dieser Zeit eine gewaltige Umstellung des hormonellen Haushaltes statt, dennoch hängt auch hier die Reaktion des psychophysischen Organismus mehr von den gegebenen strukturellen Möglichkeiten und vom psychosozialen Feld ab. Zwar wird diese fast obligatorische Pubertätskrise sicherlich auch von den hormonellen Veränderungen mitbestimmt; es geht dabei allerdings nicht um eine direkte Wirkung auf das Gehirn, sondern um das psychologische und psychosoziale Problem der Auseinandersetzung mit dem hormonell bedingten Triebzuwachs und seinen Konsequenzen für das innerpsychische Gleichgewicht und für die psychosoziale Anpassung. In Zusammenhang mit der Identitätsfindung konstelliert sich hier eine sehr schwierige Aufgabe, auf die der noch junge und noch nicht reife psychophysische Organismus meistens mit nur leichten, passageren und nur gelegentlich mit schweren, psychotischen Störungen reagiert. Die Differentialdiagnose zwischen sozusagen normaler Reifungskrise und beginnender Psychose ist schwierig. Dieses Problem soll uns aber hier nicht weiter beschäftigen. Auf jeden Fall steht fest, daß noch weniger als bei einer klimakterischen Psychose bei einer Pubertätspsychose eine hormonelle Behandlung indiziert ist.

Zum Schluß will ich noch einmal zu den psychosomatischen Zusammenhängen im engeren Sinne kommen. Ich habe dargestellt, daß die gewaltigen psychosozialen Probleme und Aufgaben in Pubertät und Schwangerschaft, bei der Geburt und im Klimakterium, die jeweils eine Reifungskrise mit sich bringen, zum Auslöser von psychotischen Störungen werden können, zumal bei ungünstiger Konstellation des psychosozialen Feldes. Dies ist aber eine Aussage über die Bedeutung der Psychogenese im allgemeinen bei der Auslösung sog. endogener Psychosen, sie ist keine Aussage über psychosomatische Zusammenhänge im engeren Sinne. Solche würden vorliegen, wenn wir nachweisen könnten, daß diese psychischen Belastungen durch Streßsituationen und insbesondere durch intrapsychische Konflikte zu der *biochemischen Dekompensation* beitragen, die vermutlich den – allerdings noch nicht völlig gesicherten – körperlichen Faktor bei endogenen Psychosen ausmacht. Auf diesem Gebiet besitzen wir noch kein gesichertes Wissen. Es bestehen aber gewisse begründete Hypothesen, die in diese Richtung weisen, so z. B. die Annahme, daß es schon bei psychoreaktiven Depressionen durch die dauernde seelische Belastung zu einer Verarmung an biogenen Aminen in den präsynaptischen Speichern komme (Matussek 1978).
Es ist denkbar, daß ähnliche, also psychische Einflüsse auch auf die Sensibilität postsynaptischer Rezeptoren, die nach heutiger Ansicht besonders für die endogenen Depressionen relevant sind, nachgewiesen werden könnten. In diesem Fall wäre die

jeweilige Lebenskrise mit der implizierten psychischen Belastung nicht nur eine auf der Erlebensebene zu bewältigende Aufgabe, sondern auch ein auf psychosomatischem Wege relevanter Auslöser von psychischen, ja sogar psychotischen Störungen, und zwar mittels einer direkten Beeinträchtigung von Hirnfunktionen. Dies ist eine gewagte, aber im Hinblick auf unser bisheriges Wissen nicht völlig abwegige Hypothese. Sie läuft darauf hinaus, daß in gewisser Hinsicht und bis zu einem gewissen Grad die sog. endogenen Psychosen auch als psychosomatische Erkrankungen des Gehirns erfaßt werden könnten. Es ist nämlich eine wenig beachtete Tatsache, daß man zwar von psychosomatischen Erkrankungen der verschiedensten Organsysteme spricht und darüber begründetes und gesichertes Wissen besitzt, daß man aber noch nicht in der Lage war, annähernd ähnliche Befunde und Hypothesen in bezug auf psychosomatische Gehirnerkrankungen zu erheben bzw. zu formulieren. Ich bin der Überzeugung, daß wir jetzt durch die Fortschritte der Hirnbiochemie und Hirnphysiologie allmählich in der Lage sein werden, solchen Fragestellungen und Hypothesen nachzugehen. Weitere Ausführungen in diese Richtung würden aber das Thema dieses Referates überschreiten.

Ich fasse kurz zusammen:

Die hormonellen Veränderungen in der Pubertät und im Klimakterium sind von nur geringer Bedeutung für die Auslösung sog. klimakterischer und Pubertätspsychosen. Dagegen ist die jeweils implizierte Lebenskrise mit ihren starken psychischen Belastungen und Aufgaben in dieser Hinsicht von größerer Relevanz und zwar unter der Voraussetzung einer prädisponierenden Ich-Schwäche und eines ungünstigen, nicht genügend stützenden und tragenden psychosozialen Feldes. Es gibt also eine wichtige psychogenetische Komponente bei der Auslösung sog. endogener Psychosen. Die Frage, ob darüber hinaus auch ein psychosomatischer Zusammenhang im engeren Sinne besteht, muß zunächst offenbleiben. Es gibt aber einige Hinweise, welche die Arbeitshypothese unterstützen, daß es sich bei den sog. endogenen Psychosen z. T. um psychosomatische Erkrankungen des Gehirns handelt.

Literatur

Bleuler M (1979) Kisker KP, Meyer J-E, Müller C, Strömgren E (Hrsg) In: Psychiatrie der Gegenwart, 2. Aufl.: Bd. I, 1, 2. Springer, Berlin Heidelberg New York

Felthous AR, Robinson DB, Conroy RW (1970) Prevention of recurrent menstrual psychosis by an oral contraceptive. Am J Psychol 137/I: 245

Hippius (1979) Bericht auf einer Fortbildungsveranstaltung des Berufsverbandes der Frauenärzte München. Sexualmedizin 8: 293–294

Jansson B (1972) Psychic insufficiences associated with child bearing. Acta Psychiatr Scand [Suppl]

Lauritzen (1979) Bericht aus einer Fortbildungsveranstaltung des Berufsverbandes der Frauenärzte München. Sexualmedizin 8: 293–294

Matussek N (1978) Neuroendokrinologische Untersuchungen bei depressiven Syndromen. Nervenarzt 49: 569–575

Mentzos S (1968) Pathogenetische und nosologische Aspekte der Wochenbettpsychosen. In: Psychiatrie und Neurologie der Schwangerschaft. Forum der Psychiatrie 23: 110–119

Mentzos S, Leiser E, Otte A, Richter K, Vogt U (1971) Praepsychosen: Vergleichende epidemiologische Untersuchungen im Vorfeld der endogenen Psychosen. Fortschr Med 89 25: 936, 962/963

Rosenthal S (1974) Involutional depression in American handbook of Psychiatry, Bd 3, Basic Books, New York, p 700

Schwangerschaftsabbruch und Todesbewußtsein

P. Petersen

Das Thema Schwangerschaftsabbruch und Todesbewußtsein werde ich in zwei Abschnitten behandeln: Zuerst trage ich eine Therapiegeschichte vor; danach werde ich 4 allgemeine Phasen der Verarbeitung des Abtreibungserlebnisses unter der Überschrift „Phasen des Todesbewußtseins" beschreiben. Da es sich um eine Grenzsituation handelt – für unsere Patientinnen wie für uns Therapeuten –, werde ich auch einen Teil meiner Beschreibungen in einer „Grenzsprache" geben, die zwischen Wissenschaft und Kunst liegt.

Um kurz meine eigene Haltung zum Schwangerschaftsabbruch zu charakterisieren, möchte ich zweierlei bemerken: Erstens habe ich als Psychoanalytiker und Psychosomatiker an der Frauenklinik der Medizinischen Hochschule Hannover mit Schwangerschaftskonfliktberatung und Indikationsstellung zu tun und zweitens bin ich in der Vergangenheit für die Fristenregelung des 218 StGB eingetreten und trete auch heute noch dafür ein.

Die Geschichte der Claudia X und ihrer Abtreibung

Kurz vor Weihnachten 1981 kommt eine 23jährige Frau zusammen mit ihrem etwa 10 Jahre älteren Freund zu mir. Sie ist schwanger etwa in der 7. Woche. Für den Schwangerschaftsabbruch hat sie sich bereits alle notwendigen Papiere verschafft. Sie ist aber noch unentschieden und sucht deshalb Klärung bei einer neutralen Person. Das Paar – es lebt seit etlicher Zeit in einer gemeinsamen Wohnung – ist in heilloser Konfusion: Der Partnerschaftsforscher Jürg Willi spricht in solchen Fällen von Kollusionen, das sind zerstörerische unbewußte Zusammenspiele, destruktive Verkettungen. Der Mann unterhält noch eine Nebenbeziehung zu einer Arbeitskollegin, ohne daß klar ist, wie verbindlich diese Beziehung gemeint ist. Claudia fühlt sich in ihren Gefühlen dem Freund wie der geplanten Abtreibung gegenüber hin- und hergeworfen, und sie kann in diesem Chaos auch nicht mehr klar differenzieren, worauf sich ihre destruktiven Gefühle beziehen. Bedrohliche Träume („Ich gehe auf schwankendem Sumpfboden... Über meinem rechten Knie ist der Oberschenkel bis auf den Knochen blutend verletzt") deuten auf mangelndes Standvermögen und auf ihr tiefes Verletztsein hin. Diese Träume – teilweise Wiederholungsträume – haben Claudia unsicher gemacht in ihrem bereits gefaßten Entschluß zur Abtreibung.

In einem dreistündigen Gespräch versuche ich, den beiden zu einer besseren Verständigung untereinander zu verhelfen. Jedoch gelingt es ihnen nicht, eine klare Entschei-

Psychosomatische Probleme in der
Gynäkologie und Geburtshilfe 1984
Hrsg. Jürgensen, Richter
© Springer-Verlag Berlin · Heidelberg 1985

dung über die geplante Abtreibung zu fällen. Die Heillosigkeit ihrer damaligen Beziehung spiegelt sich in den Umständen des dann tatsächlich stattfindenden Schwangerschaftsabbruchs wider: Die junge Frau, die im Krankenhaus schon mit der Prämedikation vor der Operation versehen ist, teilt in ihrer Zwiespältigkeit noch von dort aus ihrem Freund telefonisch mit, sie wolle wieder nach Hause. Der Freund antwortet ihr: „Dann komm doch!" Sie hat aber insgeheim erwartet, daß *er* kommen würde, um sie abzuholen – das aber sagt sie ihm nicht ausdrücklich. So wird nach dieser mangelnden Kommunikation zwischen den beiden der Schwangerschaftsabbruch vorgenommen. Nach 2 Monaten erscheint Claudia wieder bei mir mit schwerer Depression wegen der Abtreibung; ich betrachte diese junge Frau übrigens als eine sensible, aber starke Persönlichkeit. Erstaunlicherweise wandelt sich diese Depression mit ihren schweren Schuldgefühlen innerhalb weniger Wochen. Claudia und ihr Freund bringen es fertig, die gegenseitigen Schuldvorwürfe soweit zu klären, daß jeder seinen eigenen tatsächlichen Anteil von Verantwortung für den Schwangerschaftsabbruch akzeptiert.

Damit wandelt sich Schuldgefühl in echte, akzeptierte Schuld – Schuld nicht als Angst vor Strafe, sondern als Schuldigsein einem anderen gegenüber im Sinne von: „Ich schulde Dir etwas"; Depression wandelt sich in wirkliche Trauer über den Tod des erwarteten Kindes – der Blick auf den tatsächlichen Tod wird frei.

Besonders eindrücklich ist ein Gespräch mit Claudia in jener Zeit: Sie wirkt in ihrer Trauer ganz klar und durchsichtig; mit fast unheimlicher Deutlichkeit kann sie ihre traurigen Gefühle und auch ihre Schuld aus einer eigenartigen Distanz schildern. In diesem Gespräch erzählt sie von einem Traum aus den letzten Tagen: „Ich stehe mit meinem Freund am Meer; es ist eine blau-bleierne Atmosphäre; auf dem Meer schwimmt ein Boot, darinnen ein Kind. Das Boot kentert, das Kind ertrinkt. Wir können beide nicht helfen, aber wir sehen es beide, nebeneinander stehend." Der Traum kann verdeutlichen, wie sich die Frau – zusammen mit ihrem Freund dem Todesbewußtsein stellt.

Sie setzte sich in dieser Zeit mit Grundfragen ihres Menschseins auseinander: Was ist der Tod? Was ist Sterben? Woher komme ich als Mensch? Sie liest die Bücher des Amerikaners Moody wie *Leben nach dem Tod* und Bücher über vorgeburtliches Menschenleben. Sie hält dem Todesbewußtsein stand.

Im November 1982 – also 1 Jahr nach der Abtreibung – begegne ich der Patientin zufällig in der Frauenklinik, wo sie wegen Blutung im 2. Schwangerschaftsmonat liegt. Bei dieser Gelegenheit ergibt es sich, daß sie mit mir noch einmal auf das vergangene Jahr zurückblicken will. Sie meint, daß sie damals vor einem Jahr das Kind nicht hätte austragen können. Es sei alles zu verworren gewesen, und sie habe eigentlich nicht mehr gewußt, wo oben und unten sei. Im Mittelpunkt habe die ungeklärte Beziehung zu ihrem Freund gestanden, und das habe alles überschattet. Sie habe sich nicht vorstellen können, wie sie in diese Wirrnis hinein ein Kind hätte bekommen können und, wie es dann hinterher gewesen wäre. Zugleich erkennt sie die Schuld am Tod des Kindes voll an und steht dafür gerade. Auch glaubt sie, daß ihr die fruchtbare und reiche Zeit in diesem Jahr, nämlich die Auseinandersetzung mit tiefen menschlichen Fragen, möglicherweise nicht beschert gewesen wäre, wenn sie nicht die Abtreibung in dieser Intensität erlebt hätte. Sie sieht dieses letzte Jahr auch in ihrer Traurigkeit und Schwermut positiv. Dabei haben ihr verschiedene Bücher über den Tod, über den Sinn des menschlichen Lebens, auch Gespräche mit mir und

Vorträge geholfen, weiterhin auch die Auseinandersetzung mit ihrem Freund über diese Themen. Jetzt sei es ihr auch unter diesen Umständen nicht mehr möglich, einen Schwangerschaftsabbruch durchführen zu lassen. Sie wolle die jetzige Schwangerschaft in jedem Fall austragen.

Wiederum 1 Jahr später, am 1.12.1983, also etwa 2 Jahre nach der Abtreibung, spreche ich mit Claudia X im Rahmen einer Nachuntersuchung. Jetzt klingt der Bericht über die Verarbeitung der Abtreibung ganz anders als 1 Jahr zuvor. Sie habe sich immer wieder einmal mit nur kurz dauernden depressiven Gefühlen und Gedanken auseinanderzusetzen. In diesen depressiven „Tiefs" kämen ihr schlimme Erinnerungen an die Abtreibung: Sie fühlte sich damals völlig im Stich gelassen; die Krankenschwester habe sie mit beschwichtigenden Worten und Scheintröstungen abgeschoben, als Claudia ihr zögernd ihre tiefe Zwiespältigkeit vermittelte; der Pfleger habe sie wie ein Stück Vieh behandelt. Irgendwelche menschliche Zuwendung habe es nicht gegeben. Auch habe sie bei den Ärzten und bei den §218-Beratern echte Gesprächsbereitschaft vermißt. Sie sei jetzt ziemlich sicher, daß ihre Entscheidung für oder gegen die Abtreibung im Jahre 1981 etwas anders ausgesehen hätte, wenn es damals mehr Gesprächsmöglichkeiten – außer der mit mir – gegeben hätte. Auch bezeichnet sie jetzt ihre damalige Entscheidung zur Abtreibung ausdrücklich als falsch. Denn im Laufe dieser letzten 2 Jahre habe sie gelernt, daß alle Konflikte mit ihrem damaligen Freund und jetzigen Mann doch nicht lösbar seien – und daß ihr jetzt halbjähriges Kind nun doch auch in diesen Spannungen leben müsse. Claudia wirkt während dieses einstündigen Gespräches nicht depressiv, vielmehr vermittelt sie mir einen klaren, nüchternen Eindruck von ihrer Person.

Was läßt sich an dieser Therapiegeschichte ablesen?

1. Die Abtreibung wird in verschiedenen Phasen verarbeitet; dabei erscheint die Phase der selbstmitverantworteten Tötung als klarste und intensivste Bewußtheit.
2. Die verschiedenen Phasen fluktuieren – d.h. sie folgen nicht starr aufeinander, sondern ihre Abfolge ist scheinbar beliebig; wie ein Stück Holz auf dem windbewegten Wasser einmal im Wellental und einmal auf den Wellengipfeln erscheint, so bewegt sich auch das Bewußtsein zwischen destruktiven Erinnerungsbildern und Schuldvorwürfen einerseits und klarem Akzeptieren von Tötung und Tod andererseits.

Die Phasen der Verarbeitung der Abtreibung

Diese Phasen möchte ich nun etwas differenzierter darlegen. Dabei stütze ich mich neben psychologischen und sozialpsychologischen Nachuntersuchungen von Frauen, die eine Abtreibung hatten, auch auf gesellschaftlich bedeutsame Dokumente, die im Verlauf der Abtreibungsdebatte in den letzten 50 Jahren in den westlichen Ländern publiziert wurden. Ich unterscheide dabei 4 Phasen:
– destruktive Abwehr des Todesbewußtseins
– emotionale Erschütterung
– Leere
– Annäherung an die Todeserfahrung.

Destruktive Abwehr des Todesbewußtseins

Diese Abwehr zeigt sich heute in vielerlei Spielarten (Petersen 1983). Wer sich diesem Problem nähert, erfährt häufig zunächst einmal, wie ein Schleier von Scham und Schuld sich über ein dunkles, undefinierbares Gefühl deckt. Dieses Gefühl hat auch zu tun mit der Unfähigkeit zu trauern – aber vor der Trauer liegt die menschliche Destruktivität (Fromm 1974). Und vor dem dumpfen Gefühl liegen Bagatellisierungen, Rationalisierungen und perfektionierte Automatismen, die Schicht für Schicht abzutragen sind, bevor wir zum Kern kommen.

Eine elegante Beschwichtigung scheint jüngst zu uns importiert worden zu sein. Die Formel lautet: In den USA gibt es keine Abtreibungsdiskussion mehr, dort wird pragmatisch gehandelt, das ist ökonomischer, das spart Emotionen. Und im Anschluß daran ist zu hören, in Deutschland sei der Tiefsinn schon immer nahe beim Unsinn angesiedelt gewesen – Metaphysik verwirre nur die Gemüter. Diese Bagatellisierungen können einen Sarkasten leicht dazu verleiten, Kolakowski zu zitieren mit seiner bekannten Sentenz: „Sein Gewissen war rein wie eine weiße Weste – aber er benutzte sie nie." Schon die Tatsache, daß ich versucht bin, hier diesen Sarkasten anzuführen, sagt uns, wieweit diese Schicht von echter Trauer entfernt ist.

Rationalisierungen und perfektionierte Automatismen dienen dazu, mit Hilfe rational vollziehbarer Argumentationsketten und logischer Handlungsabläufe die wahre Wirklichkeit, insbesondere ihre emotionale Seite, zuzudecken. Erstere erscheinen meist in wissenschaftlichem Gewande (Petersen 1979a, b; 1980): Der Sozialdarwinismus tritt auf mit der Lehre, unerwünscht gezeugte Kinder hätten später nicht nur ein neurotisches Lebensschicksal, sondern sie seien auch eine sozialhygienische Belastung für die Volksgesundheit (Amendt 1980 im *Spiegel)* – die narzißtische These vom lebensunwerten Leben feiert fröhliche Urständ. Der Biologismus läßt sich hören mit der Meinung, das Schwangerschaftsprodukt (bei der Abtreibung) sei doch nur eine hochdifferenzierte Ansammlung von menschlichen Zellen, in denen eine menschliche Seele ebensowenig auszumachen sei wie an einer Leiche. Der Legalismus bedient sich juristischer Spiegelfechtereien – angefangen von scholastisch anmutenden Interpretationen des § 218 StGB, aus dem mit einem gewissen Grad von Scharfsinn die Möglichkeit der Abtreibung auf Wunsch jederzeit herauszulesen sei (nämlich aus der sog. Zumutbarkeitsklausel des § 218a Abs. 2 Ziff. 3b StGB: „... die nicht von der Schwangeren auf eine andere für die Schwangere zumutbare Weise abgewendet werden kann"), bis hin zum jüngsten Prozeß um die Finanzierung der Abtreibung bei Notlagenindikation. Dieser höchstrichterliche Prozeß kann doch nur eine Verschiebung der Finanzträgerschaft ergeben: Entweder wird die Abtreibung aus dem Säckel der Krankenkassen oder aus dem Budget einer Sozialbürokratie bezahlt.

Perfektionierte Automatismen unserer Handlungsvollzüge helfen uns „Praktikern der Abtreibung" ebenso zur Bewältigung unserer täglichen Arbeit wie zur Abwehr unserer Emotionen. Auch deshalb, nämlich um unserer Emotionen Herr zu werden, hantieren wir als Mediziner und psychosoziale Berater mit ausgezeichneten Instrumenten; dazu gehören juristische Absicherungen, möglichst schonende Operationstechniken und eine Sozialberatung, die zwar noch manche Lücken hat, die aber schon den Trend zur Perfektionierung in sich trägt. Die beiden entscheidenden Kennzeichen dieser unserer Abwehr sind Vermeiden von Schmerz und Ablehnen persönlicher Verantwortung: Arzt, Berater und Schwangere tendieren zu einem schmerzlo-

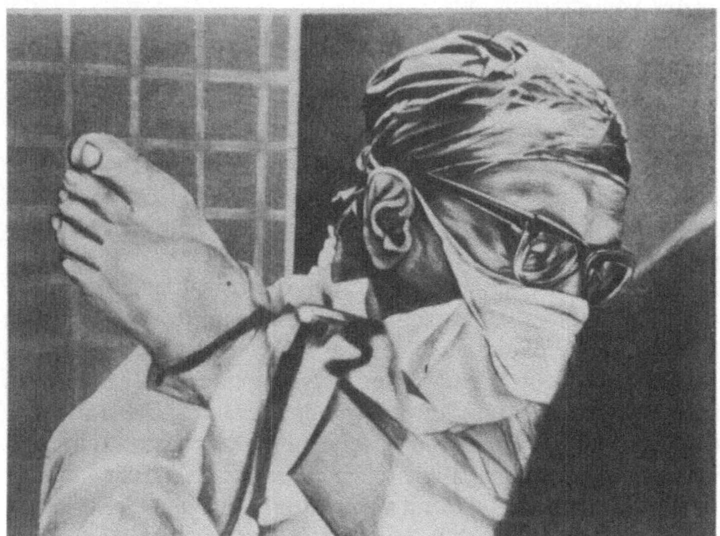

Abb. 1.   Munsky, MM: Abtreibung ist Männersache. Berlin 1975

sen, verantwortungslosen „Vollzug". Die kalte Atmosphäre kommt zum Ausdruck in einem Bild der Berliner Künstlerin Maina Maria Munsky. Die vorhin am Beispiel von Claudia X erwähnte destruktive Erinnerung an die Operation dürfte sich auch in diesem Bild niederschlagen (Abb. 1).

Weitere Formen der Abwehr sind destruktive Aggressionen wie Angstmache und Anklage. Die Angst reicht von der übersteigerten Angst vor dem Bruch in der beruflichen Karriere und in der persönlichen Biographie bis hin zur Angst vor dem atomaren Holocaust, angesichts dessen Kinderkriegen zumindest sinnlos sei.

Die gefährlichste, weil auf den ersten Blick nicht erkennbare Destruktion ist die Anklage mit der Parole: „Abtreibung ist Mord – jedenfalls aber Tötung". Die Infamie dieser Destruktion besteht nicht in der rationalen Information, sondern in den emotionalen Untertönen dieser Anklage; mir schlägt dabei jeweils eine widerlich-nekrophile Mischung (Fromm 1974) von sentimentaler Lüsternheit, Todessehnsucht und einer durch Formeln der Nächstenliebe verdeckten arroganten Selbstgerechtig-keit entgegen.

Eine eigenartig praktische Abwehrform ist die Spaltung durch die Freund-Feind-Einteilung und das primitive Entweder-Oder-Denken: In Gruppen, die nach einer Orientierung suchen, teilen sich die Gruppenmitglieder ein in solche, die prinzipiell für und solche, die prinzipiell gegen die Abtreibung sind; wenn diese Gegenüberstel-lung geschafft ist, kann man sich am Gegner festhalten und braucht der konkreten Realität nicht mehr ins Auge zu schauen: Denn angesichts welcher sich tatsächlich im Konflikt befindlichen Schwangeren könnte einer von uns prinzipiell sagen, er sei für oder gegen den Abbruch! Es fällt mir selbst im Rückblick bei Claudia X schwer, eine Entweder-Oder-Entscheidung zu fällen.

Emotionale Erschütterung

Die emotionale Belastung äußert sich bei der Schwangeren v. a. in Depressionen, die bis zur Suizidalität gehen können, in schweren Selbstwertkrisen, in Beziehungsstörungen und in sekundär anmutenden psychosomatischen Veränderungen (Petersen 1977, 1982). Diese emotionale Erschütterung ist nicht selten durchsetzt von destruktiven Abwehrstrukturen – beispielsweise wenn es zu aggressiven Schuldvorwürfen gegen den Partner oder gegen Ärzte kommt. Diese Störungen sind tiefgehender und v. a. häufiger, als es bisher bekannt war; das zeigen die tiefenpsychologischen Untersuchungen nach Abort an erwachsenen Frauen von Ortrun Jürgensen (1982 a, b) und an Jugendlichen von Markus Merz (1979, 1981).

Dagegen zeigt sich die Betroffenheit bei Sozialberatern und Ärzten anders. Das Gefühl von Ohnmacht angesichts einer ausweglosen Situation der Schwangeren ist oft gepaart mit Sprachlosigkeit, die leicht in eine Art Totstellreflex übergeht: eine diskret sich anzeigende Dauerspannung beherrscht die eigene Verzweiflung, die in Redewendungen wie „das Leben geht in den Eimer" durchbricht. Krankenschwestern in Abortkliniken reagierten mit schweren neurotischen Beschwerden (Char 1972); aus der niederländischen Abortklinik Blumenhoeven, in der v. a. Abtreibungen nach der 14. Schwangerschaftswoche vorgenommen wurden, ist eine extreme Personalfluktuation von Schwestern und Ärzten bekannt (Schwerdtfeger, persönliche Mitteilung).

Leere

Die emotionale Erschütterung ist von Gefühlen oder Angst, Depression, Ohnmacht und von Phantasiebildern erfüllt, die den Schmerz der Trennung und des Abschieds von einem geliebten Menschen kennzeichnen und die von der Tiefenpsychologie beschrieben sind (Kast 1982, Kübler-Ross 1974 a). Darüber hinaus gibt es eine Phase, von der reflektierte Gesprächspartner mit einer gewissen Verwunderung sprechen, denn diese Art von Bewußtsein dauert häufig nur kurz oder tritt fast schattenhaft auf: In der Leere sind weder Gefühle noch Phantasiebilder anzutreffen. Leere ist das Empfinden von Garnichts, emotional ist es noch weniger als ein Fragezeichen. Sie ist Niemandsland, jedoch auch nicht Bodenlosigkeit, die schwindelerregend wäre. Diese Leere ist identisch mit der Stille und mit dem Schweigen. Bei Claudia X erschien sie mir als ein ganz präziser, wirkungsstarker Eindruck: eine glasklare Trauer ohne Emotion, aus einer eigenartigen Distanz vermittelt.

Bei der Lyrikerin Ingeborg Bachmann fand ich in dem Zyklus „Lieder auf der Flucht" ein zweistrophiges Gedicht, das mir dieser Bewußtseinsphase zu entsprechen scheint:

Lieder auf der Flucht XV

Die Liebe hat einen Triumph,	Nur Sinken um uns von Gestirnen.
und der Tod hat einen,	Abglanz und Schweigen.
die Zeit und die Zeit danach.	Doch das Lied überm Staub danach
Wir haben keinen.	wird uns übersteigen.

Annäherung an die Erfahrung des Todes

Jenseits der Leere erst ist Todeserfahrung möglich. Aus der Geschichte der Claudia X dürfte ahnbar sein, daß eine Annäherung an die Todeserfahrung kaum in die Worte der Alltagssprache zu fassen ist. Aus ihren Worten läßt sich soviel entnehmen: Es handelt sich um tiefes Betroffensein durch eine ungeheure Wucht; der Weg zu den Quellen eines sinnvolleren und tiefer gegründeten Lebens ist durch dieses Betroffensein freigegeben. In der Nähe des Todes wird das Leben in seiner Ganzheit und Tiefe erfahrbar – das ist keine These theologischer Kanonisten oder philosophischer Ethiker, sondern die Erfahrung einer intelligenten und klar bewußten, weder religiös gebundenen noch philosophisch gebildeten jungen Frau angesichts der Abtreibung ihres Kindes. Bei dieser Erfahrung scheint es weniger bedeutsam zu sein, daß sie dieses Kind leibhaftig und sinnlich nie wahrgenommen hat – offenbar ist eine (auch andernorts aus der pränatalen Psychologie bekannte) personale Beziehung nichtleiblicher Qualität hier wirksam (Petersen 1983a).

Die Beschreibung dieser Phase ist für mich keine Frage der Begriffsbildung – Begriffe für diese Erfahrungen liegen aus der Thanatologie (Husemann 1954, Kübler-Ross 1974a, b, 1976) vor. Die Frage ist vielmehr für mich, wie weit unsere Begriffe das Entscheidende der Todeserfahrung erreichen. Denn wenn wir mit unserer Sprache unter dem Niveau dieser Erfahrung bleiben, verkleinern wir sie – oder verniedlichen sie gar. Um der Erfahrung annähernd gerecht zu werden, möchte ich zwei Künstler zur Sprache kommen lassen – Kunst und Wissenschaft sind keine ästhetischen oder logischen „Beigaben" des Lebens, vielmehr sind sie bittere Notwendigkeit, um eine Brücke aus dem Chaos und der Destruktion der Gegenwart in eine geahnte Zukunft zu schlagen.

Der Holzschneider HAP Grieshaber hat 1966 den „Totentanz von Basel" in 39 Bildern mit den mittelalterlichen Dialogen drucken lassen; zu dem hier gezeigten Bild gehört folgender Dialog:

> Tod zum Doktor:
>
> „Herr Doctor b'schawt die Anatomey
> An mir, ob sie recht g'machet sey:
> Dann du hast manchen auch hing'richt,
> Der eben gleich, wie ich jetzt sicht."
>
> Doktor:
>
> „Ich hab mit meinem Wasser b'schawen
> Geholffen beyde Mann und Frawen:
> Wer b'schawt mir nun das Wasser myn,
> Ich muß jetzt mit dem Todt dahin."

Die Anrede des Todes an den Doktor ist zweimal doppeldeutig. In der ersten Doppeldeutigkeit weist der Tod den Doktor auf den tödlichen Charakter der Anatomie als solcher hin (Anatomie = Wissenschaft vom Toten), gleichzeitig ist das Skelett des Todes mit dem Tod identisch; die zweite Doppeldeutigkeit ist fast süffisant: Der Doktor hat manchem Kranken den letzten Beistand gegeben („denn du hast manchen

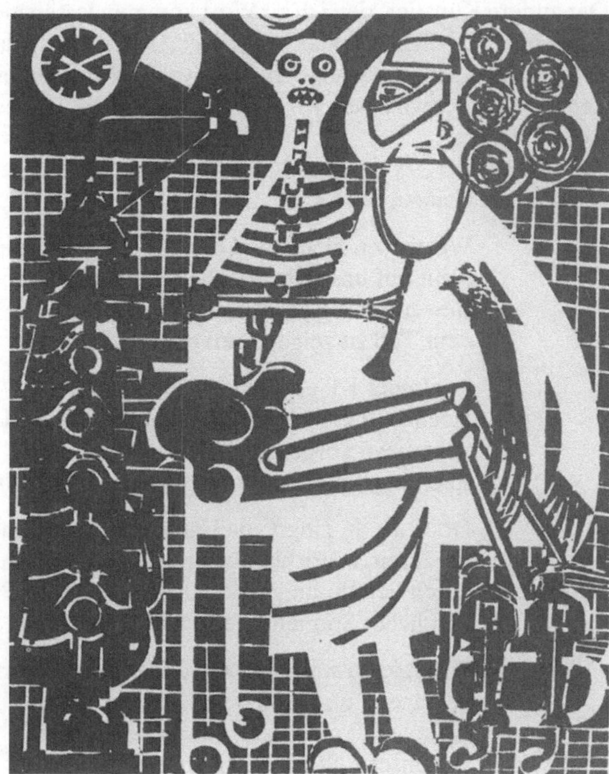

Abb. 2. Grieshaber:
Der Doktor.
Aus: *Der Totentanz*
von Basel,
VEB-Verlag der Kunst,
Dresden 1968

auch hing'richt" [auf den Tod]"), aber er hat manchen Menschen auch zu Tode
gebracht. Die Antwort des Doktors ist nur ein verzweiflungsvoller Ruf nach dem
„Wasser", dem „Beschauer des Wassers", der ihm sein Wasser nun mit diagnosti-
schem Blick beschaut.

Das Problem für den modernen Arzt und Sozialberater, der in die Abtreibung
verwickelt ist, nähert sich mehr als dem Bild des „Doctors" als dem des Scharfrich-
ters. Den Scharfrichter aber hat HAP Grieshaber nicht dargestellt, obwohl er zu den
mittelalterlichen Berufen gehört. Im Unterschied zu uns modernen Ärzten war der
mittelalterliche Scharfrichter durch den Beschluß der Gesellschaft weitgehend entla-
stet und legitimiert: Er hatte den ausdrücklichen Auftrag zum Töten. Wir aber haben
keinen gesellschaftlichen Auftrag zum Töten – die Gesellschaft in Form des Gesetzge-
bers hat lediglich einen straffreien Raum für die Abtreibung geschaffen. Was wir als
Ärzte und Sozialberater damit anfangen, ist unsere höchst individuelle Verantwortung. Um zu Grieshaber zurückzukehren: In dieser Verantwortung haben wir als
moderne Ärzte offensichtlich die Funktion des „Todes" – es bedarf großer geistiger
und moralischer Bemühungen, um in dieser Verantwortung auch die schier unerreichbare Majestät des Todes wahrzunehmen, wie sie aus Grieshabers Bildern
spricht.

Der andere Künstler, den ich zu Wort kommen lassen möchte, ist Rainer Maria Rilke mit seinem Gedicht „Todeserfahrung". Rilke spielt darin auf die schon erwähnte Erfahrung an: Im Tode erst tritt die wahre Wirklichkeit und der tiefere Grund des Lebens hervor, während wir sonst unsere – alltäglichen oder hervorstechenden – Rollen spielen.

Todeserfahrung

Wir wissen nichts von diesem Hingehn, das
nicht mit uns teilt. Wir haben keinen Grund,
Bewunderung und Liebe oder Haß
dem Tod zu zeigen, den ein Maskenmund

tragischer Klage wunderlich entstellt.
Noch ist die Welt voll Rollen, die wir spielen.
Solang wir sorgen, ob wir auch gefielen,
spielt auch der Tod, obwohl er nicht gefällt.

Doch als du gingst, da brach in diese Bühne
ein Streifen Wirklichkeit durch jenen Spalt,
durch den du hingingst: Grün wirklicher Grüne,
wirklicher Sonnenschein, wirklicher Wald.

Wir spielen weiter. Bang und schwer Erlerntes
hersagend und Gebärden dann und wann
aufhebend; aber dein von uns entferntes,
aus unserm Stück entrücktes Dasein kann

uns manchmal überkommen, wie ein Wissen
von jener Wirklichkeit sich niedersenkend,
so daß wir eine Weile hingerissen
das Leben spielen, nicht an Beifall denkend.

Ich möchte schließen mit einer Frage, die mich seit 8 Jahren im Zusammenhang mit dem Schwangerschaftsabbruch beschäftigt: Was geschieht durch die Abtreibung in der „geistigen Ökologie"? Es dürfte für den „geistigen Umweltschutz" ein erheblicher Unterschied sein, ob wir Abtreibungen unbesonnen wie am Fließband machen – nach dem Motto: Wir handeln pragmatisch, Tiefsinn ist Unsinn – oder ob wir uns um die geistige Bewältigung unserer eigenen Handlungen bemühen; dieses Bemühen wird immer mit Schmerz, mit Leid und mit glasklarer Trauer verbunden sein.

Anhang: Methodische Reflexion

Die Meinung, der Mensch sei Mensch vom Moment der Zeugung und Empfängnis an, ist in der Wissenschaft umstritten. Insofern muß auch die folgende Aussage umstritten sein: Als Ärzte töten wir beim Schwangerschaftsabbruch ein Menschenleben. Dieser Streitpunkt betrifft auch die für die Zukunft der Menschheit noch viel schwerwiegendere wissenschaftliche Meinung; bei der künstlichen Befruchtung manipulieren wir als Ärzte ein Menschenleben ohne dessen Einverständnis, d. h. zwängen einen Menschen ins Dasein. Umstritten sind diese Meinungen deshalb, weil offensichtlich verschiedene Aspekte der wissenschaftlichen und populären Realitätserfassung hier miteinander im Streit liegen. Teilweise ist es den Streitpartnern bewußt, daß sie von verschiedenen Anschauungsweisen her argumentieren – das ist der glücklichere Fall –, teilweise ist ihnen die Verschiedenartigkeit ihrer Sichtweisen unbewußt – dann kann es zu ähnlichen Kampfkollusionen kommen, wie Jürg Willi, der Zürcher Partnerschaftsforscher, das für sog. Kampfehen beschrieben hat.

Die Meinung, der Mensch sei Mensch mit der Zeugung und Empfängnis, wird durch Forschungsergebnisse aus der Ethnologie (Lommel 1951, 1952), der vergleichenden Religionswissenschaft (Evans 1960; Glasenapp 1957, 1960; v. d. Leeuw 1955; Simmel 1961), der Humanembryologie (Blechschmidt 1970, 1976; Faller 1977; Flanagan 1968), der vergleichenden Zoologie (Hassenstein; Jonas 1973; Petersen 1983 c; Schad 1982; v. Uslar 1977) und der pränatalen Psychologie (Graber 1973, 1974; Gross 1982; Hau 1982; Peerbolte 1954; Schindler 1981; Verbrugh 1982; Wiesenhütter 1981) sowie der Tiefenpsychologie (Petersen 1979 a) belegt. – Es handelt sich hierbei um positive Wissenschaft, deren methodisches Prinzip die Erfahrung ist – jedoch handelt es sich nicht um Wissenschaften wie Philosophie oder Theologie, die jedenfalls teilweise auf Grundsätzen jenseits unserer Erfahrungswelt fußen und insofern (wissenschaftsmethodisch gesehen) in der Transzendenz gründen.

Literatur

Bachmann I (1967) Anrufung des Großen Bären (Gedichte). Piper, München
Blechschmidt E (1970) Vom Ei zum Embryo. Rowohlt, Reinbek
Blechschmidt E (1976) Wie beginnt das menschliche Leben? Christiana, Stein a. Rhein
Char W et al. (1972) Abortions and acute identy crisis in nurses. Am J Psychiat 128: 66–71
Evans-Wentz WY (Hrsg) (1960) Das Tibetanische Totenbuch. Rascher, Zürich Stuttgart
Faller A (1977) Die Ontogenese des Menschen – aus der Sicht des Biologen. In: Condrau G, Hicklin A (Hrsg) Das Werden des Menschen. Benteli, Bern
Flanagan GF (1968) Die ersten neun Monate des Lebens. Rowohlt, Reinbek (rororo Sachbuch 6605)
Fromm E (1974) Anatomie der menschlichen Destruktivität. dva, Stuttgart
Fromm E (1981) Anatomie der menschlichen Destruktivität. Rowohlt, Reinbek
Glasenapp H von (1957) Die fünf großen Religionen, 2 Bde, 3. Aufl. Diederichs, Düsseldorf
Glasenapp H von (1960) Die nichtchristlichen Religionen, 6. Aufl. Fischer, Frankfurt
Graber GH (Hrsg) (1974) Pränatale Psychologie. Kindler, München
Graber GH, Kruse F (1973) Vorgeburtliches Seelenleben. Goldmann, München
Grieshaber HAP (1966/1968) Totentanz von Basel (mit den Dialogen des mittelalterlichen Wandbildes). VEB Verlag der Kunst, Dresden
Gross W (1982) Was erlebt ein Kind im Mutterleib (Ergebnisse und Folgerungen der pränatalen Psychologie). Herder, Freiburg
Hassenstein B Aspekte der „Freiheit im Verhalten der Tiere". Z Universitas 24/12: 1325–1330
Hau T, Schindler S (Hrsg) (1982) Pränatale und perinatale Psychosomatik. Hippokrates, Stuttgart
Husemann F (1954) Vom Bild und Sinn des Todes. Freies Geistesleben, Stuttgart
Jonas H (1973) Organismus und Freiheit (Ansätze zu einer philosophischen Biologie). Göttingen
Jürgensen O (1982) Schwangerschaftsabbruch unter dem Aspekt von unbewältigten Trennungskonflikten – eine tiefenpsychologische Untersuchung. In: Poettgen H (Hrsg) Die ungewollte Schwangerschaft. Deutscher Ärzteverlag, Köln
Jürgensen O, Siedentopf HG, Trainer U (1982) Das Selbstverständnis der Frauen nach dem Schwangerschaftsabbruch. In: Poettgen H (Hrsg) Die ungewollte Schwangerschaft. Deutscher Ärzteverlag, Köln

Kast V (1982) Trauern (Phasen und Chancen des psychischen Prozesses). Kreuz, Stuttgart
Leeuw G v d (1955) Phänomenologie der Religion, 2. Aufl. Tübingen
Kübler-Ross E (1974a) Interviews mit Sterbenden. Mohn, Gütersloh
Kübler-Ross E (1974b) Was können wir noch tun? Kreuz, Stuttgart
Kübler-Ross E (1976) Reif werden zum Tode. Kreuz, Stuttgart
Lommel A (1951) Traum und Bild bei den Primitiven in Nordwest-Australien. Psyche 5: 187–205
Lommel A (1952) Die Unambal (Ein Stamm in Nordwest-Australien). In: Hamburg-Museum (Hrsg)
    Völkerkunde, Nr 11. Vlg.-Museum f Völkerkunde, Hamburg
Merz M (1979) Unerwünschte Schwangerschaft in der Adoleszenz. Huber, Bern Stuttgart Wien
Merz M (1981) Psychische Probleme des Schwangerschaftsabbruchs bei Jugendlichen. Mitt Ges Prakt
    Sexmed 1: 10–11
Moddy R (1977) Leben nach dem Tod. Rowohlt, Reinbek
Munsky MM (1975) Abtreibung ist Männersache. Berlin
Peerbolte ML (1954) Prenatal dynamics. Sijthoff, Leiden
Petersen P (1977) Seelische Folgen nach legalem Schwangerschaftsabbruch. Dtsch Ärztebl 74:
    1205–1212
Petersen P (1979a) Fruchtbarkeit und die Freiheit zum Kinde. Familiendynamik 4: 255–267
Petersen P (1979b) Das Prinzip Hoffnung und der § 218 StGB. Schlesw Holst Ärztebl H 10: 530–536
Petersen P (1982) Psychische Hygiene und Schwangerschaftsabbruch. In Poettgen H (Hrsg) Die
    ungewollte Schwangerschaft. Deutscher Ärzteverlag, Köln
Petersen P (1983a) Empfängnis und Zeugung: Phänomene der Kindesankunft. Vortrag: 7. Tagung
    Internat. Studiengemeinschaft Pränatale Psychologie (JSPP) Düsseldorf, 12.5.1983. Z Klin Psy-
    chol Psychother Psychopathol
Petersen P (1983b) Schwangerschaftsabbruch und Todesbewußtsein. Vortrag: Ärztekammer
    Schlesw.-Holstein, Bad Segeberg, 24.9.1983. Frauenarzt
Petersen P (1983c) Vorgeburtliches Menschenleben und ungewollte Schwangerschaft: unsere ärztli-
    che Verantwortung. Vortrag Medica 30.11.1983, Düsseldorf
Petersen P, Retzlaff I (1980) Freiheit und Verantwortung in „Pro Familia". Dtsch Aerztebl 77:
    2192–2197
Rilke RM Ausgewählte Gedichte. Insel-Bücherei, Leipzig (Nr 400)
Schad W (1982) Die Vorgeburtlichkeit des Menschen. Urachhaus, Stuttgart
Schindler S (Hrsg) (1981) Geburt – Eintritt in eine neue Welt. Hogrefe, Göttingen
Simmel O, Stählin R (1961) Christliche Religion, 4. Aufl. Fischer, Frankfurt
Spiegel (1980) Ungeliebtes Leben. Der Spiegel 38: 269–271
Uslar D v (1977) Mensch und Tier – Zur philosophischen und psychologischen Bedeutung der
    Phylogenese. In: Condron G, Hicklin A (Hrsg) Das Wunder des Menschen. Benteli, Bern
Verbrugh H (1982) Wiederkommen. Freies Geistesleben, Stuttgart
Wiesenhütter E (1981) Geburt und Wiedergeburt. In: Schindler S (Hrsg) Geburt – Eintritt in eine
    neue Welt. Verlag f. Psychologie, Göttingen Toronto Zürich
Willi J (1975) Die Zweierbeziehung. Rowohlt, Reinbek

Begegnung mit Suizidalität bei Frauen

E. PRAETORIUS

Ich möchte das mir gestellte Thema sehr persönlich als *meine* Begegnung mit Suizidalität bei Frauen im Rahmen einer Praxis als ärztliche Psychotherapeutin verstehen. Es handelt sich also nicht um die Erforschung des Themas Suizid oder Suizidversuch im großen Rahmen. Hierzu sei auf die sehr gute und umfassende Studie von Henseler (1974) verwiesen. Da ich psychoanalytisch arbeite, stellt diese Form des Zugangs zum Verständnis des Geschehens die Basis meiner Beobachtungen und Interpretationen dar.

Vorangegangene Selbstmordversuche oder starke Impulse in dieser Richtung sind häufig Anlaß, eine psychotherapeutische Praxis aufzusuchen. Ich denke dabei nicht an rein demonstrative Aktionen ohne wirkliche Tötungsabsicht, wie ich sie gelegentlich bei hysterischen Persönlichkeitsstrukturen erlebt habe; auch nicht an diffuse Gefühle von Sinn- oder Ziellosigkeit, wie sie häufig bei subdepressiven und depressiven Verstimmungen geäußert werden. Es geht mir vielmehr um die Frauen, die sehr handfeste Selbsttötungsphantasien oder -impulse erleben und in der Regel mindestens einen ernstzunehmenden Selbstmordversuch vor Beginn der Therapie vorgenommen haben.

Ich meine, hier 3 Gruppen unterscheiden zu können, die ich Ihnen im folgenden vorstellen möchte.

Die *1. Gruppe* dieser Frauen kommt nach meiner Erfahrung nicht spontan aus eigenem Leidenserleben zum Psychotherapeuten, sondern auf Druck der durch das Ereignis alarmierten Umgebung. Häufig liegen bereits mehrere Suizidversuche vor, oder die Art der Aktion ist besonders erschreckend.

So hatte eine Frau neben mehreren Suizidversuchen mit Tabletten u. a. versucht, sich aufzuhängen, Abgase ins Auto zu leiten und sich mit einem Messer umzubringen. Weiter fielen anamnestisch mehrere schwere Motorradunfälle auf, die vermutlich ebenfalls verkappte Suizidversuche waren. Sie kam nur auf Drängen des sie nach dem letzten Ereignis behandelnden Kollegen zu mir und lehnte eine weitere Psychotherapie ab.

Die Beziehungsform, die sich bereits im Vorfeld andeutet, wird in der Therapie fortgesetzt: Während die Frauen selbst nicht durch ihre Selbstmordversuche geängstigt oder zumindest beunruhigt zu sein scheinen, gelingt es ihnen schnell, im Therapeuten Besorgnis und Angst vor Wiederholung auszulösen. Gerade weil die eigene Angst hier als Verbündeter des „gesunden Ich-Anteils" fehlt und exogene Auslösesituationen oft so wenig einfühlbar sind, vermitteln diese Patienten ein Gefühl von Unberechenbarkeit und machen den Therapeuten hilflos bis zur Manipulierbarkeit:

Psychosomatische Probleme in der
Gynäkologie und Geburtshilfe 1984
Hrsg. Jürgensen, Richter
© Springer-Verlag Berlin · Heidelberg 1985

Eine 21jährige Patientin, die nach dem zweiten Suizidversuch vom Lehrherrn zu mir geschickt wurde, unternahm während der 2jährigen Behandlungsdauer 3 weitere Selbstmordversuche. Dabei rief die alleinlebende Frau mich einmal an mit der Information, gerade eine größere Dosis Schlaftabletten geschluckt zu haben. Ein weiteres Mal kam sie bereits leicht somnolent zum Behandlungstermin mit der gleichen Mitteilung. Beide Mal zwang sie mich aktuell zum Handeln.

Ich habe die Erfahrung gemacht, daß diese Patienten psychotherapeutisch nicht behandelbar sind. Entweder kommt es gar nicht zum Beginn einer Therapie, weil die Motivation fehlt, oder die Behandlung wird abgebrochen, wie es in dem 2. Beispiel der Fall war.

Psychodynamisch handelt es sich hier um sehr frühe Störungen, die zu borderlineartigen Persönlichkeitsstrukturen führen, wie sie z.B. von Kernberg (1978) ausführlich geschildert werden. Die Selbstzerstörungsimpulse werden als Ich-synton und nicht ängstigend erlebt. Kernberg vermutet, daß erst die autoaggressiven Impulse die Patienten sich selbst spüren lassen.

Die Art der Interaktion habe ich so verstanden, daß hier vom Patienten versucht wird, in der Umgebung bis hin zum Therapeuten *die* Angst und Besorgnis auszulösen, welche die Realmutter in der frühen Kindheit nicht um das Kind empfunden hat.

Eine positive therapeutische Beziehung von Dauer kann trotzdem nicht aufgebaut werden, da das Mißtrauen, letztlich vom Therapeuten doch abgelehnt zu werden, aufgrund der Erlebnisse der frühen Kindheit zu stark ist. Eine Korrektur der frühen Realerfahrung ist unmöglich. Der Therapeut kann nur als böse Mutter erlebt werden, die genau so wenig helfen kann oder will wie damals die Mutter.

Eine 2. *Gruppe* wirkt im normalen Umgang wesentlich weniger gestört. Die Affekte erscheinen adäquat. Die Selbstmordhandlung wird oft als ausgesprochen Ich-fremd und bedrohlich erlebt und löst bei der Erwähnung in der Therapie Angst und Scham aus. Gelegentlich wird die Sorge geäußert, doch hoffentlich nicht verrückt im Sinne von psychotisch zu sein. Die Patienten stehen unter starker Beunruhigung, da weitere Suizidphantasien und -impulse auftreten. Sie kommen aus eigenem Antrieb zur Behandlung, stehen unter starkem Leidensdruck und sind hochmotiviert. – Auch hier werden „harte" Methoden bevorzugt.

Gemeinsam ist dieser Gruppe eine überdurchschnittliche intellektuelle und oft auch musische Begabung. Die Patienten zeigen ein hohes Maß an Introspektionsfähigkeit,sind aber oft nicht in der Lage, ihre Gefühle spontan mitzuteilen. Sie berichten eher wissenschaftlich-exakt über den eigenen emotionalen Bereich, so als wenn sie über einen Dritten sprächen.

Die Überbetonung des rationalen Bereichs korreliert mit hohen Erwartungen an die eigene geistige Leistungsfähigkeit. Ziele sind meist sehr hoch gesteckt und eng mit dem Wert der eigenen Person verknüpft. Entsprechend ihrem strengen Über-Ich setzen sich die Patienten unter starken Leistungsdruck. Sie fühlen sich wohl, solange eine Aufgabe vor ihnen steht, durch die sie sich ihren Fähigkeiten entsprechend gefordert fühlen. Ist das Ziel erreicht, entsteht ein Gefühl von Leere und Sinnlosigkeit, oft auch Insuffizienz und Wertlosigkeit.

Die Selbstmordhandlung findet häufig in einer solchen Phase statt, in der das narzißtische Gleichgewicht durch das Fehlen intellektueller Selbstbestätigung ins Wanken geraten ist.

Die gleichen Auswirkungen können auftreten, wenn die Fähigkeiten des Patienten unerwartet oder durch für ihn wichtige Personen in Frage gestellt werden. Auch hier kommt es zu einem Zusammenbruch des Selbstwertgefühls, das völlig einseitig mit dem einen Sektor der Persönlichkeit – eben Verstand, Geist, Intellekt – gekoppelt zu sein scheint.

Das „andere Ich", das mit Gefühlen, Spontaneität, Genießen, Unkontrolliertsein zu tun hat, ist dem Patienten bewußt, jedoch peinlich. Es wird z.T. als Schwäche, zumindest aber als minderwertiger Persönlichkeitsanteil erlebt, der eigentlich nicht sein darf. Hieraus erklärt sich auch die bereits oben erwähnte Schwierigkeit, diese Bereiche in die Therapie einzubringen.

Psychogenetisch haben wir es hier mit einer anderen Störungsform zu tun, die aber ebenfalls auf relativ frühe Entwicklungsstadien zurückgeht. Während sich bei der 1. Gruppe der Patient als Gesamtperson abgelehnt fühlt, bekamen diese Patienten durchaus Zuwendung von den wichtigen Personen der frühen Umgebung. Jedoch wurde diese nicht sozusagen bedingungslos gegeben, sondern an bestimmte Eigenschaften oder Leistungen geknüpft. Dabei wurden häufig bestimmte Begabungen bevorzugt gefördert und honoriert. Besondere Eigenschaften und Verhaltungsweisen, die nicht den Wünschen der Eltern entsprachen, wurden durch Ablehnung des Kindes in dieser Situation und Entzug der Zuwendung sanktioniert. Die plastische Schilderung solcher Eltern-Kind-Beziehungen gibt z.B. Alice Miller (1979).

Das Verhalten der Eltern findet seinen Niederschlag im Über-Ich und im Selbstbild des Patienten, der bestimmte Bereiche seiner Person ablehnen muß, da sie ihm als unakzeptabel vermittelt wurden. Entsprechend glaubt er auch, sich in der Therapie nur mit den von ihm selbst bejahten Seiten seines Wesens vermitteln zu dürfen. Er schämt sich für die „dunkle Seite" und muß sie durch Überbetonen der geistigen Fähigkeiten auch hier wettmachen. Die Grenzsituation ist erreicht, wenn die Möglichkeit dieser Kompensation ausfällt oder ihm abgesprochen wird.

Hierzu ein Beispiel:

Eine intellektuell und musikalisch sehr begabte junge Frau schildert sich als wildes, jungenhaftes Kind, das unter dem Einfluß der Mutter zu einer braven Tochter und guten Schülerin erzogen wurde. Trotzdem blieb der „dunkle" Bereich ihr bewußt und ängstigte sie. Sie hatte Wiederholungsträume, in denen stets etwas Unkonturiertes, Dunkles vorkam, mit dem sie nicht fertig wurde und das sie als ihr eigenes Inneres interpretierte. Der Suizidversuch fiel in die Zeit direkt nach dem gut bestandenen Diplom, bevor sie im Beruf richtig Fuß fassen konnte.

Das Ausmaß des narzißtischen Zusammenbruchs erinnert durchaus an psychotische Einbrüche, wie sie bei schizophrenen Patienten zu beobachten sind. Handlungen und Impulse werden als nicht aus der eigenen Person kommend, also Ich-fremd erlebt. Ein späteres Einfühlen in die eigene Befindlichkeit zum Zeitpunkt der Selbstmordhandlung ist oft nur unvollkommen möglich.

Obgleich sich mit diesen Patienten eine gute therapeutische Beziehung herstellen läßt, ist die suizidale Gefährdung nicht zu unterschätzen. Sie kann jedoch häufig aufgefangen werden, da Auslösesituationen typisch und der Einfühlung des Therapeuten besser zugänglich sind als bei der 1. Gruppe.

Die *3. Gruppe* meiner Patienten unterscheidet sich wesentlich von den beiden ersten. Während jene praktisch alle im jüngeren Erwachsenenalter waren, überwiegen hier eindeutig Frauen der mittleren Altersgruppen. Sie haben bereits einen Teil ihres Erwachsenendaseins in eigener Verantwortung zufriedenstellend bewältigt. Sie haben oft Berufe im sozialen Bereich oder sind Frauen mit großen Familien oder Haushalten. Sie werden von der Umgebung als tüchtig, verantwortungsbewußt und aktiv geschildert.

Alle haben eine depressive Persönlichkeitsstruktur. Wie in der 2. Gruppe haben auch diese Frauen ein strenges Über-Ich, bei dem jedoch der eher moralische Aspekt überwiegt im Sinne von Pflichtgefühl, Verantwortungsbewußtsein und Altruismus. Während der Suizidversuch für die Umgebung oft völlig überraschend und unverständlich ist, stellt er für die Betroffenen selbst das Ende einer längeren Entwicklung dar, die durch Überlastung, Verzweiflung, Depression und oft ein tiefes Gefühl von Ungerechtigkeit und Alleingelassensein gekennzeichnet ist. Dem widerspricht nicht, daß die Auslösesituation gelegentlich an eine momentane Kurzschlußreaktion denken läßt. Es handelt sich hierbei praktisch immer nur um den berühmten letzten Tropfen, der das Faß zum Überlaufen bringt. Der Selbstmordversuch weckt in der Erinnerung starke Schuldgefühle gegenüber der Umgebung oder dem eigenen Gewissen, ist aber für Patienten und Therapeuten gleich gut einfühlbar. – Es werden immer „weiche" Methoden benutzt.

Auch zu dieser Gruppe von Patientinnen will ich 2 Beispiele geben:

Eine 45jährige Frau mit 4 Kindern zwischen 14 und 23 Jahren, teilberufstätig im Geschäft des Ehemannes, unternimmt einen Suizidversuch, als eine Tochter nicht nur gegen den Willen der Eltern aus dem Elternhaus auszieht, sondern auch noch die Schule abbricht und sich für ein Aussteigerdasein entscheidet.
Eine andere, Anfang 40, mit großem Geschäftshaushalt und 3 Kindern zwischen 12 und 20 Jahren, investiert ihre ganze Kraft in den Versuch, den mittleren Sohn von einer beginnenden Drogenkarriere zurückzuholen, was ihr auch gelingt. Sie dekompensiert und unternimmt einen schweren Selbstmordversuch, als der Ehemann sich von ihr trennt.

Psychodynamisch ist diesen Frauen gemeinsam, daß sie frühzeitig als Kinder lernten, zuerst an andere zu denken, bescheiden zu sein, eigene Wünsche hinter „Wichtigerem" zurückzustellen. Es sind häufig älteste Kinder oder zumindest älteste Mädchen in einer größeren Geschwisterschar.

Alle erwarten aber auch eine Art von ausgleichender Gerechtigkeit für ihre eigenen Vorleistungen. Sie sind unbewußt neidisch auf ihre Kinder oder Klienten wegen der Fürsorge, die sie diesen angedeihen lassen. Sie können ihre eigenen Interessen aus Schuldgefühl nicht vertreten oder durchsetzen. Sie erwarten aber von der Umgebung, daß diese „von sich aus" merkt, daß sie selbst jetzt Fürsorge nötig oder verdient hätten. Da das in der Regel jedoch nicht passiert, entsteht ein Kreislauf von Vorwurfshaltung, Aggression und Schuldgefühlen, an dessen Ende die Aggression zunächst als Depression und schließlich als Selbstmordhandlung gegen die eigene Person gewandt wird (vgl. Henseler u. Marten 1980, Feuerlein 1980), da ein adäquater Umgang mit Aggressivität und eigenen Bedürfnissen nie gelernt wurde.
Bei meinen Ausführungen wurden Selbstmordhandlungen im Rahmen psychotischer Erkrankungen nicht berücksichtigt, deren Anteil bei den gelungenen Suiziden besonders hoch ist. Bei Suizidversuchen beträgt er etwa 10% (Lungershausen 1980, Henseler u. Marten 1980).

Eine kurze Bemerkung verdienen Patienten, die bei schweren körperlichen Erkrankungen mit sicher tödlichem Ausgang in Erwägung ziehen, ihrem Leben ein Ende zu setzen. Diesen bilanzierenden Überlegungen bringe ich persönlich einen ganz hohen Respekt entgegen, und ich bin unschlüssig, ob wir als Psychotherapeuten hier das Recht zu Beeinflussungsversuchen haben. Ich habe jedoch die Erfahrung gemacht, daß das begleitende Gesprächsangebot in Einzelfällen hilfreich sein kann. Eine große Zahl von Patienten mit Erkrankungen zum Tode kommt jedoch trotz dieses Wissens nicht zu suizidalen Überlegungen. Eigene Interviews mit zahlreichen Patienten im Rahmen einer Forschungsarbeit über Hämoblastosen zeigten, daß neben dem körperlichen Zustand bzw. der subjektiven Schwere der Symptomatik (Schmerzen, Ausfallserscheinungen etc.) v. a. die persönliche Umgebung und deren Reaktion auf die Krankheit für Lebens- oder Sterbewillen des betroffenen Patienten verantwortlich sind (Praetorius 1963).

Meine Erfahrungen mit Suizidalität stammen ganz überwiegend aus Psychotherapien mit Frauen. Ich habe aber den Eindruck, daß nur die 3. Gruppe auch *„frauenspezifisch"* ist. Aufgrund einer speziellen Sozialisation entsteht hier ein typisch weibliches Rollenverhalten, mit dem sich die betroffenen Frauen meist auch bewußt identifiziert haben. Sie stehen unter dem Verantwortungsdruck, permanent für „alle" und „alles" zuständig zu sein. Die Diskrepanz zwischen Anspruch an sich selbst und die Umgebung und Leistungsvermögen treibt sie in die Verzweiflung von Insuffizienz und Enttäuschung.

Die weitere Beobachtung wird zeigen, ob hier im Laufe der Zeit eine Wandlung eintritt, da m. E. jüngere Frauen weit weniger bereit sind, solche typisch weiblichen Verhaltensweisen zu akzeptieren und zu übernehmen.

Literatur

1. Feuerlein W (1980) Suizidale Verhaltensweisen. Neurol Psychiat 6: 340–346
2. Henseler H (1974) Narzißtische Krisen. Zur Psychodynamik des Selbstmords. Rowohlt, Reinbek b. Hamburg
3. Henseler H (1980) Die Suche nach dem kränkenden Anlaß. Psycho 6: 399–401
4. Henseler H, Marten R (1980) Die Psychotherapie der Suizidalität in der Praxis. Neurol Psychiat 6: 352–354
5. Kernberg OF (1978) Borderline-Störungen und pathologischer Narzißmus. (Suhrkamp, Frankfurt)
6. Lungershausen E (1980) Zur Nosologie suizidaler Handlungen. Neurol Psychiat 6: 336–339
7. Miller A (1979) Das Drama des begabten Kindes. (Suhrkamp, Frankfurt)
8. Praetorius E (1963) Überlebenszeit und Leistungsfähigkeit chemotherapeutisch behandelter Hämoblastosen. Dtsch Arch Klin Med 209: 192–218

Sucht bei Frauen

B. Bardé

In meiner psychotherapeutischen Arbeit habe ich in den letzten 3 Jahren über 35 Patientinnen im Alter zwischen 20 und 60 Jahren kennengelernt, die von *legalen* Drogen, d.h. von Alkohol und Medikamenten abhängig geworden sind. Diese Frauen wurden von mir stationär gruppen- und einzeltherapeutisch im Rahmen einer Privatklinik behandelt, die über 200 Patienten aufnimmt, von denen ca. ⅓ Frauen sind. Die Intensivbehandlung dauert in der Regel 6 Monate.

Diese Frauen entsprechen weder dem Klischee der „grünen Witwe", die aus Einsamkeit im exklusiven Eigenheim im Vorort einer Großstadt süchtig wird, noch entsprechen sie dem Klischee der Verwahrlosten, die im Obdachlosenasyl landen. Es handelt sich demgegenüber eher um recht attraktive, teilweise unauffällige und angepaßte, häufig um sehr tüchtige Frauen, die ihre Suchterkrankung im Zusammenhang mit *krisenhaft erlebten Konflikten in Partnerschaft oder Familie* entwickelten, die im Gegensatz zu den Männern sehr viel häufiger depressiv sind und aus diesem Grund oft auch Selbstmordversuche unternommen haben. Sie suchen in der Regel früher als die Männer eine psychotherapeutische Behandlung. Für die Männer scheinen eher Konflikte im Bereich der beruflichen Leistung und Karriere eine Suchtentwicklung auszulösen [2, 10, 14]. Frauen entwickeln im Gegensatz zu den Männern sehr viel häufiger eine Abhängigkeit von Medikamenten [6].

Im Gegensatz zu den häufig anzutreffenden soziologisch-statistischen Analysen in der Suchtforschung (vgl. [2, 10], besonders [14]) möchte ich zunächst *psychologisch-deskriptiv* 3 Konfliktformen in den sozialen Beziehungen der süchtigen Frauen kennzeichnen, die in der therapeutischen Arbeit immer wieder in typischer Weise zu beobachten sind:

1. Die Patientin wird in der Familie an einen Elternteil, meist die Mutter, gebunden, die über eine Krankheit die Patientin in Beschlag nimmt.
2. Die Patientin wird in der Familie von einem Elternteil, meist der Mutter, verachtet und abgelehnt, wobei der Vater psychisch und physisch so schwach ist, daß er als Korrektiv nicht wirksam werden kann.
3. Die Patientin erlebt einen aktuellen schweren Verlust eine Partners oder eigener Fähigkeiten, den sie auf normalem Wege nicht bewältigen kann, da sie zur Trauerarbeit nicht fähig ist.

Es spricht vieles dafür, daß diese 3 typischen Konfliktformen in den primären Sozialbeziehungen der Patientinnen als „Basiskonflikte" [8] anzusehen sind, aus deren Dynamik heraus sich die Abhängigkeitsproblematik und die Suchterkrankung entwickeln.

Psychosomatische Probleme in der
Gynäkologie und Geburtshilfe 1984
Hrsg. Jürgensen, Richter
© Springer-Verlag Berlin · Heidelberg 1985

Im folgenden möchte ich diese Hypothese an 3 weiblichen Patientinnen, so, wie sie sich in der therapeutischen Situation darstellten, entfalten und an den folgenden Beispielen die 3 Konfliktformen verdeutlichen.

Erpresserische Bindung

Die erste Patientin, Frau P., ist 35 Jahre alt. Sie gibt an, sie hätte ihre Medikamentenabhängigkeit wegen eines Fazialistics entwickelt. Ihre letzte Tagesdosis bestand ihren Angaben zufolge in 4 Tbl. Optalidon, 1 Tbl. Liapridex, 1 Tbl. Valium und 2 Tbl. Quadronal.

Die Kindheit von Frau P. war durch viel Unruhe gekennzeichnet, weil der Vater in Kanada mit großen Brückenbauten beschäftigt war und sie deshalb mit der Mutter immer zwischen Kanada und Deutschland hin- und herpendeln mußte. Frau P. hatte Sprachschwierigkeiten und in diesem Zusammenhang auch große Probleme mit der Einschulung in Deutschland. Bereits zu dieser Zeit erhielt sie von der Mutter Medikamente, damit sie sich wohler fühlen sollte. Unter großen Schwierigkeiten brach sie später ihr Sprachenstudium in Kanada ab und folgte der Familie nach Deutschland, wo sie schließlich ein Diplom als Übersetzerin erwarb. Später erhielt sie eine Stelle als Deutschlehrerin in einer großen Stadt in Südspanien, in der sie nach ihren Worten „die schönste Zeit ihres Lebens" verbrachte.

Gerade in dieser Zeit wurde ihre Mutter schwer krank und gab ihr zu verstehen, daß sie ohne die Tochter nicht mehr weiterleben könnte. Frau P. brach deshalb ihren Aufenthalt in Spanien ab und kehrte mit schweren Depressionen zu ihrer Mutter zurück. Sie trat nun eine Stelle als Direktionssekretärin an; als sie sich für die Arbeitsstelle fotografieren lassen mußte, bemerkte sie zum ersten Male den Tic, das Zucken in der linken Gesichtshälfte. Dies löste in ihr eine solche Panik und solche Ängste aus, daß sie von ihrer Mutter nun erneut mit Beruhigungsmitteln versorgt wurde, unter deren Wirkung sie nun weiter normal und unauffällig funktionieren konnte.

In dieser Zeit lernte sie auch einen in leitender Position erfolgreich tätigen Mann kennen, den sie auf Anraten der Mutter auch heiratete, obwohl sie mit ihm frigide war.

Erst etwa 5 Jahre später, in einem umfassenden Erschöpfungszustand, entschließt sie sich während einer Erholungskur zu einer stationären Psychotherapie.

In der psychotherapeutischen Behandlung blühte die Patientin in der äußeren Distanz zur Mutter und zu ihrem Mann förmlich auf, was aber schnell Schuldgefühle aufkommen ließ. In Ansätzen wurde der Haß deutlich, der in diesen Schuldgefühlen gegen die erpresserisch erlebte Mutter und gegen den mit ihr als unter einer Decke steckend gesehenen Mann verborgen war. Dieser Haß verwies auf ein tieferliegendes Gefühl: nie wirklich mit ihren eigenen Regungen erkannt und anerkannt worden zu sein.

Verächtliche Ablehnung

Die zweite Patientin, Frau H., 30 Jahre alt, wurde demgegenüber schon sehr früh mit einem verachtenden Verhalten der Mutter konfrontiert.

Sie berichtet ausführlich von ihren kleinen Vergehen, auf die immer schwere Mißhandlungen folgten, vor denen sie der Vater, der beinamputiert in einem angrenzenden Gartenhaus wohnte, auf die Dauer nicht wirksam schützen konnte.

Wie schwierig ihr Verhältnis zur Mutter von Anfang an war, macht Frau H. mit ihren Worten deutlich, daß ihre Mutter während der Geburt wegen einer „Eiweißvergiftung" gelähmt gewesen sei und deshalb auch fast gestorben wäre, während sie selbst als Neugeborenes die Nahrung immer wieder ausstoßen mußte und aus diesem Grunde trotz Hilfe einer Kinderärztin fast Hungers gestorben sei.

Früh, mit 15 Jahren, verließ Frau H. das Elternhaus, um fernab eine strenge Schwesternschule zu besuchen. Als 17jährige lernte sie einen Mann am Strand kennen, der sie auf dem Nachhauseweg vergewaltigte. Sie erlebte dies als einen tödlichen Angriff und stand anschließend einige Tage unter einem Schock. Sie hielt dieses Ereignis streng geheim und verwendete erstmals Alkohol, um die für sie „furchtbaren Beklemmungen" zu beseitigen. Später bestand sie ihr Examen und arbeitete in den folgenden Jahren in verschiedenen Großstädten als Krankenschwester.

Sie schloß immer wieder Männerbekanntschaften in Kneipen, an die sie sich heute aber nicht mehr erinnern kann.

Zwischen ihrem 20. und 30. Lebensjahr nahm sie 3 Schwangerschaftsabbrüche vor – den letzten im 6. Monat – aus Angst, ihr Kind könnte durch den Alkoholmißbrauch mißgebildet sein. Zweimal unternahm sie einen Selbstmordversuch, nachdem sie von einem Mann verlassen worden war. Sie begann in dieser Zeit auch mit dem Konsum von Appetitzüglern und bemerkte deren belebende Wirkung.

Trotz dieser schweren Krisen gelang es dieser Frau, über lange Zeit hinweg unauffällig und „normal" zu funktionieren.

Erst spät konnte sie es nicht mehr verhindern, daß sie ihren Nachtdienst in alkoholisiertem Zustand übergab. Die sofortige fristlose Kündigung war für sie der Anlaß, Hilfe in einer stationären Psychotherapie zu suchen.

In der Therapie von Frau H. stand thematisch immer wieder ein elementarer Haß gegen die Menschen im Vordergrund, die sie verstoßen, mißachtet und vergewaltigt hatten. Dabei spielte es eine große Rolle, wie sehr Frau H. diesen Haß auch gegen sich selbst, ihre ungeborenen Kinder und gegen ihre Partner wendete. Für sie war die Droge Alkohol lange ein Versuch, diesen unbenennbaren Haß und eine ohnmächtige Verzweiflung zu bezwingen, der aber nach über 10 Jahren genau das wiederholte, was bekämpft werden sollte: die Zerstörung des Selbst.

Frühe Verlusterfahrung

Zuletzt berichte ich von Frau M., einer 60jährigen Patientin, die erst spät, im Alter von 50 Jahren, während des Klimakteriums ihre Alkoholabhängigkeit entwickelte. Sie bekam schwerste Depressionen, und die Behandlung bei einem Nervenarzt änderte nichts daran, daß der Ehemann sich nicht mehr mit ihr unterhalten konnte, weshalb er sich schließlich einer jüngeren Frau zuwandte. Erst als sie dies erfuhr, begann sie zu trinken; dabei wechselten Trink- und Wutexzesse einander ab. In Ruhephasen grübelte sie darüber nach, ihrem Leben ein Ende zu setzen, weil sie sich als „Schrott" und „altes Eisen" fühlte.

Frau M. verlor im Alter von 2 Jahren ihre Mutter; diese starb während der Geburt ihres Bruders. Sie wurde anschließend über 5 Jahre bei ihrer Großmutter großgezogen, bis sie als 7jährige vom Vater zurückgeholt wurde, als er mit einer anderen Frau eine zweite Ehe einging. Ihr Vater fiel im Krieg, als sie 15 Jahre alt war. Daraufhin meldete sie sich als Freiwillige zum Kriegshilfsdienst und arbeitete dort „rund um die Uhr".

Mit 24 Jahren heiratete Frau M. und erarbeitete sich mit ihrem Mann ein eigenes Haus, an das ein Zeitungsgeschäft und ein Kiosk angeschlossen waren. Später übernahm sie die Leitung eines Waschsalons.

Zwar wünschte sie sich in den ersten Jahren ihrer Ehe Kinder, der Wunsch wurde aber endgültig im Alter von 31 Jahren enttäuscht, als bei ihr eine Hysterektomie vorgenommen werden mußte. Zudem interessierte sich ihr Mann mehr für seine aufwendigen Hobbys.

In der Psychotherapie von Frau M. wurde deutlich, daß mit dem Klimakterium und der Abwendung des Ehemannes frühe Verluste wiederbelebt worden waren, die sie über viele Jahrzehnte hinweg mit Tüchtigkeit kompensieren konnte.

Sie war zunächst mit Gefühlen der Hilf- und Hoffnungslosigkeit konfrontiert, da ihr die alten Aktivitäten, über die sie sich aufwerten konnte, nicht mehr zur Verfügung standen. Für sie wurden die Bedürfnisse nach Geborgenheit, Wärme und Schutz, also das, worauf sie in der frühen Kindheit so sehr verzichten mußte, zunehmend deutlich und es blieb nach der 6monatigen Behandlung offen, inwieweit es ihr gelingen würde, jenseits des alten kompensatorischen Leistungsverhaltens ihr Leben so einzurichten, daß sie diese Bedürfnisse direkter in ihren sozialen Beziehungen würde befriedigen können.

Zusammenfassung und Schlußfolgerungen

Es scheint ein gemeinsames Merkmal dieser Patientinnen zu sein, daß die frühen elterlichen Beziehungsformen der beschlagnahmenden Bindung, des ausstoßenden Verachtens und des Verlusts sich entweder über eine langjährige Chronifizierung oder auch situativ traumatisch auswirken [1, 4, 7, 12].

Es gelingt diesen Frauen jedoch, insgesamt ein sozial angepaßtes Leben zu führen, das sich lange Zeit mit Hilfe der legalen Drogen[1] im Bereich der „Normalität" bewegt.

Erst spätere einmalige oder kumulativ belastende Ereignisse bewirken eine Bedrohung dieser „Normalität", was in der Regel eine intensive Panik auslöst, die dann mit den Wirkungen des Suchtmittels [13] bekämpft wird.

---

[1] Es wird oft besonders im Kontrast zur Publizität der „illegalen" Drogen übersehen, in welch hohem Maße die „legalen" Drogen nicht nur im psychologischen, sondern auch im soziologischen Sinne adaptive Funktionen haben. Nach Keup ist es offenbar, „daß mehr als 20% der Bevölkerung derzeit unter Dauermedikation mit psychotropen Medikamenten steht ..." ([6], S. 21).

Das Suchtmittel mit seinen Wirkungen gewährleistet lange Zeit die Wiederherstellung der „Normalität" im Sinne eines symptomfreien Intervalls [9]. Wir bekommen die Patientin erst dann zu sehen, wenn ihr durch den chronischen Mißbrauch der Droge schließlich doch eine destruktive Symptomatik aufgezwungen wird und sie ihre „Normalität" endgültig nicht mehr aufrechterhalten kann.

Während der stationären Behandlung der Patientinnen wird in der Regel die körperliche Funktionsfähigkeit wiederhergestellt. Eine Schwierigkeit in der Behandlung der Suchterkrankung besteht darin, den traumatischen Sektor zu berühren und zu verändern, der ursächlich mit der Suchtentwicklung in Zusammenhang steht. Es gehört zu den großen Belastungen und Enttäuschungen des Psychotherapeuten in der Behandlung von Süchtigen, daß er während des 6monatigen stationären Therapieverlaufs diesen traumatischen Sektor schwer zum Gegenstand der therapeutischen Arbeit machen kann, und die Patienten ihm stattdessen nur die Fassade einer Pseudonormalität als Abwehr anbieten.

Die Prognose für die ehemaligen Abhängigen wird um so günstiger, je mehr sie sich in die (Sub-)Kultur der Selbsthilfeabstinenzgruppen integrieren können. Dort können sie Entlastung und oft auch unmittelbare Unterstützung in der Auseinandersetzung mit ihren alltäglichen Belastungen finden [11]. In dem Maße, wie eine solche soziale Integration gelingt, dürfte auch die Wahrscheinlichkeit sinken, daß das frühkindliche Trauma wiederbelebt wird und mit dem Suchtverhalten erneut abgewehrt und bekämpft werden muß.

Oft gelingt aber ein solcher Neuanfang in einer Selbsthilfegruppe nicht.

Die Psychotherapie der Suchterkrankung ist vermutlich in dem Maße erfolgreich, wie es gelingt, die Paradoxie durchzuarbeiten, daß genau dort, wo sich die „tödliche Katastrophe" und die „Vernichtung der psychischen Existenz" ereignet hat, der einzige Ort ist, an dem überhaupt Lebendigkeit und sinnliche Erfüllung möglich sind, nämlich in der mitmenschlichen Beziehung und Begegnung [3, 5].

Literatur

1. Balint M (1969) Trauma and object relationship. Int J Psychoanal 50, 429f.
2. Berger M, Legnaro A, Reuband KH (Hrsg) (1983) Frauenalkoholismus. Kohlhammer, Stuttgart Berlin Köln Mainz
3. Fain M (1981) Approche métaphysiologique du toxicomane. In: Kaës P, Anzieu D (eds) Le psychanalyste à l'écoute du toxicomane. Réflexion autour de J. Bergeret et M. Fain. Inconscient et culture. Dunod, Bordas, Paris, pp 27ff.
4. Furst S (ed) Psychic trauma. Basic Books, New York London
5. Gammil J Narcissisme, toute-puissance et dépendance. In: Kaës R, Ancieu D (éds) Le psychanalyste à l'écoute du toxicomane. Réflexion autour de J. Bergeret et M. Fain. Inconscient et culture. Dunod, Bordas, Paris, pp 39ff.
6. Keup W (1981) Zahlen der Gefährdung durch Drogen und Medikamente. DHS-Informationsdienst ½, 34. Jg.
7. Kutter P (1981) Sein oder Nichtsein. Die Basisstörung der Psychosomatose. Prax Psychother Psychosom 26, 47–60
8. Kutter P (1982) Der Basiskonflikt in der Psychosomatose und seine therapeutischen Implikationen. Jahrb Psychoanal 50, 93f.
9. Lorenzer A (1968) Some observations on the latency of symptoms in patients suffering from persecution sequelae. Int J Psychoanal 49, 316f.

10. Mantek M (1979) Frauenalkoholismus. Reinhardt, München
11. Moeller ML (1978) Selbsthilfegruppen. Rowohlt, Reinbek
12. Moses R (1978) Adult psychic trauma: The question of early predisposition and some detailed mechanisms. Int J Psychoanal 59, 353f.
13. Scheidt J vom (1976) Der falsche Weg zum Selbst. Studien zur Drogenkarriere. Kindler, München, S 81–137 (Geist und Psyche)
14. Schuckit M (1972) The alcoholic woman. A literature review. Psychiatr Med 3, 37f.

Die Frau als Opfer neurogener Impotenz – Schicksal einer türkischen Ehe

B. WINTER-KLEMM

Wenn ich über das Schicksal dieser türkischen Ehe und v. a. der Frau berichte, so muß ich vorausschicken, daß mir nur der Mann persönlich bekannt ist. Ich habe ihn während seines 10monatigen stationären Aufenthalts in der Abteilung für Rückenmarkverletzte der Berufsgenossenschaftlichen Unfallklinik Frankfurt am Main im Rahmen meiner konsiliarpsychologischen Tätigkeit betreut. Als Psychoanalytikerin hat mich dieser Fall besonders interessiert, zumal der Patient durch seine Bilder, die er vom Zeitpunkt seiner Verletzung an in eindrucksvoller Zahl anfertigte, ein einzigartiges Dokument seines Leidenserlebens geschaffen hat. An diesen Bildern, die vom Herbst 1982 bis heute entstanden sind, läßt sich die Bewältigung bzw. v. a. die nicht gelungene Bewältigung dieses irreversiblen Traumas, des Verlusts von körperlicher Integrität, insbesondere der Sexualfunktion, ebenso ergreifend und durchgängig ablesen wie an der Entwicklung der Beziehung zu seiner Ehefrau, die sich in seinen Augen von einem idealisierten erotischen Traumobjekt in eine übermächtige böse und kastrierende Hexengestalt verwandelte.

Vorgeschichte: Im August 1982 reist der Patient, 26 Jahre alt, in Deutschland ansässig und beschäftigt, in seine türkische Heimat, um dort an seinem Heimatort ein für ihn ausgesuchtes 18jähriges Mädchen zu heiraten. Wenige Tage nach der Hochzeit fährt er mit Verwandten und seiner jungen Frau nach Istanbul, um dort beim deutschen Konsulat die Einreise in die BRD für seine Frau zu beantragen. Das Ziel Istanbul wird nie erreicht: Bei einem schweren Verkehrsunfall erleidet der Patient eine Querschnittslähmung, seine Frau einen Oberschenkelbruch. Er wird, sobald er transportfähig ist, in unsere Klinik auf die Abteilung für Rückenmarkverletzte verlegt. Seine Frau bleibt vorerst zurück und wird erst 1 Jahr später nachreisen können.

Die medizinische Diagnose lautet:
- komplette (sensible und motorische) Paraplegie unterhalb Th 12/L1,
- schlaffe Parese der unteren Extremitäten,
- Blasen- und Mastdarmlähmung,
- völlige Impotenz wegen der schlaffen Lähmung (also weder reflektorische Erektionen noch Ejakulationen möglich), keine Sensibilität im Bereich des Genitales.

Ich werde mit dem Versuch einer psychotherapeutischen Unterstützung des Patienten betraut, da er von Anfang an als besonders depressiv, uneinsichtig und eigentlich nur an seinem Sexualproblem interessiert auffällt. Sämtliche Betreuer – Ärzte, Pfle-

Psychosomatische Probleme in der
Gynäkologie und Geburtshilfe 1984
Hrsg. Jürgensen, Richter
© Springer-Verlag Berlin · Heidelberg 1985

gepersonen, Sozialarbeiter, Ergotherapeutinnen und Krankengymnastinnen – sind sich einig, daß der Patient bei guter Intelligenz und ausgezeichneten deutschen Sprachkenntnissen offenbar nicht imstande ist, seine Diagnose und ihre Implikationen zu verstehen, daß er vielmehr jeden anklagt, haßt und verachtet, der versucht, ihm beizubringen, daß eine Heilung seiner Lähmung und Wiederherstellung seiner Sexualfunktion unmöglich und ausschließlich Rehabilitation im Rahmen der verbliebenen Funktionen möglich und angezeigt ist.

Ich bemerke sehr bald, daß auch ich die massive Abwehr des Patienten nicht werde durchbrechen können, und beschränke mich zunächst auf das Wenige, das ich für ihn tun kann. Aber irgendwie glaubt und vertraut er mir doch mehr als anderen, sicher nicht, weil ich eine Frau bin, sondern wohl v. a., weil ich auch eine Paraplegie habe und mit der Paraplegie doch ein „Doktor" bin. Außerdem zeige ich großes Interesse für seine Bilder, auf die mich das Pflegepersonal aufmerksam gemacht hat, noch bevor ich mit ihm zusammentraf. Ich bespreche immer wieder Inhalte und Motive seiner Bilder mit ihm, so daß über das Weitermalen und das Besprechen des Gemalten doch eine Art Therapie zustande kommt. Die Bilder sind für den Patienten nicht nur Ausdrucksmittel, sie werden auch allgemein bewundert, was für ihn eine Aufwertung bedeutet – wenigstens ein kleiner Ersatz für die verlorengegangene Potenz.

Die Bilder der Klinikzeit (10 Monate) zeigen 3 Phasen seiner Selbstentwicklung und der Phantasie in bezug auf seine Frau. In der 1. Phase wird die Beschädigung noch verborgen und verleugnet und die Frau in zärtlicher Weise erotisch idealisiert. Das Schicksal der Trennung von der Frau dominiert mit Traurigkeit und Sehnsucht über die Erkenntnis der unheilbaren Beschädigung.

In der 2. Phase, etwa 5 Monate nach dem Unfall, kommt es zu einem beinahe psychotischen, depressiv-paranoiden Zusammenbruch. Die überwältigende Realität ist nicht mehr zu leugnen, jetzt existieren nur noch Höllen- und Suizidphantasien. Scheinbar erholt sich der Patient körperlich und seelisch wieder, aber er ist verändert, was sich wiederum in den Bildern der 3. Phase zeigt. Er malt jetzt Neid – v. a. auf gesunde Männer –, Demütigung wegen der Behinderung und immer wieder Haß auf die ständig stärker und mächtiger werdende böse und unerreichbare Frau. Obwohl er zu diesem Zeitpunkt immer noch von ihr getrennt ist und sie nicht gesehen hat, ist jetzt schon auf den Bildern zu sehen, daß er sie für seine Schwierigkeiten verantwortlich machen wird – und daß er auch hofft, sie werde ihm seine Potenz zurückgeben (eine häufige Phantasie bei Querschnittsgelähmten).

Zu dieser Zeit wurde v. a. dem Sozialarbeiter, der die Einreise der Frau betrieb, die tiefe Ambivalenz des Patienten deutlich, der nämlich einerseits intensiv auf das Kommen der Frau drängte, andererseits – bewußt oder unbewußt – auch dafür sorgte, daß sich wegen allerlei Pannen diese Nachreise fast zerschlug und nur durch energische Intervention des Sozialarbeiters endgültig zustande kam.

Das weitere Schicksal der Ehe nach der Entlassung im April 1983 ist mir aus Berichten des Sozialarbeiters und aus weiteren Bildern, die der Patient angefertigt und „geliefert" hat, bekannt.

Wie erwartet, ist er zornig und enttäuscht über seine Frau; es stellt sich heraus, daß er wirklich fest damit gerechnet hat, sie werde ihm seine Potenz zurückgeben. Er behandelt sie rücksichtslos und verächtlich, lebt seine Macht über sie aus, indem er sie in Isolierung hält und ihr verbietet, auszugehen oder gar Deutsch zu lernen. Er hat sich einen Videorecorder gekauft, auf dem er vorwiegend Pornofilme ansieht – wohl in der verzweifelten Hoffnung, daß diese Filme ihn „anregen" könnten, wenn schon die Frau versagt.

Über seinen Hausarzt hat er erreicht, daß ihm in einer urologischen Fachklinik eine starre Penisprothese implantiert wurde. Die bei Querschnittsgelähmten wegen mangelnder Sensibilität und wegen der Infektionsgefahr ohnehin äußerst problematische Operation wurde ein zu erwartender Mißerfolg: Wegen eitriger Infektion mußte nach kurzer Zeit das Implantat wieder entfernt werden. Jetzt betreibt er mit großer Energie eine neues Ziel: Insemination, aber nur *autologe* Insemination, also mit seinem eigenen entnommenen Sperma. Wegen der seit dem Unfall abgelaufenen Zeit und der durchgemachten Infektionen im Urogenitalbereich sind die Aussichten für diesen Versuch gleich Null. Es ist schon jetzt abzusehen, daß er auch diesen Mißerfolg seiner Frau anlasten wird, wenn *sie* nämlich jetzt nicht schwanger wird.

Die Lebensaussichten für die junge Frau – sie ist jetzt erst 20 Jahre alt – sind miserabel, denn sie wird aller Voraussicht nach als unschuldiges Opfer an ihn gekettet bleiben.

Real und v. a. nach dem Gesetz fungiert sie als seine Pflegeperson, ihre Aufenthaltserlaubnis in Deutschland ist an ihre Pflegefunktion gebunden. Wenn sie ihn verläßt, kann sie mit keiner Verlängerung ihres Visums rechnen. Wenn das Paar wie geplant in die Türkei zurückkehrt, hat sie dort überhaupt keine Chancen, aus der Ehe herauszukommen. Ihr Mann bezieht auskömmliche Rente und kann sie ernähren, die Herkunftsfamilie wird sie als entlaufene oder verstoßene Frau nicht wieder aufnehmen, zumal sie ja verheiratet ist und mit der Eheschließung ihre Virginität verloren hat, womit ihr in der Türkei jede Wiederverheiratung verwehrt ist.

Nicht nur wegen der Sprachbarriere wird es kaum möglich sein, die Frau selbst zu befragen und von ihr offene Antworten zu bekommen, wie sie sich wirklich fühlt. Man kann jedoch ohne Spekulation fast sicher sein, daß sie sich weitgehend mitschuldig fühlt, schon weil sie ja der Anlaß war für die Fahrt nach Istanbul, auf der sich der Unfall mit der Querschnittslähmung ihres Mannes ereignete. Man braucht ihr nicht einzureden, daß es auch an ihr liegt, wenn ihr Mann impotent ist: Gemäß dem Stand ihrer Aufklärung und ihrer Tradition wird sie sich wie alle Frauen ihrer Kultur für die Potenz ihres Mannes, für ihre Fruchtbarkeit und das Geschlecht ihrer Kinder *alleinverantwortlich* fühlen.

Vordergründig ist sicher der Mann das Opfer und der Gelähmte, aber eigentlich ist die Frau in gleicher Weise Opfer und auch gelähmt, denn durch die Ehe und die Aussichtslosigkeit ihres Schicksals werden auch ihr trotz biologischer Gesundheit Selbstbestätigung durch Sexualität und v. a. Kinder verwehrt, und niemand wird sie jemals fragen, wie *sie* diesen erzwungenen Verzicht empfindet.

Die Krebskranke und ihr Schmerz

G. Bastert

Die Begriffe „Krebs und „Schmerz" sind dazu angetan, uns zu erschrecken, da sie nebeneinandergestellt meist mit „Leid" und „Tod" assoziiert werden. Schmerz, Leid und Krebs sind Probleme, welche die Gesellschaft unserer Zeit in ihrer Mehrheit von sich fernhalten will bzw. als Übel betrachtet, deren Überwindung von der modernen Medizin und Technik erwartet wird. Dies läßt sich buchstäblich bildhaft an der verheißungsvollen Schlagzeile eines Boulevardblatts vom 10. April 1983 demonstrieren. Hier lesen wir: „Durchbruch im Kampf gegen den Killer. Jeder 2. vom Krebs geheilt". Dieser Anspruch an das Dienstleistungsvermögen einer, wie Thielecke [12] es auf dem Chirurgenkongreß 1983 formulierte, bioartistisch arbeitenden Medizin, spiegelt den Glauben an die fortschreitend technische Beherrschbarkeit aller Lebensvorgänge wider. Selbst da, wo Schmerz, Leid und Krebs Gegenstand ernsthafter, wissenschaftlicher Betrachtungen sind, in der Onkologie etwa oder in der medizinischen Psychologie, existieren diese Begriffe nur in der Perspektive ihrer Überwindung.

Reflektiert man über das Thema Schmerz und Krebskrankheit, so sollte analytisch vorgegangen und zunächst versucht werden, die Frage zu beantworten, was Schmerz ist.

Schmerz als Sinneswahrnehmung

Phylogenetisch gesehen (Abb. 1) ist Schmerz zunächst nur eine Sinneswahrnehmung, die älter als die Sinneswahrnehmungen „Sehen" und „Hören" ist. Schmerz als Sinnes-

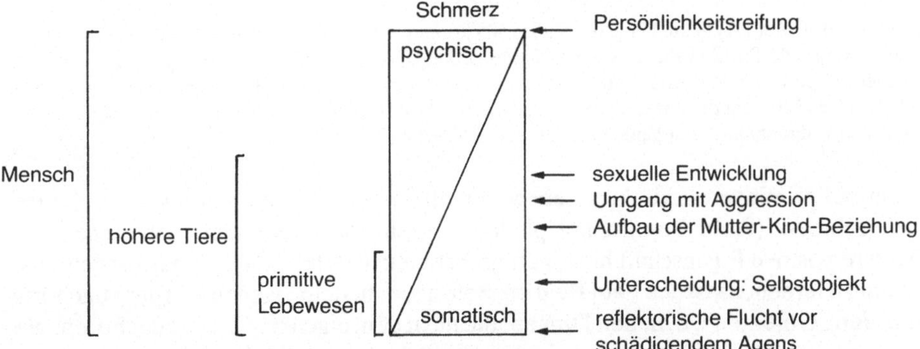

Abb. 1. Phylogenetische Entwicklung der Sinneswahrnehmung Schmerz

Psychosomatische Probleme in der
Gynäkologie und Geburtshilfe 1984
Hrsg. Jürgensen, Richter
© Springer-Verlag Berlin · Heidelberg 1985

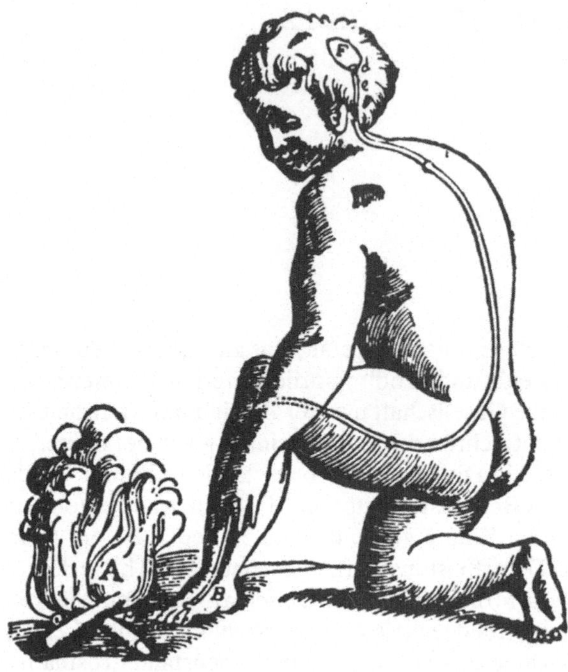

Abb. 2. Darstellung der Perzeption des Schmerzes aus einer Publikation von Descartes (1640)

wahrnehmung ist an und für sich sinnvoll und positiv, lehrt er doch das Individualwesen, den Gefahren für Leib und Leben möglichst schnell auszuweichen. Sentenzen wie: „Das gebrannte Kind scheut das Feuer" oder: „Wer nicht hören will, muß fühlen" nehmen von dieser Überlegung ihren Ausgang. Im einfachen Sinne ist die Wahrnehmung Schmerz Folge eines peripher einwirkenden, schädigenden Reizes wie z.B. Hitze, Stich oder Schlag, dessen Verbreitung über einen Reflexbogen abläuft und in eine Fluchtbewegung einmündet.

In der ersten naturwissenschaftlich begründeten Vorstellung von der Perzeption des Schmerzes aus dem Jahre 1640 (Abb. 2) wird dies von Descartes auf eine sehr plastische Art dargestellt. Er schreibt dazu:

Wenn z. B. Feuer (A) in die Nähe des Fußes (B) kommt, haben kleine, sich mit großer Geschwindigkeit bewegende Partikel die Kraft, das Hauptgebiet, das sie berühren, in Erregung zu versetzen. Dabei ziehen sie an dem empfindlichen Strang (C–C), der von diesem Hautareal ausgeht und öffnen so im selben Moment die Pore, wo er endet (in e, d, F). Man kann es mit dem Seil vergleichen, an dem man zieht, um am anderen Ende eine Glocke ertönen zu lassen.

Dem bei primitiven tierischen Lebewesen allein dem Selbsterhaltungstrieb dienenden Schmerz (Abb. 1) wird bei phylogenetisch höherstehenden Lebewesen eine weitere positive Eigenschaft hinzugefügt. Schmerz befähigt nämlich das Einzelindividuum zu lernen, zwischen dem Begriff „Selbst", d. h. dem eigenen Körper zugehörig, und den „Objekten", d. h. den Dingen, die nicht dem eigenen Körper zugehören, also auch anderen Individuen, zu unterscheiden. Schmerz ist als Empfindung immer mit dem eigenen Körper, dem Selbst, verbunden.

Stammesgeschichtlich wohnt der nächsthöheren somatischen Eigenschaft des Schmerzes wiederum eine positive Komponente inne. Schmerz dient auch dem Aufbau der Kind-Mutter-Beziehung. Weint ein Kind, klagt ein Jungtier, drückt es also seinen Schmerz aus, so wird dieses Signal bei der Bezugsperson, der Mutter, die von dem Kind bereits als Objekt erkannt wurde, zu einer Schutz- oder Zuwendungsreaktion führen. Die Tröstung durch die Mutter, die von dem Kind wie ein Schutz vor dem schmerzenden Agens empfunden wird, hat, wie jedermann weiß, analgetische Wirkung, setzt also die Schwelle der Schmerzempfindung herauf. Nicht umsonst ist eine der Hauptforderungen der Kritiker der technisierten Medizin an die Ärzte, das Gespräch, die persönliche Zuwendung, das tröstende Wort an den Kranken, v. a. an den Krebskranken in seinem schmerzhaft empfundenen Schicksal [1, 6, 7, 10].

Die Entwicklung eines Kindes zum Erwachsenen wird mit Hilfe des Phänomens Schmerz auch auf der Ebene des Umgangs mit der Aggression, die bei Objekten Schmerzen verursacht, eng verbunden sein. Das Erlernen eines vernünftigen sozialen Verhaltens erfolgt dabei nach der einfachen, sprichwörtlichen Formel: „Was du nicht willst, daß man dir tu, das füg' auch keinem andern zu."

Schmerz als Gefühlserlebnis

Je weiter wir in dem in Abb. 1 gezeigten Schema nach oben rücken, desto mehr verliert der Schmerz seine somatische Komponente und um so mehr tritt die psychische in den Vordergrund. Schmerz ist eben viel mehr als eine reine Sinnesempfindung. Schmerz ist auch eines der großen Gefühlserlebnisse, zu denen der Mensch fähig ist. Viktor von Weizsäckers Worte: „Es kann keine Schmerzlehre geben, die sich mit dem der Peripherie entnommenen Leitungsprinzip begnügt", werden so verständlich.

Schmerz als Gefühlserlebnis darf auf keinen Fall von vornherein als negativ eingestuft oder gar als sofort behandlungsbedürftig angesehen werden. Unser Menschsein würde einen unschätzbaren Verlust erleiden, wenn wir nicht mehr in der Lage wären, psychischen Schmerz zu fühlen. Emmanuel Kant, dem als Gichtkranken Schmerzen nicht fremd waren, stellte als 74jähriger in seiner *Anthologie in pragmatischer Hinsicht* die These auf: „Der Schmerz ist der Stachel aller Tätigkeit, und in dieser fühlen wir alle erst unser Leben." Albert Einstein äußerte sich ähnlich: „Alles, was von den Menschen getan oder gedacht wird, gilt der Befriedigung gefühlter Bedürfnisse sowie der Stillung von Schmerzen." Somit muß der Schmerz in seinen unterschiedlichen Dimensionen als eine unabdingbare Voraussetzung unserer vita activa angesehen werden.

Schmerztheorien

Die Diskussion um die Natur des Schmerzes wird seit 100 Jahren von 2 gegensätzlichen Positionen aus geführt [4]. Die sog. Spezifitätstheorie auf der einen Seite erklärt Schmerz zu einer spezifischen Sinneswahrnehmung und postuliert einen spezifischen peripheren und zentralen Apparat, dessen Kenntnis den Neurochirurgen in die Lage versetzt, bei schweren chronischen Tumorschmerzzuständen gezielte operative Eingriffe zur Schmerzausschaltung, wie z. B. eine Chordotomie vorzunehmen. Die sog. Patterntheorie auf der anderen Seite lehnt die Existenz spezifischer Schmerzrezeptoren ab und postuliert als Ursache von Schmerzempfindungen das Auftreten bestimmter Nervenimpulsmuster, die durch intensive Reizung einer jeden rezeptiven Struktur ausgelöst werden können (Abb. 3). Nachdem in einem Teil von Endverzweigungen afferenter Nervenfasern, den marklosen Nervenendigungen, die spezifischen Schmerzrezeptoren bzw. Nozizeptoren erkannt wurden und in mechanosensiv und polymodal differenziert werden konnten, hat die Spezifitätstheorie zumindest für den peripheren nervösen Apparat eine stärkere Position erhalten. Neben den kutanen Schmerzrezeptoren hat man auch viszerale und Muskelschmerznozizeptoren gefunden, die für den Tiefenschmerz verantwortlich sind.

Schmerzleitung

Die von den Nozirezeptoren ausgehenden afferenten Nervenfasern (Abb. 3) können in 2 Gruppen unterteilt werden [2]: einmal in die sehr dünnen, nicht myelisierten Ag-Fasern, die den hellen, ersten Schmerz mit einer Geschwindigkeit von 120 m/s, d. h.

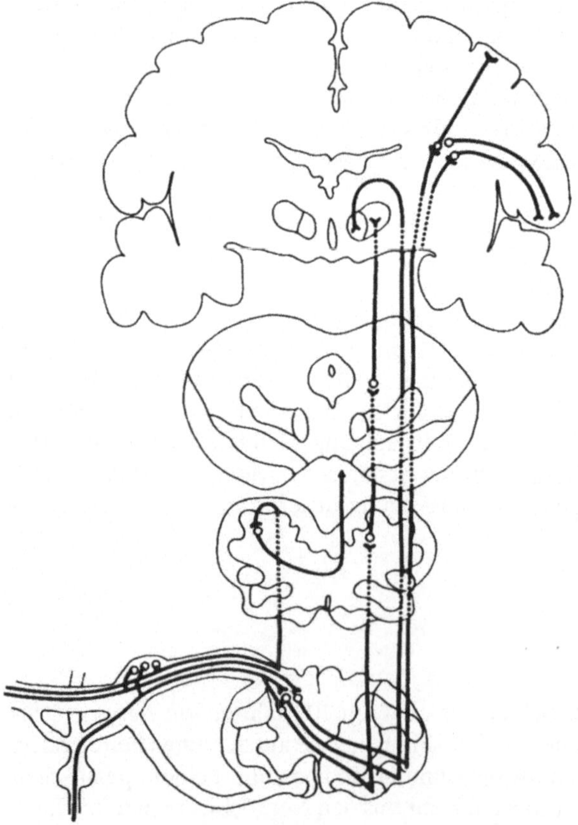

Abb. 3. Verlauf der afferenten
Schmerzleitungsbahnen

432 km/h, weiterleiten und für die reflektorische Fluchtbewegung auf einen Schmerzreiz hin verantwortlich sind; zum anderen in die dicken, myelinisierten C-Fasern, die den dumpfen, brennenden, sog. zweiten Schmerz mit einer Geschwindigkeit von 1 m/ s, d.h. 3,5 km/h weiterleiten und meist zu kardiovaskulären und respiratorischen Reflexen führen. Die Ag- und die C-Fasern treten über die Dorsalwurzeln in das Rückenmark ein und werden synaptisch auf Neuronen des Hinterhorns umgeschaltet. Nach Kreuzung auf die kontralaterale Seite ziehen die Schmerzbahnen in den Vorderseitensträngen des Rückenmarks zum zentralen Nervensystem. Diese Bahnen zerfallen in mehrere Einzelkomponenten, wobei eine davon in der Formatio reticularis des Hirnstamms umgeschaltet wird, um dann zusammen mit den anderen in Kernen des Zwischenhirns, so in Thalamus und Hypothalamus, zu enden. Um nicht allzu verwirrend zu werden, soll auf die Darstellung weiterer, im Hirnstamm und Zwischenhirn liegender Kerngebiete, die mit den aufsteigenden Schmerzbahnen verknüpft sind, verzichtet werden. Die über das Zwischenhirn hinaus in Richtung auf das limbische System und die Hirnrinde laufenden Bahnen sind nur teilweise bekannt; es kann jedoch als gesichert gelten, daß es kein für die Schmerzempfindung spezifisches Hirnrindenareal gibt.

Die geschilderten afferenten Schmerzimpulse werden durch deszendierende Impulse von der Hirnrinde, vom Hirnstamm und vom Rückenmark selbst gehemmt. An diesem Schmerzhemmungssystem greifen auch die Opiate und die Endorphine an. Zahlreiche Methoden der Schmerzbekämpfung wirken, zumindest teilweise, über dieses Hemmsystem.

Diese Hemmungsmöglichkeit ist der Kernpunkt einer umfassenden, von Melzack und Wall entwickelten Schmerztheorie [8], der sog. Gate-control-Theorie (Abb. 4). Die Grundidee der Theorie, die in dem Namen zum Ausdruck kommt, basiert auf der Vorstellung, daß der Übertragungsmodus von Nervenimpulsen in den Hinterhörnern des Rückenmarkes wie ein „Tor" funktioniert, das Afferenzen verstärken oder abschwächen kann, bevor eine zentrale Schmerzverarbeitung stattfindet. Die Schmerztheorie von Melzack wird aber mittlerweile von den meisten Neurophysiologen falsifiziert. Dabei wird jedoch nicht die Modulation der afferenten Schmerzimpulse an sich, sondern nur die Theorie des „Wie" abgelehnt.

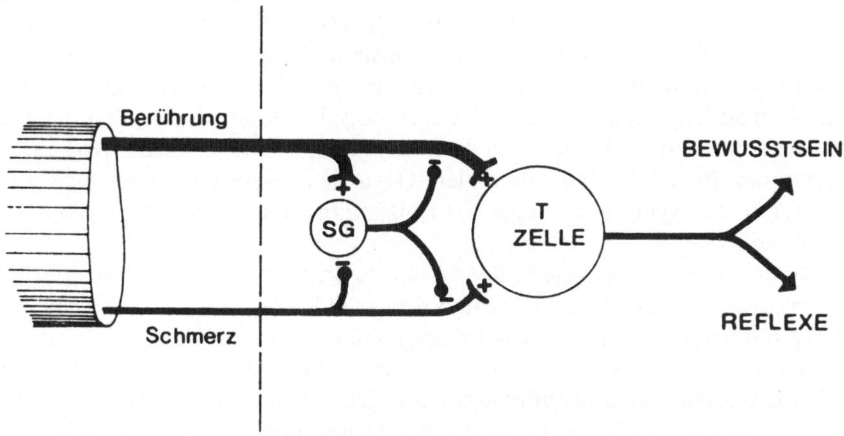

Abb. 4. Schematische Darstellung der Gatecontrol-Theorie. (Nach Melzack u. Wall 1962)

Schmerz, Entzündung und Arachidonsäure-Kaskade

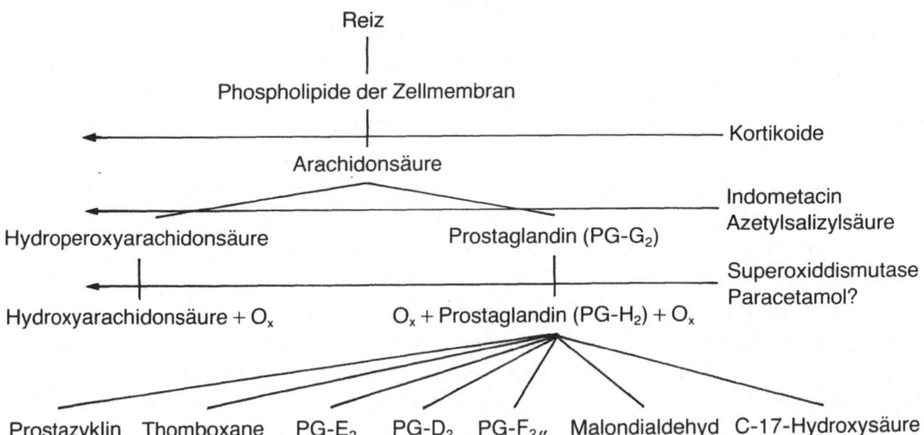

Abb. 5. Biochemische Veränderungen im Gewebe, die bei der Schmerzentstehung eine Rolle spielen

Biochemische Schmerzreaktionen

Bisher wurde nur davon gesprochen, daß ein Schmerzreiz, der durch Hitze, Stich oder Schlag ausgelöst wird, über Nozizeptoren wahrgenommen und auf komplizierten Bahnen zum Gehirn weitergeleitet wird, nicht aber die Frage erörtert, was im Gewebe durch das schmerzerzeugende Agens biochemisch geschieht (Abb. 5). Lebendes Gewebe reagiert auf einen schädigenden Reiz, gleichgültig welcher Art die Noxe ist, relativ uniform. Es treten Zeichen einer „Entzündung" auf, die durch Substanzen ausgelöst werden, die bei Gewebszerstörung entweder freigesetzt oder produziert werden. Diese Substanzen wirken algetisch, d. h. schmerzauslösend, und erregen die marklosen nozizeptiven Nervenendigungen.

Die Bildung bzw. Freisetzung dieser Substanzen erfolgt in einer bestimmten zeitlichen Reihenfolge, wobei allgemein Histamin als erster chemischer Schmerzmediator angesehen wird. Bradykinin, der wirksamste unter den biochemischen Schmerzmediatoren, wird über aktiviertes Kallikrein freigesetzt und bewirkt die Ingangsetzung der Entzündungsreaktion mit Gefäßdilatation, Erhöhung der kapillären Permeabilität und damit der Ödem- bzw. Exsudatbildung. Eine ähnliche Wirkung hat das Serotonin. Prostaglandine und andere Oxygenierungsprodukte der Arachidonsäure spielen in der Symptomatologie der Entzündung und des Schmerzes ebenfalls eine wichtige Rolle.

In einer Art Kaskade werden über mehrere Schritte Prostaglandine verschiedenen Typs sowie Prostazyklin und Thromboxan gebildet. Im Hinblick auf die Schmerzwirkung interessieren hier v. a. das Prostaglandin E₂, das im Verbund mit Bradykinin, Histamin und Serotonin eine hyperalgetische Wirkung ausübt. Wie dargestellt, sind wichtige analgetisch und antiphlogistisch wirkende Substanzen wie Kortikosteroide, Indometacin oder verwandte Substanzen, ferner Azetylsalizylsäure und Paracetamol in der Lage, diese Kaskade zu unterbrechen.

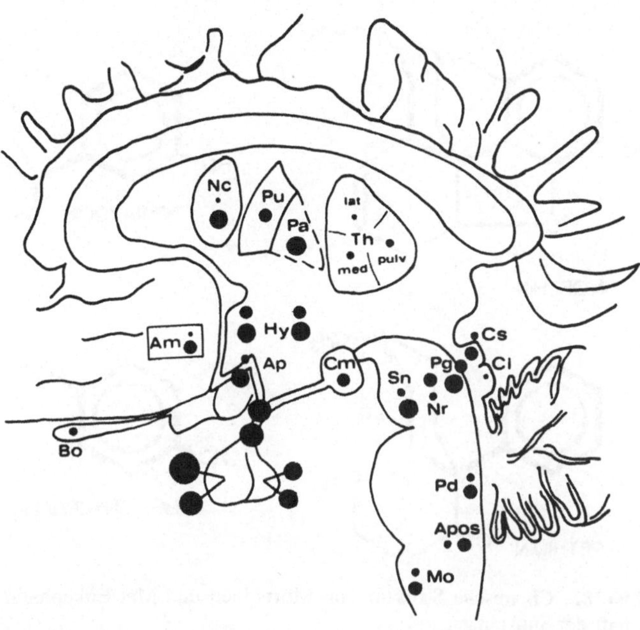

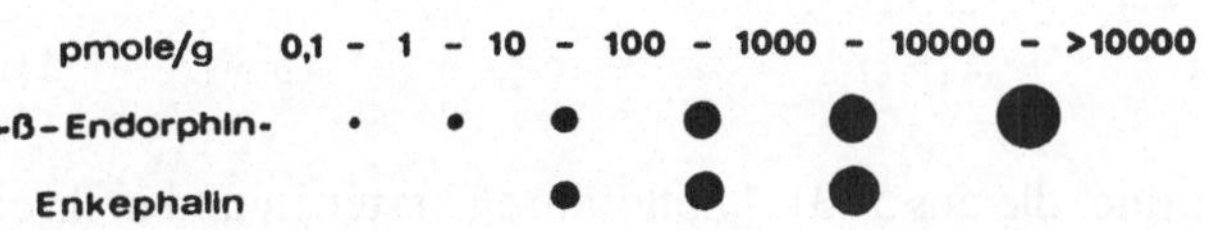

Abb. 6. Gehirn- und Rük-
kenmarkareale, in denen Endorphine und Enkephaline in
besonders hoher Konzentration angetroffen werden

Schmerzrezeptoren und Endorphine

Entscheidende Impulse hat die Schmerzforschung in den letzten 10 Jahren durch die
Entdeckung von Opiatrezeptoren erfahren [3]. Diese Rezeptoren werden in besonders hoher Dichte in den in Abb. 6 markierten Gehirn- und Rückenmarksarealen
gefunden. Das Vorhandensein dieser Opiatrezeptoren legte die Vermutung nahe,
daß es möglicherweise körpereigene Liganden für diese Rezeptoren gibt, die in der
Wirkung Opiaten ähneln. Im Jahre 1975 wurden diese endogenen Liganden entdeckt
und als „Endorphine" bezeichnet. Bei den Endorphinen (Abb. 7) handelt es sich um

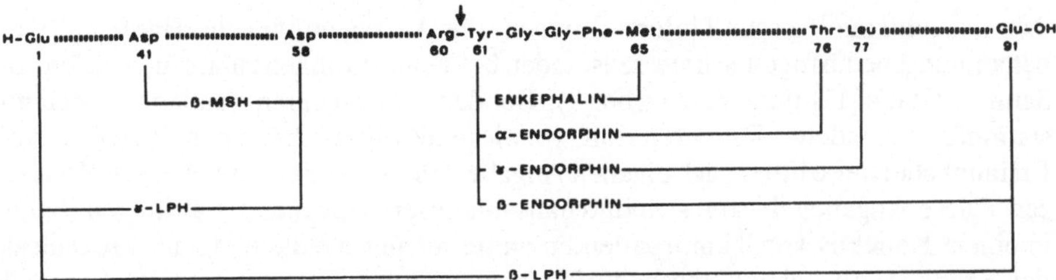

Abb. 7. Erläuterungen der chemischen Struktur von Endorphinen

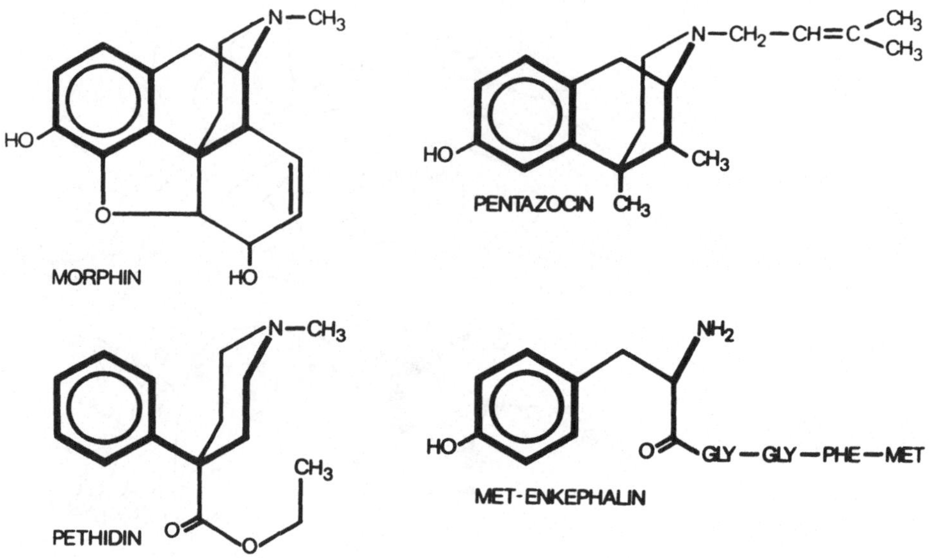

Abb. 8. Chemische Struktur von Morphinen und Met-Enkephalin. Nahe chemische Verwandtschaft der Substanzen

Peptide, die aus 5–31 Aminosäuren bestehen und in ihrer Gesamtheit das β-Endorphin, das in besonders hoher Konzentration in der Hypophyse gefunden wird, bilden. Da Endorphine über ihre opiatartige Wirkung die Schmerzempfindung vermindern, wird es verständlich, warum Verletzungen, die unter Streßeinwirkung wie Kampf oder Wettkampf entstehen, zunächst kaum oder überhaupt nicht schmerzhaft empfunden werden. Welchen Rang die Endorphine in der Behandlung von Schmerzen, so auch von Tumorschmerzen, in der Zukunft einnehmen werden, ist z. Z. noch nicht absehbar.

Dabei zeigt ein Vergleich der chemischen Strukturformel von Morphin, Pentazocin (Fortral) und Pethidin (Dolantin) mit den Endorphinen, z. B. dem Met-Enkephalin, die enge chemische Verwandschaft der Verbindungen (Abb. 8).

Epidemiologie des Tumorschmerzes

Schmerzepidemiologische Untersuchungen, die Aussagen über die Häufigkeit von behandlungsbedürftigen Schmerzzuständen bei Tumorkranken zulassen, wurden von Senn u. Glaus [11] publiziert (Abb. 9). Bei den Untersuchten handelte es sich um stationär behandelte Patienten mit vorwiegend fortgeschrittenen Tumorleiden. Erstaunlicherweise litten nach eigenen Angaben nur 34% der Kranken unter Schmerzen. Diese Angaben decken sich durchaus mit unseren eigenen Erfahrungen. Selbst in einem Kollektiv von Tumorpatienten im terminalen Stadium lag der Prozentsatz der Kranken mit behandlungsbedürftigen somatischen Schmerzen nicht höher als 40%. Diese relativ niedrige Zahl wird bestätigt durch die Angaben der Schmerzklinik

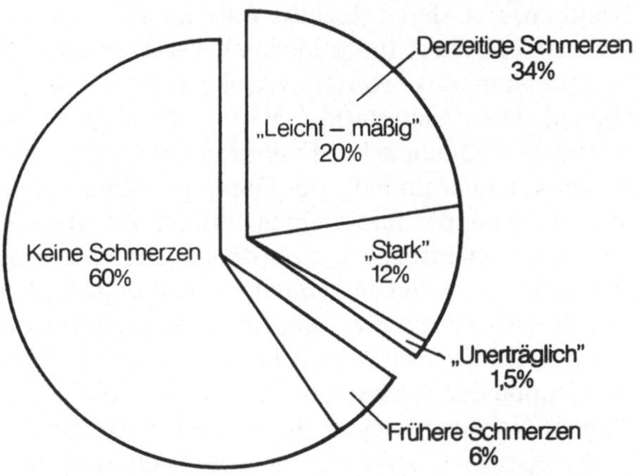

Abb. 9. Prozentualer Anteil von behandlungsbedürftigen Schmerzzuständen bei stationäreren Tumorkranken. (Aus: Senn u. Glaus 1982)

in Mainz. In dieser Klinik stellen Tumorpatienten nur 13% des behandelten Patientenkollektivs dar. Die verschiedenen Schmerzlokalisationen verteilten sich wie folgt:

Kopf-Gesichts-Schmerz	20%
Kreuzschmerz	15%
Tumorschmerzen	13%
Extremitätenschmerzen	10%
Nervenkompressionssyndrom	10%
Posttraumatische/postoperative Schmerzen	10%
Nacken-Schulter-Arm-Schmerz	5%
Reflexdystrophische Syndrome	4%
Posttherpetische Schmerzen	3%
Abdominalschmerzen	2%
Sonstige	8%

Pathophysiologie des Tumorschmerzes

Fragt man nach den Ursachen der Schmerzentstehung bei Krebskranken, so können 4 Gruppen unterschieden werden:

1. Direkt: durch Infiltration: Nervengewebe, Periost;
                      durch Pleurakompression: Plexus, Rückenmark

2. Indirekt: pathologische Fraktur, Obstruktion von Hohlorganen, Kolik, Ileus, peritumorale Entzündungen

3. Komplikationen: schmerzhafte Begleitinfekte wie Zoster, Exulzeration, Fistel; vaskulär: Thrombose, Embolie, Ödem; Toxizität der Therapie: Stomatitis, Infekte, Knochenmarkdepression

4. Psychogen: Angst, Depression, Vereinsamung etc.

Tumoren, v. a. deren Rezidive oder Metastasen, können Schmerzen *direkt* verursachen, so z. B. durch Infiltration von Nervengewebe, Periost oder Pleura; ferner durch Kompression z. B. von Nervenplexus oder Rückenmarksabschnitten. Schmerzen können durch Metastasten, aber auch *indirekt* ausgelöst werden, z. B. durch das Auftreten pathologischer Frakturen oder durch Obstruktion von Hohlorganen, die zu Koliken oder im Falle der Darmobstruktion zum Ileus führen. Indirekte Tumorschmerzen können ferner durch peritumorale Begleitentzündungen bei Exulzeration und infizierten Fistelgängen entstehen. Die 3. Gruppe von somatischen Schmerzursachen bei Krebskranken kann unter dem Begriff „Komplikationen" subsumiert werden. Dazu gehören z. B. schmerzhafte Zosterinfektionen oder thromboembolische Komplikationen, wie wir sie beispielsweise bei Beckenvenenthrombosen sehen. In die Gruppe der Schmerzursachen durch Komplikationen sind auch die therapiebedingten Nebenwirkungen einzureihen, angefangen von operativen und/oder strahlentherapeutisch bedingten Nekrosefisteln oder Stenosen bis hin zu Nebenwirkungen, die bei Chemotherapien z. B. zu schmerzhaften Stomatitiden oder Phlebitiden führen können. Letztlich sind in der 4. Gruppe die psychogenen Schmerzursachen bei Krebskranken zu nennen, naturgemäß ein sehr schwerwiegender Punkt, der in seinem Ausmaß eng mit der Persönlichkeitsstruktur der Krebskranken und mit ihrer allgemeinen Lebensweise zusammenhängt.

Dabei wird die Schwelle für die Schmerzempfindung durch Angst, Verzweiflung, Depression, Trauer, Inaktivität und Vereinsamung drastisch herabgesetzt, aber auch die Toleranzgrenze heraufsetzende Einflüsse sind zu nennen:

1. Senkend: Angst, Depression, Traurigkeit, Vereinsamung, Befürchtungen, Introversion, Erschöpfung, Schlaflosigkeit
2. Steigernd: Mut durch Befundbesserung, Stimmungshebung, Ablenkung, Mitgefühl, Verstehen, Anxiolytika, Antidepressiva, Erholung

Durch einfache Gespräche, wie sie in ergreifender Form von Elisabeth Kübler-Ross [6] aufgezeichnet wurden, kann die Schmerzschwelle wieder auf ein erträglicheres Niveau angehoben werden. Das Gespräch, die persönliche Zuwendung, erfordert keinen speziellen medizinischen Sachverstand, sondern meist nur die Überwindung der eigenen Hemmung vor einem möglicherweise todkranken Menschen. In diese zuwendungsvolle Fürsorge sollten auch die Angehörigen mit eingebunden werden, was aber noch zu häufig an einfachen organisatorischen Unzulänglichkeiten einer Klinik oder auch an beruflichen Zwängen der Verwandten der Kranken scheitert.

Therapie des Tumorschmerzes

Kommen wir zu der Konsequenz aus dem Gesagten. Die komplexe Problematik Krebs und Schmerz fordert uns nicht nur als praktisch-ärztlich Handelnde, sondern auch als Menschen mit einer humanitären Grundhaltung heraus. Die praktisch-ärztlichen Möglichkeiten der Schmerztherapie von Krebskranken lassen sich relativ leicht aus dem ableiten, was über die Schmerzentstehung auf biochemischem Sektor und über die Schmerzleitung bereits vorgetragen wurde. An allererster Stelle sollte natürlich der Versuch einer kausalen Tumortherapie stehen, die eine Reduktion vorhandener Tumoren anstrebt und dadurch direkte oder indirekte Tumorschmerzursachen beseitigt oder zumindest abmildert. Dies wird je nach Sachlage chirurgisch und/oder strahlentherapeutisch, ggf. auch durch systematische Therapien mit Hormonen oder Zytostatika erfolgen.

Ist eine kausale Schmerztherapie nicht mehr möglich, ist man also auf eine rein symptomatische Schmerzbehandlung angewiesen, so wird je nach individueller Konstellation vorgegangen werden müssen. Pathologische Frakturen oder Ileuszustände können chirurgische Interventionen erfordern, umschrieben schmerzhafte Knochenabschnitte Palliativbestrahlungen. Handelt es sich um Schmerzzustände, die durch diese Maßnahmen nicht oder nicht mehr behandelbar sind, wird man überlegen, ob z.B. durch lokale Dauerapplikation von Morphin in die Nähe der zugehörigen Rückenmarkshinterhörner (Periduralanästhesie) oder durch neurochirurgische Durchtrennung afferenter Nervenbahnen (Chordotomie, Rhizotomie) Erleichterungen geschaffen werden können.

Je nach Sachlage bestehen folgende Therapiemöglichkeiten:

1. Kausal: kurative, palliative Tumorreduktion,
                      Strahlen-, Hormon-, Chemotherapie
2. Symptomatisch: chirurgische: pathologische Frakturen, Ileus etc.
                      Radiotherapie: Schmerzbestrahlung;
                      Anästhesie: Nervenblockade, peridurale Morphingabe;
                      neurochirurgisch: Chordotomie etc.;
                      medikamentös: Analgetika, Psychopharmaka
3. Psychotherapie: Aufklärung, Information, Konfliktverarbeitung, Gespräch

Erscheinen systemische, medikamentöse Schmerzbehandlungen (Tabelle 1) sinnvoller, so wird man häufig Analgetika mit Antidepressiva und Neuroleptika kombinieren (z.B. Anafranil 3 mal 25 mg/Tag plus Haldol 3 mal 0,5–1,0 mg/Tag), um neben einer direkten Schmerzlinderung auch eine Anhebung der Schmerzschwelle zu erreichen, wenn angenommen werden kann, daß somatische Schmerzen psychogen verstärkt werden [5, 9, 10].

Neben einer medikamentösen Schmerztherapie, die letztlich nur peripher analgesierend wirkt, müssen wir auch auf das zentrale menschliche Problem der Krebskranken eingehen. Wir müssen versuchen, die Kranke menschlich zu stützen und nicht der Ausweglosigkeit auszuliefern, was automativ geschieht, wenn wir uns von der Patientin zurückziehen und das tröstende Gespräch mit ihr vermeiden.

Beenden möchte ich meinen Beitrag mit einem Zitat aus dem Buch eines Philosophen, der in Wien wirkt. Ich zitiere aus dem Traktat *Der Schmerz und die Würde der Person* von H. Vetter [13]:

Der Schmerz stellt ein besonderes Thema dar. Er ist – in all seinen Dimensionen – der Ausdruck einer Krise, die zur Stellungnahme auffordert. Das Verhältnis, das zu ihm gewonnen werden kann, entscheidet über Leben und Tod. In ihm offenbart sich, daß wir so oder so zu einem Ende kommen müssen, daß wir sterblich sind, d.h. der Krankheit, dem Alter und dem Tod ausgesetzt. In einer Zeit des Bruches mit alten kulturellen Überlieferungen ist es dabei besonders notwendig, der stummen Möglichkeit, welche der Schmerz darstellt, Sprache zu verleihen. Die Auseinandersetzung mit dem Schmerz sollte sich nicht im passiven Erdulden vollziehen, sondern im aktiven Tun des Sicherprobens, gleichsam als heilsame Unruhe, damit wir bei keiner Erfahrung stehenbleiben.

Tabelle 1. Gebräuchliche oral applizierbare Analgetika und Psychopharmaka. (Aus Schmidt-Matthiesen u. Bastert 1984 [10])

Freiname	Handelsname	F_M	Dosierung (mg) oral	Dosierungs-intervall (=Wirkungs-dauer) [h]
Einfache Analgetika				
Azetylsalizylsäure	(Aspirin, Aspisol, Colfarit)		750–1250	3– 4
Paracetamol	(Ben-u-ron)		500–1000	3– 4
Metamizol	(Novalgin)		750–1000	4– 5
Mischpräparate *mit Kodein und Phenacetin* (z.B. Contraneutral, Dolomo, Gelonida, Treupel)			Je nach Präparat	
Synthetische *stark wirkende Analgetika*				
Pentazocin	(Fortral Kps.)	0,5	50	4
Tramadol	(Trama)	0,3	100	6
Tilidin	(Valoron-N)		50–100	6
Buprenorphin	(Temgesic)		0,2–0,4	4–6
Morphin und *morphinartige Substanzen*				
Morphin		1	5,0–100	4
Levomethadon	(L-Polamidon)	2	2,5– 5	8–12
Levorphanol	(Dromoran)	3	1,5– 3	6–12
Pethidin	(Dolantin Tropf.)		25–150	6–12
Adjuvante Medikamente				
Neuroleptika				
Chlorpromazin	(Megaphen)		75–500	
Laevopromazin	(Neurocil)		75–300	
Thioridazin	(Mcllcril)		50–500	
Perazin	(Taxilan)		75–600	
Chlorprothixen	(Truxal)		15–300	
Haloperidol	(Haldol)		2– 6	
Antidepressiva				
Clomipramin	(Anafranil)		50–300	
Maprotilin	(Ludiomil)		30–300	
Amitryptylin	(Laroxyl, Limbatril: Kombination mit Chlordiazepoxid)		30–200	
Tranquilizer				
Oxazepam	(Adumbran, Praxiten)		45–150	
Chlordiazepoxid	(Librium)		10– 30	
Diazepam	(Valium)		6– 30	
Clobazam	(Frisium)		10– 30	
Bromacepam	(Lexotanil)		6	

Literatur

1. Freiberger H (1983) Klinisch-psychosomatische Aspekte bei Tumorkranken. Therapiewoche 33: 1093–1097
2. Handwerker HO (1982) Schmerzentstehung und Schmerzbekämpfung: Beiträge der neurophysiologischen Forschung. Diagnostik 15: 1112–1122
3. Herz A (1982) Endorphine und Schmerz. In: Keeser W, Pöppel E, Mitterhusen P (Hrsg) Schmerz, Bd 27. Urban & Schwarzenberg, München Wien Baltimore
4. Keeser W, Pöppel E, Mitterhusen P (1982) Schmerz. Fortschritte der Psychologie, Bd 27. Urban & Schwarzenberg, München Wien Baltimore
5. Kocher R (1983) Psychopharmaka in der Schmerztherapie. Inform Arzt 11: 4–9
6. Kübler-Ross E (1979) Leben bis wir Abschied nehmen. Kreuz, Stuttgart Berlin
7. Meerwein F (1981) Einführung in die Psycho-Onkologie. Huber, Bern Stuttgart Wien
8. Melzack R, Wall PD (1965) Pain mechanism: A new theory. Science 150: 971–979
9. Payk R (1979) Schmerzbehandlung mit Psychopharmaka. Med Welt 30: 1039–1041
10. Schmidt-Matthiesen H, Bastert G (1984) Gynäkologische Onkologie, 2. Aufl. Schattauer, Stuttgart New York
11. Senn HJ, Glaus A (1982) Schmerzen des Tumorkranken. Therapiewoche 32: 5537–5549
12. Thielecke R (1983) Festvortrag auf dem Deutschen Chirurgiekongreß, München.
13. Vetter H (1980) Der Schmerz und die Würde der Person. Knecht, Frankfurt

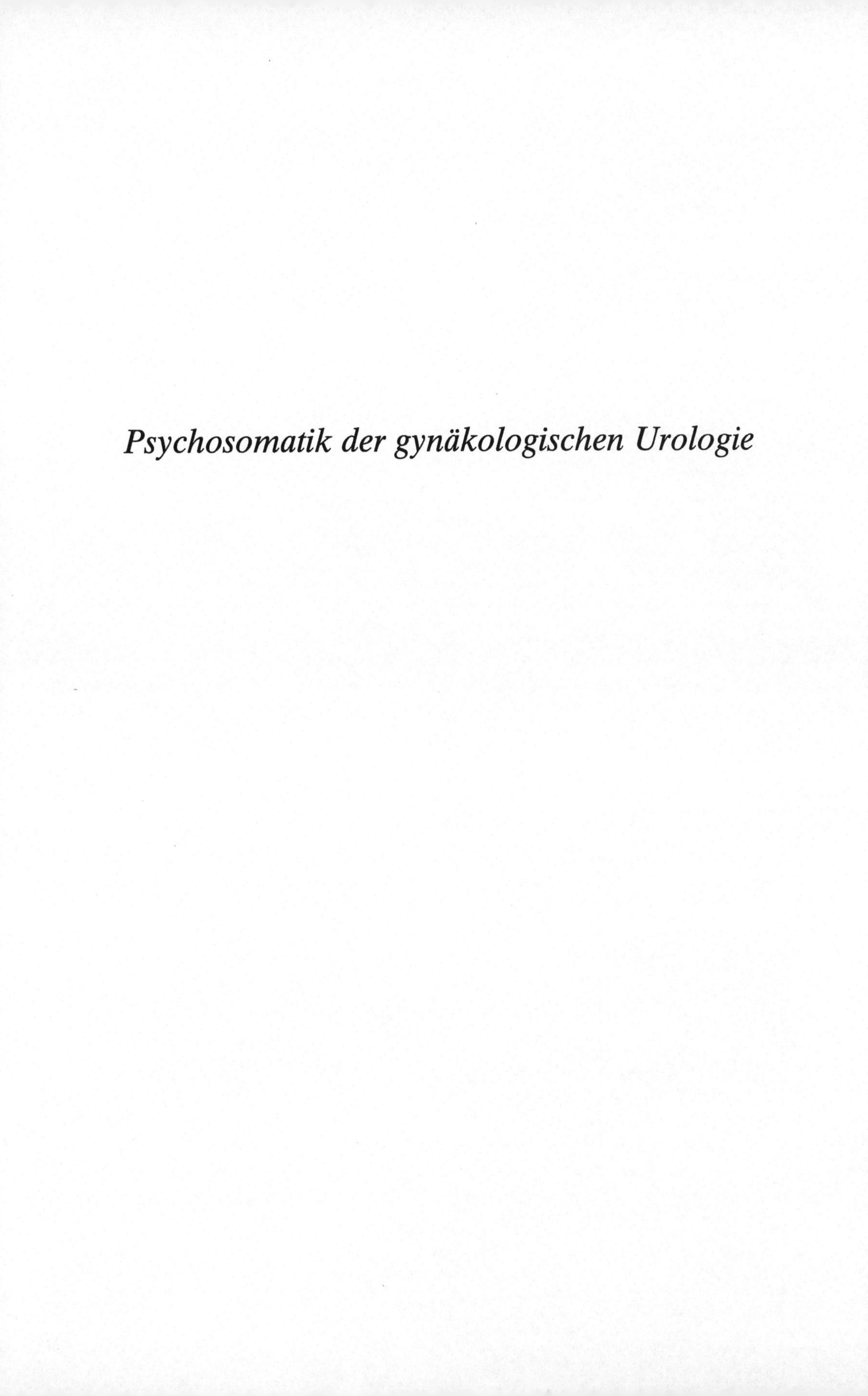

Psychosomatik der gynäkologischen Urologie

Erkrankungen der unteren harnableitenden Wege in der gynäkologischen Klinik und Praxis

L. BECK

Der enge topographische Zusammenhang zwischen Genitale und harnableitenden Wegen bedingt, daß Erkrankungen im Bereich des Genitales einschließlich des Beckenbodens häufig zu Funktionsstörungen an den harnableitenden Wegen führen. So sind Entzündungen der Scheide häufig mit einer Urethritis und Zystitis, Senkungszustände des Beckenbodens häufig mit Lageveränderungen von Blase und Harnröhre verbunden. Operationen am Genitale wiederum führen häufig zu vorübergehenden Störungen der Miktion. So ist es verständlich, daß bei den engen embryologischen und topographischen Beziehungen im Bereich des Urogenitaltraktes der Gynäkologe häufig wegen Miktionsbeschwerden konsultiert wird. Wir wissen, daß der ungestörte Ablauf der Speicher – und Entleerungsfunktion der Harnblase zentralnervösen Regulationen unterliegt und auch die Innervation durch sympathische und parasympathische Anteile zentralnervös gesteuert ist. Es ist daher nicht verwunderlich, daß psychosomatische Störungen auch Einfluß auf das Miktionsverhalten gewinnen und zu Störungen beim Wasserlassen und Wasserhalten führen können. Der Einfluß emotionaler Faktoren auf das Miktionsgeschehen ist ein vielfach beobachteter Vorgang. Es ist daher besonders zu begrüßen, daß auf diesem Seminarkongreß für Frauenärzte die psychosomatischen Probleme auf diesem Gebiet angesprochen werden.

Bevor wir auf die wichtige Frage zu sprechen kommen, welche Gesichtspunkte Gynäkologen veranlassen, wegen funktioneller Miktionsstörungen eine Patientin der psychosomatischen Therapie zuzuführen, möchte ich zunächst auf einige physiologische Grundlagen und klinische Beobachtungen im Zusammenhang mit den Funktionen der Harnblase eingehen. Bei Füllung der Blase ist normalerweise nur ein geringgradiger Anstieg des Innendrucks festzustellen. Erst wenn das Gefühl der vollen Blase und – bei weiterer Füllung – ein schmerzhafter Harndrang verspürt wird, setzen unwillkürliche Detrusorkontraktionen ein, die eine Harnblasenentleerung bewirken. Bei der willkürlichen Entleerung wird in der Regel der Detrusor kontrahiert, es kommt zu einem Anstieg des Drucks in der Blase, verbunden mit einem gleichzeitigen Abfall des urethralen Druckes, so daß die Harnblase sich mühelos entleeren kann. Detrusorkontraktion und Druckabfall in der Urethra sind synergistische Vorgänge, die gelegentlich gestört sein können. Bei der Blasen-Urethra-Beckenboden-Dyssynergie ist die Miktion erschwert oder kommt nicht zustande, da in diesen Fällen kein Druckabfall im Bereich des Blasenausganges oder des mittleren Drittels der Harnröhre (Durchtritt durch das Diaphragma urogenitale) zustande kommt.

Psychosomatische Probleme in der
Gynäkologie und Geburtshilfe 1984
Hrsg. Jürgensen, Richter
© Springer-Verlag Berlin · Heidelberg 1985

In der klinischen Praxis sehen wir häufig, daß Störungen der Miktion mit einer Schwangerschaft, mit einer Senkung des Beckenbodens, mit dem Eintritt in die Menopause oder mit dem Senium in Beziehung stehen. Postoperative Störungen nach gynäkologischen Operationen, insbesondere nach Radikaloperation wegen eines Gebärmutterhalskrebses, sind jedem operativ Tätigen bekannt, desgleichen Störungen im Bereich der Harnblase nach Bestrahlung. Im Vordergrund dieser Beschwerden steht die *Inkontinenz*, d. h., das Wasser nicht halten zu können oder zu oft Wasser lassen zu müssen, evtl. verbunden mit schmerzhaftem Harndrang.

Bei der Einteilung der Harninkontinenz trifft man trotz widersprüchlicher Ansichten über die Definitionen heute im wesentlichen folgende Unterscheidung:

1. *Streß – oder Druckinkontinenz*, wobei der Blasendruck den Harnröhrenverschlußdruck übersteigt, ohne daß unwillkürliche Detrusorkontraktionen vorliegen (Urinabgang in kleinen Portionen bei Husten, Lachen, Niesen).
2. *Urge- oder Dranginkontinenz* mit Urinabgang aufgrund eines imperativen Harndrangs. Wir unterscheiden
    a) eine motorische Dranginkontinenz mit nicht beeinflußbaren Detrusorkontraktionen (Abb. 1) und
    b) eine sensorische Dranginkontinenz ohne kontrollierte Detrusorkontraktion, häufig verbunden mit verstärktem Druckanstieg bei zunehmender Blasenfüllung (Abb. 2).
3. *Reflexinkontinenz* als Folge anomaler spinaler Reflexaktivitäten im Sinne einer neurogenen Störung
4. *Überlaufinkontinenz*, wobei der Blasendruck den Harnröhrendruck übersteigt bei Blasenwandüberdehnung ohne Detrusor-Kontraktion.

In der gynäkologischen Praxis kommen v. a. die *Streßinkontinenz* und die *Dranginkontinenz* vor. Die reine Streßinkontinenz stellt ätiologisch eine Verschlußinsuffi-

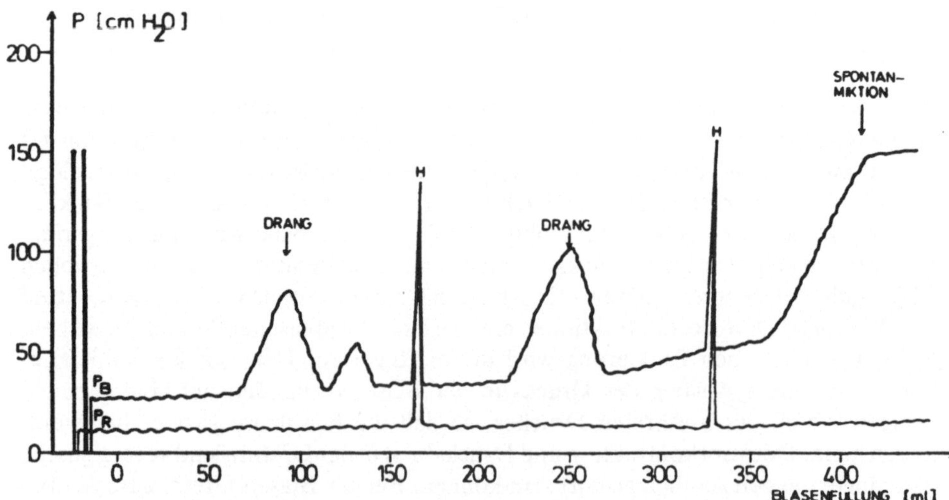

Abb. 1. Zweikanaldruckregistrierung (Blase, Rektum/Abdomen) mit spontanen Detrusorkontraktionen und Dranggefühl bei zunehmender Blasenfüllung. (p_B Blaseninnendruck, p_R Druck im Rektum)

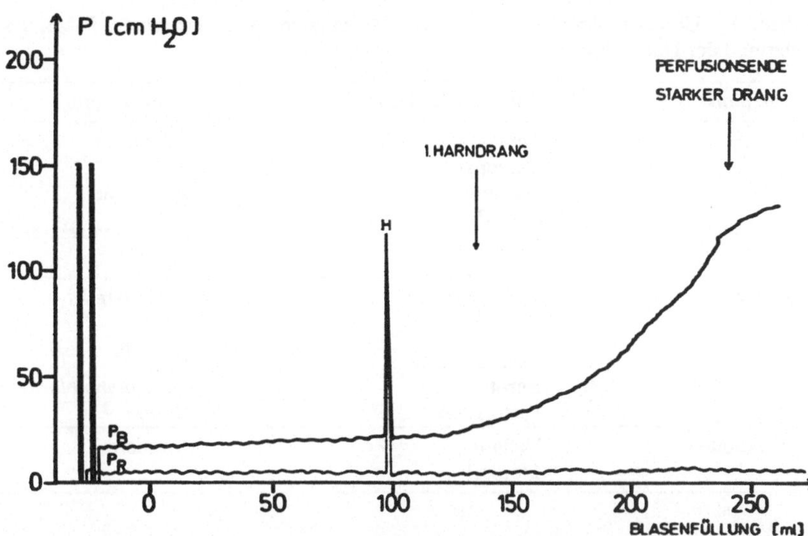

Abb. 2. Zweikanaldruckregistrierung (Blase, Rektum/Abdomen) mit erhöhtem Druckanstieg bei zunehmender Blasenfüllung ohne spontane Detrusorkontraktionen. (p_B Blaseninnendruck, p_R Druck im Rektum)

zienz der Harnröhre dar, häufig verbunden mit einem Deszensus. Sie ist durch die Anamnese und einen entsprechenden gynäkologischen Untersuchungsbefund klar charakterisiert. Als Therapie kommt die Operation einschließlich eines intensiven Beckenbodentrainings zur Verstärkung des quergestreiften Harnröhrenverschlußmechanismus in Frage.

Die Dranginkontinenz oder deren Kombination mit einer Streßinkontinenz können aufgrund der Anamnese nicht mit Sicherheit erkannt werden. Die Zystometrie stellt die wichtigste Untersuchungsmethode dar, bei der der Blaseninnendruck bei wachsender Blasenfüllung gemessen wird, wobei gleichzeitig der intraabdominale (rektale) Druck mit registriert werden muß.

Bei der Dranginkontinenz unterscheiden wir hinsichtlich der Ätiologie die symptomatischen Formen, bei denen also eine für uns erkennbare Ursache zugrunde liegt, von idiopathischen Formen unklarer Ätiologie. Bei der symptomatischen Urge Inkontinenz können u. a. eine Harnblasenentzündung, eine vorausgegangene aktinische Störung oder eine Blasenausgangsobstruktion als Ursache vorliegen. Auch die emotionalen Faktoren gehören hierher. Doch gibt es keine bestimmten urodynamischen Veränderungen, die auf das Vorliegen einer psychosomatischen Störung hinweisen. Im Vordergrund der symptomatischen wie auch der idiopathischen Dranginkontinenz steht das häufige Wasserlassen, gelegentlich verbunden mit imperativem Harndrang und Inkontinenz. Auch die Unterscheidung zwischen sensorischer und motorischer Dranginkontinenz (zu erkennen an nicht beeinflußbaren Detrusorkontraktionen) sind zur Erkennung psychosomatischer Miktionsstörungen nicht verwertbar. Gewohnheitsgemäßes, krankhaft häufiges Wasserlassen kann schließlich zu einer Harnblase mit verminderter Kapazität und den zystometrisch pathologischen Werten einer sensorischen Dranginkontinenz führen.

Tabelle 1. Übersicht über die Wirkung von Medikamenten im Bereich der Blase, des Blasenausgangs und ·der Harnröhre

Ansatzpunkt	Tonusverminderung	Tonussteigerung
Detrusor	*Parasympathikolytika* Buscopan Spasuret Uro/-Ripirin Vagantin	Cholinester Doryl Myocholine *Cholinesterasehemmer* Übretid
Blasenhals	*α-Rezeptorenblocker* Dibenzyran *β-Adrenergika* Berotec Partusisten	*α-Adrenergika* Gutron Sympatol *β-Rezeptorenblocker* Dociton
Beckenboden	Valium Lioresal	Movellan

Ziel der Therapie einer Dranginkontinenz mit Medikamenten ist es, die Blase zu sedieren. Bei Vorliegen einer Blasen-Urethra-Dyssynergie ist die medikamentöse Behandlung darauf gerichtet, den Blasenausgangswiderstand z. B. durch Dibenzyran zu vermindern (Tabelle 1).

Nach diesem Überblick kommen wir auf die Ausgangsfrage zurück, aufgrund welcher Gesichtspunkte der Gynäkologe zu der Annahme kommt, daß bei einer Miktionsstörung ein psychosomatischer Hintergrund als Ursache vorliegt und eine psychosomatische Behandlung anzustreben sei. Wenn es auch keine urodynamischen Parameter gibt, die auf eine psychische Störung hinweisen, so kann man umgekehrt doch annehmen, daß bei einem normalen gynäkologischen Befund mit normalen urodynamischen Meßwerten Zweifel an der somatischen Genese der geklagten Miktionsstörungen aufkommen müssen. Auch das Verhalten beim Meßvorgang selbst könnte Veranlassung sein, an eine psychosomatische Miktionsstörung zu denken, z. B. wenn eine Frau bei der geringsten Füllmenge schon angibt, die Blase entleeren zu müssen, ohne daß ein auffälliger Zystometriebefund (Detrusorkontraktion oder Anstieg des Blaseninnendruckes) vorliegt. Doch muß man sagen, daß die neurologische Phänomenologie im Zusammenhang mit der Miktion vielseitig ist und häufig nicht ausreichend geklärt werden kann. Bei unserer deskriptiven Erfassung von Miktionsstörungen müssen wir damit rechnen, daß auch neurologische Symptome registriert werden, denen keine psychosomatische Bedeutung zukommt. Schließlich muß darauf hingewiesen werden, daß die Blase von Frauen, die über ständigen Harndrang klagen und häufig Wasser lassen, nach längerer Zeit tatsächlich eine verminderte Kapazität hat. Hier finden wir das Phänomen, daß eine psychosomatisch bedingte Erkrankung schließlich sekundär mit einem organischen Befund einhergeht; es entwickelt sich ein nachweisbares urodynamisches Fehlverhalten der Blase, für dessen Zustandekommen ätiologisch psychische Faktoren mitbestimmend waren.

So wichtig die Urodynamik zur Diagnose und Unterscheidung der verschiedenen Inkontinenzformen ist, so sollte zum Schluß doch festgehalten werden, daß sie die

Untersuchung der Psychomotorik und ihres Einflusses auf die Miktion mit Hilfe der bisher üblichen urodynamischen Meßmethoden nicht ersetzen kann. Hinter der großen Zahl der idiopathischen Störungen der Blase und des Miktionsverhaltens verbergen sich eine Vielzahl emotionaler Störungen, um deren Erkennen wir uns stärker bemühen müssen. Die bisher unbefriedigenden therapeutischen Resultate bei der Dranginkontinenz haben zum Teil hierdurch ihre Erklärung.

Literatur

Beck L, Faber P (1985) Gynäkologische Urologie. In: Käser O, Friedberg V, Ober KD, Thomsen K, Zander J (Hrsg) Gynäkologie und Geburtshilfe, Bd III. Thieme, Stuttgart
Molinski H (1983) Zur Psychosomatik von Blasenentleerungsstörungen. In: Petri E (Hrsg) Gynäkologische Urologie. Thieme, Stuttgart
Petri E (1983) Aktuelle Diagnostik der weiblichen Harninkontinenz. Gynäkologe 16: 190–199

Psychosomatische Miktionsstörungen bei der Frau

P. Diederichs

Einleitung

Erst die Berücksichtigung der drei ineinandergreifenden Funktionen des Urogenitalsystems als Produktions-, Reproduktions- und Lustorgan macht seine besondere Anfälligkeit für seelische Einflüsse verständlich. Die unmittelbare anatomische Nachbarschaft von Urogenitaltrakt und Enddarm ergibt darüber hinaus Wechselbeziehungen zwischen diesen beiden Organsystemen.

Indem die Psychoanalyse auf die Bedeutung des peripheren Harnapparates, also Blase und Harnröhre, als Lust- oder Triebzone hinwies (Sadger 1910), hat sie schon früh den dritten Funktionsbereich des Urogenitaltrakts als Lustorgan gewürdigt: Die Schleimhaut der Harnröhre besitzt analog zu der des Mundes, der Vagina oder des Afters erogenen Charakter. Masturbationspraktiken an der Harnröhre sind daher keine Seltenheit.

Ebenso wie die Nahrungsaufnahme und die Darmentleerung ist das Urinieren nicht nur erogen besetzt, sondern kann mit bestimmten psychischen Qualitäten verbunden sein, die Ausdruckscharakter haben. In der Miktion können sich noch aggressive, geltungsorientierte und hingebende Impulse ausdrücken. Die aggressive Seite des Urinierens entsteht durch die Willküreinschränkung bei der Sauberkeitserziehung. Diese aggressive Komponente kommt auch in der Vulgärsprache zum Ausdruck, z.B. in dem Ausspruch „jemanden anpissen wollen". Die Geltungsseite („im hohen Bogen pinkeln") gilt eher für den Mann. Bei der Frau symbolisiert die Miktion häufiger den Gefühlsbereich des Sich-vertrauensvoll-verströmen-Lassens.

Die Berücksichtigung des eben aufgezeigten sog. „urethralen Antriebserlebens" (Schultz-Hencke 1927, 1951), insbesondere das Einbeziehen der Aggressions-, Geltungs- und Hingabeseite des Urethralen bietet gute Ansatzmöglichkeiten für das klinische Verständnis und die Erforschung psychosomatischer Zusammenhänge bei funktionellen Miktionsstörungen.

Zur Systematik und Psychodynamik von psychosomatisch bedingten Miktionsstörungen

Zu den u.U. psychosomatisch bedingten Störungen der Miktion zählen Harninkontinenz, Enuresis (diurna und nocturna), der sog. „Harnorgasmus", Harnretention, Reizblase, Urethrozystitis und evtl. auch das Blasenulkus.

Psychosomatische Probleme in der
Gynäkologie und Geburtshilfe 1984
Hrsg. Jürgensen, Richter
© Springer-Verlag Berlin · Heidelberg 1985

Die *weibliche Harninkontinenz* (instabile Blase, „urgeincontinence") ist meiner Meinung nach in erster Linie ein Depressionsäquivalent, wobei die abgewehrte Aggression bewußtseinsferner als bei der gleich näher zu beschreibenden Reizblase ist. Psychologische Befunde bei diesem zu negativen sozialpsychologischen Folgen führenden Symptom liegen bisher nur von psychometrischer Seite vor (Hafner et al. 1977, Öbrink et al. 1979, Mastpfuhl et al. 1979). Sie zeigen erhöhte Werte für Neurotizismus, Depressivität, psychosomatische Gestörtheit, soziale Gehemmtheit und phobische Störungen. Insgesamt fallen diese Frauen, die sich häufig gerade in den Wechseljahren befinden, durch psychosoziale Überforderungssituationen auf. Die sexuellen Beziehungen dieser Frauen sind fast immer gestört (Sutherst 1979).

Gelegentlich sind auch jüngere Frauen von diesem Symptom betroffen. So habe ich erst kürzlich eine 23jährige Patientin konsiliarisch gesehen, die seit etwa 2 Jahren unter einer Harninkontinenz leidet. Da sie insgesamt sehr verschlossen war, konnte keine tiefenpsychologische Anamnese erhoben werden. Auffällig war, daß sie mit ihrer offenbar an einer psychiatrischen Grunderkrankung leidenden Mutter sehr eng zusammenlebte. Hier könnte man das Symptom als ein regressives Phänomen interpretieren, analog dem Bettnässen kleiner Kinder.

Die einzige wissenschaftlich genauer untersuchte funktionelle Miktionsstörung ist die *Enuresis* bei Kindern. Die wichtigsten psychodynamischen Aspekte hierzu wurden 1949 von Kemper diskutiert. Die Enuresis, insbesondere das nächtliche Einnässen, kann auch bei Erwachsenen auftreten.

Der *Harnorgasmus* stellt eine Sonderform der Harninkontinenz dar. Gelegentlich berichten Frauen über Urinabgang beim Koitus, speziell beim Orgasmus. Ob es sich wirklich um Urin handelt, wird neuerdings bestritten (Haeberle 1982). Ein Leidensdruck kann durch den vermeintlichen Beschämungscharakter dieses Symptoms entstehen.

Auf die *Harnretention* will ich nur am Rande eingehen, da sie durch Buddeberg ausführlicher Erwähnung findet. In der Literatur sind bisher vorwiegend Fallberichte vorgestellt worden. Ein gutes Sammelreferat, einschließlich eigener Fallgeschichten, gibt Mester (1975). Nach meinem klinischen Eindruck handelt es sich bei der Harnverhaltung um ein aktiv-aggressives Verweigerungsphänomen (Allen, zitiert nach Mester 1975). Am häufigsten scheint sie nach Operationen aufzutreten.

Besonders eindrücklich ist mir eine 35jährige Patientin in Erinnerung, die ihrem an einer chronischen Niereninsuffizienz leidenden Bruder eine Niere spendete. Nach der Operation entwickelte sie eine akute Harnverhaltung. Bei der psychosomatischen Exploration erwähnte sie als erstes, daß ihr Bruder, der jahrelang dialysiert worden ist, „schon auf dem Operationstisch pinkeln konnte". Außerdem berichtete sie mit Empörung, wie sehr sie sich durch die Narkose und die Operation den Ärzten ausgeliefert gefühlt hatte.

Auch nach Schwangerschaftsabbrüchen – wie überhaupt nach gynäkologischen Operationen – kann eine psychogene Harnverhaltung auftreten (Tollefson u. Garvey 1983).

Die häufigste Miktionsstörung, mit der auch die Gynäkologen konfrontiert werden, ist zweifellos die *Reizblase*. Synonyme sind „irritable bladder", „psychosomatic cystitis" und „cystalgie à urines claires". Klinisch ist die Reizblase dadurch charakterisiert, daß die betroffenen Frauen über einen vermehrten, oft quälenden Harndrang klagen, der zu häufiger Miktion führt. Nicht selten liegt einfach nur eine Pollakisurie vor.

Tabelle 1. Differentialdiagnose von bakterieller Zystitis, Reizblase, Diurese, Polydipsie. (Nach Smith 1962)

Ätiologie	Häufigkeit während des ganzen Tages	Häufigkeit während eines Teils des Tages	Nykturie	Harn-drang	Entleerte Harn-menge	Flüssig-keits-aufnahme	Rezidi-vierende Ödeme
Bakterielle Zystitis	Ja	Nein	Ja	Ja	Gering	+	Nein
Reizblase	Nein	Ja	Nein ?	Ja	Gering	+	Nein
Diurese	Nein	Ja	Nein	Nein	Viel	+	Ja
Polydipsie	Ja	Nein	Ja	Nein	Viel	Groß	Nein

Tabelle 1 zeigt den Versuch einer Differentialdiagnose zwischen bakterieller Zystitis, Reizblase, Diurese und Polydipsie. Als entscheidendes differentialdiagnostisches Kriterium wird immer die Nykturie genannt, die bei der Reizblase nicht auftreten soll. Barinbaum, Urologe und Psychoanalytiker, hat schon 1932 darauf aufmerksam gemacht, daß die Nykturie kein zuverlässiges differentialdiagnostisches Kriterium für die Abgrenzung der Reizblase von einer organischen Erkrankung der Blase ist.

Von psychosomatisch-psychoanalytischer Seite ist in neuerer Zeit – bis auf einige interessante Falldarstellungen von Janssen (1964) und Platz (1981) – nur die Arbeit von Chertok et al. (1977) diskussionswürdig. Sie basiert auf einer retrospektiven Untersuchung an 55 Frauen, die zwischen 1952 und 1970 das Psychosomatische Zentrum und die Urologische Klinik des Cochin-Krankenhauses in Paris wegen einer Reizblase aufgesucht haben. Sie fanden bei diesem Krankheitsbild zwei Untergruppen, wobei die eine Frauengruppe als dominant, aktiv und mit aggressiv-forderndem Verhalten, die andere als depressiv und resigniert geschildert wird. Schon Christoffel (1962) hatte darauf aufmerksam gemacht, daß der Harn an die Stelle der Tränen treten kann: „Nicht irgendein Weinen bleibt aus oder erlöst aus dem Zustand, sondern es besteht eine gekränkt-gereizte Gemütsverfassung, eine erbitternde Einsamkeit und Verlassenheit mit dem mißglückten Versuch ingrimmiger Selbstbeherrschung". Auch unsere klinische Erfahrung geht dahin, daß bei einem Teil der Frauen mit dem urologischen Leitsymptom „Reizblase" die durch eine narzißtische Kränkung, insbesondere im Beziehungsbereich, entstandene Enttäuschungswut abgewehrt wird.

Hierzu ein kurzes *Fallbeispiel:*

Eine 35jährige, nicht verheiratete, beruflich erfolgreiche Frau, wurde wegen häufigen Wasserlassens und quälender, krampfartiger Schmerzen in der Blase in unsere Psychosomatische Ambulanz überwiesen. Sie war bis zu diesem Zeitpunkt nie ernsthaft krank gewesen. Anfangs traten diese intensiven Beschwerden nur während und nach der Miktion, zum Zeitpunkt der Überweisung auch unabhängig vom Wasserlassen auf. Sie beschrieb die Schmerzen: „... als ob mir jemand Säure in die Blase gekippt hätte; es brennt den ganzen Tag; egal was ich mache, ob ich ruhig bin oder mich mit Sockenstricken entspanne, ich bekomme mich nicht mehr in den Griff!". Die Symptomatik beeinträchtigte ihr Allgemeinbefinden so stark – u. a. führte sie zu Schlafstörungen –, daß sie seit 2 Monaten krankgeschrieben war. Die zu diesem Zeitpunkt verzweifelt und resigniert wirkende Frau hatte die verschiedensten Fachärzte aufgesucht (Gynäkologen, Urologen, Dermatologen und Neurologen). Während der Weihnachtsfeiertage begab sie sich sogar in stationäre urologische Diagnostik und Behandlung, ohne daß ein organpathologischer Befund erhoben werden konnte. Sowohl Bougieren der Harnröhre als auch die massive Gabe von Antibiotika und muskelrelaxierenden urologischen Medikamenten halfen ihr nicht weiter. Die erste psychologische Exploration ergab, daß die urologische Symptomatik im zeitlichen Zusammenhang stand mit dem vor 3 Monaten unternommenen halbherzigen Versuch, sich von ihrem langjährigen Partner zu trennen. Es handelte sich bei diesem um einen 8 Jahre älteren, geschiedenen, relativ erfolgreichen Geschäftsmann. Ihr Trennungswunsch war die Reaktion auf eine enorme narzißtische Kränkung durch den Freund. Dieser hatte noch eine Beziehung zu seiner Sekretärin aufgenommen und konnte sich trotz des Drängens der Patientin nicht zwischen beiden Frauen entscheiden.

In dem urologischen Symptom manifestiert sich zum einen ihre Enttäuschungswut (s. die aggressive Seite des Urethralen) und zum anderen ihre Hingabeproblematik bzw. ihre Schwierigkeit, sich vertrauensvoll „verströmen" zu lassen. Letztlich hatte die Patientin die früheren Angebote des Partners zur Heirat abgeschlagen. Die Symptomatik besserte sich während der stationären Psychotherapie jeweils dann, wenn sie sowohl ihre Liebe und Bewunderung als auch ihren Haß auf diesen Mann erleben und verbalisieren konnte, und ganz besonders, wenn sie aus vollem Herzen über den Verlust des Partners weinte und sich Trost holte.

In diesem Zusammenhang sei erwähnt, daß der Miktionsakt beim Kind nicht nur eine Quelle der Lust, sondern auch des Trostes ist (Sadger 1910).

Zur Symptomatik der Reizblase

(Synonyme: „irritable bladder", „psychosomatic cystitis", „urethral syndrome", „cystalgie à urines claires")

Urologisch	*Psychopathologisch*
– Harndrang	– Unruhe, Nervosität
– Schmerzen beim Wasserlassen	– Spannungssymptome wie migräneartige
– Häufiges Wasserlassen	Kopfschmerzen oder Verspannungen im
	Nacken-Schulterbereich
	– Ängste
	– Sexualstörungen
	– subtile Beziehungsstörungen
	Persönlichkeitsstruktur:
	hysterisch-zwanghaft

In einer eigenen psychometrischen und tiefenpsychologischen Untersuchung an 42 Frauen mit Reizblase, die mit einem Kollektiv von Frauen mit Unterbauchbeschwerden ohne Organbefund (Pelvipathie) verglichen wurden, fällt auf, daß Frauen mit dieser Miktionsstörung hysterisch-zwanghafter, phallisch-propulsiver bzw. energiegeladener und aggressiver sind als Frauen mit Unterbauchbeschwerden, bei denen die depressive Persönlichkeitsstruktur im Vordergrund steht.

Weiterhin berichten Frauen mit Reizblase über Begleitsymptome, die eher Spannungscharakter haben, wie migräneartige Kopfschmerzen oder Verspannungen im Nacken-Schulter-Bereich. Sie sind unruhiger, aber trotzdem kontrollierter als Frauen mit Unterbauchbeschwerden, welche wiederum mehr über eine Magensymptomatik klagen. Auch in ihren Partnerbeziehungen unterscheiden sich beide Gruppen. Frauen mit Reizblase gehen zwar stabilere Partnerbeziehungen als Frauen mit Unterbauchbeschwerden ein, sie brauchen jedoch eine gewisse „Verdünnung" oder Distanz zu ihrem Partner. Sie neigen dabei zu einer mehr kämpferischen „Kollusion", die aber vermutlich der Abwehr von regressiver Versuchung oder Verschmelzungswünschen dient. Diese Kollusion kann durchaus sadomasochistischen Charakter bekommen. Im Vordergrund steht insgesamt eine Hingabeproblematik, da Hingabe mit Angst vor Selbstaufgabe verbunden wird. Eine Patientin drückte das bei der Beschreibung ihrer Miktionsstörung folgendermaßen aus: „Ich ziehe dauernd da unten zusammen; es läuft ständig, aber ich habe das Gefühl, daß ich etwas nicht laufen lassen kann!"

Natürlich stellen Frauen mit dieser Miktionsstörung – analog anderen psychosomatischen Erkrankungen – keine homogene Gruppe hinsichtlich Persönlichkeitsstruktur oder Psychodynamik dar, sondern es deuten sich Untergruppen an. Zum Beispiel besteht bei einer kleinen Untergruppe von Frauen mit Reizblase der klinische Eindruck, daß diese Miktionsstörung sozusagen Ersatzsymptom für eine Agoraphobie ist, also ein Angstäquivalent darstellt. Diese Frauen berichten, daß sie ihre Wohnung nur noch in der Richtung verlassen können, in der sie eine Toilette finden. Ihr charakteristischer Ausspruch lautet: „Ich kenne alle Toiletten dieser Stadt!"

Neben der Reizblase ist die *chronisch-rezidivierende Urethrozystitis* die häufigste psychosomatische urologische Erkrankung der Frau. Der Hinweis auf psychosomatische Aspekte der bakteriellen Harnwegsinfekte ist mir besonders wichtig, da wir hier „psychosomatisches Neuland" betreten. Ebenso wie bei der Reizblase fehlen eindeutige Angaben zu epidemiologischen Parametern wie Prävalenz und Inzidenz. Wie man aber aus der Häufigkeit der Artikel in den urologischen Fachzeitschriften und allgemeinärztlichen Fortbildungsjournalen über Harnwegsinfekte wie auch aus der Antibiotikareklame entnehmen kann, muß es sich um eine häufige urologische Erkrankung, besonders bei jüngeren Frauen, handeln. Die Abgrenzung zur Reizblase aus klinischer Sicht fällt nicht immer leicht, weil die urologische Symptomatik (Harndrang, Pollakisurie und Dysurie) bei ein- und derselben Patientin sowohl mit als auch ohne Bakterienbefall auftreten kann. Bei einer bakteriellen Entzündung tritt die obengenannte Symptomatik meist akuter auf.

Auch der kürzlich publizierte Selbsterfahrungsbericht einer Engländerin (Kilmartin 1982) und die Gründung des Urinary Infection Club in London als Selbsthilfegruppe zeugen von einer beträchtlichen Verbreitung und einem mit dieser urologischen Erkrankung verbundenen starken Leidensdruck.

Bis auf den augenzwinkernden Hinweis der Urologen hinsichtlich der sog. „Flitterwochenzystitis" oder der „Semesterbeginnzystitis" bei Studentinnen fehlen systematische Untersuchungen von psychosomatischer Seite.

Dabei müßten einige in den urologischen Arbeiten mitgeteilte Fakten aufhorchen lassen, wie z. B. die Korrelation zwischen Dysurie und häufigem Partnerwechsel (Ritz et al. 1976). Die Autoren interpretieren diesen Befund allein unter sexualhygienischen Aspekten. Da bei einer Reihe von Frauen mit Urethrozystitis die Symptomatik ziemlich genau 36 Stunden post coitum auftritt, vertreten Urologen und Gynäkologen die Theorie, daß durch den Geschlechtsverkehr Mikrotraumen im Urethrabereich entstehen, die dann eine Entzündung auslösen. Etwas genauer versucht Hirsch (1976) dieser Traumatheorie nachzugehen. Es soll sich dabei um Frauen handeln, die einen zu engen Hymenalsaum haben. Der durch die koitale Aktivität bedingte Zug am Hymen traumatisiert die Öffnung der Urethra. Ein entsprechender Therapievorschlag besteht in der Exzision des Hymen. Ein etwas subtilere Theorie wird von

Seddon u. Bruce (1979) angeführt: Der Geschlechtsverkehr begünstige die Kontamination der Urethra mit Sekreten des Introitus und der Vagina. Diese Kontaminationsmöglichkeit wird dann noch vergrößert durch die zwischen Klitoris und Urethra liegende Mukosafalte. Während des Geschlechtsverkehrs könnten sich zusätzlich Organismen vom Penis in dieser Falte lagern und beim Zusammendrücken dieser Falte in die Urethra gepreßt werden. Insgesamt kommen Seddon u. Bruce, die eine ausgezeichnete Übersicht der möglichen organischen Ursachen rezidivierender Urethrozystitiden geben, zu dem Ergebnis, daß trotz inzwischen hunderten von Arbeiten zu diesem Thema die pathogenetischen Faktoren noch unklar sind. Ein Gegenargument zu dieser Theorie der Traumatisierung durch Geschlechtsverkehr besteht in dem epidemiologischen Befund, daß in den Jahren der Kohabitarche der Anteil von Harnwegsinfekten nicht merklich ansteigt. Außerdem liegen von organischer Seite widersprüchliche Ergebnisse darüber vor, ob die Keimbesiedlung der Vagina auf die Urethra übergreifen kann (z. B. Netto 1979). Weiterhin zeigen die Ergebnisse einer kontrollierten Doppelblindstudie über den präventiven therapeutischen Wert einer antibakteriellen lokalen Behandlung verglichen mit einem Placebopräparat keinen unterschiedlichen Effekt (Meyhoff et al. 1981). Beide Frauengruppen mit rezidivierenden Zystitiden mußten für 6 Monate 2mal täglich und vor dem Geschlechtsverkehr ein lokales Breitbandmikrobizid (Idine, Betadine 10%) im Urethrabereich anwenden. Eine Abnahme der Inzidenz von Harnwegsinfekten wurde in beiden Kollektiven gefunden. Die Autoren führen dieses Ergebnis auf eine verbesserte perianale Hygiene im Zusammenhang mit der Behandlung zurück. Andererseits kann exzessive Hygiene in Form von Vaginalduschen und Sprays chemische Traumata an der urethralen Schleimhaut hervorrufen, welche die Wirksamkeit der urethralen Abwehrmechanismen reduziert.

Die organischen Erklärungsversuche sind aus psychosomatischer Sicht ergänzungsbedürftig, da nach meiner Erfahrung die Harnwegsinfekte mit Konflikten im Beziehungsbereich korrelieren; z. B. konnte eine sich bei mir in psychoanalytischer Behandlung befindende Studentin angeben, daß die erste Blasenentzündung aufgetreten ist nach dem Entschluß, mit ihrem Partner zusammenzuziehen. Bis zu diesem Zeitpunkt hatte sie eine sehr befriedigende Sexualität. Nach dem Zusammenzug häuften sich die Urethrozystitiden. Einer anderen Patientin fiel auf, daß sie immer dann gehäuft unter Blasenentzündungen litt, wenn ein kontrazeptiver Schutz nicht nötig war, bzw. sie nur die Lustfunktion der Sexualität hätte leben können. Das war zum einen während der Schwangerschaften der Fall und zum anderen nach der Sterilisation. Insbesondere nach der chirurgischen Kontrazeption häufte sich ihre urologische Symptomatik. Damit komme ich zum wichtigen Bereich der *Partnerbeziehungen* bei der Pathogenese psychosomatischer Erkrankungen des Urogenitaltrakts. Daß dieser als „Symptombildungsstätte" für Beziehungskonflikte prädisponiert ist, überrascht nicht.

Bei den Frauen, die mir bisher in Berlin mit rezidivierenden Harnwegsinfekten überwiesen wurden, glaube ich eine bestimmte Form der Partnerbeziehung gehäuft gefunden zu haben, die im psychoanalytischen Jargon „narzißtische Objektbeziehung" genannt wird, d. h. der Partner wird unbewußt danach ausgesucht, ob er in der Lage ist, vermeintliche oder tatsächliche Defekte im eigenen Selbst oder in der eigenen Selbstwertregulation auszugleichen. Der Partner muß also die Funktion eines Selbst-Objekts erfüllen.

Die subtile Selbstwertregulationsstörung dieser Frauen ist auf den ersten Blick nicht leicht erkennbar, da sie durchaus sehr selbstbewußt auftreten können und intellektuell differenziert und introspektionsfähig sind. Der narzißtische oder idealisierende Anteil bei ihrer Partnerwahl fällt auf, wenn sie das Kennenlernen ihres Partners etwa mit den Qualitäten beschreiben wie „Traummann", „war total gefangen" oder „war total glücklich", „wie auf einem rosa Wölkchen". Eine der Patientinnen fügte spontan dem hinzu: „Der Absturz kam dann immer sehr schnell!"

Besonders plastisch wird der Charakter einer narzißtischen Partnerwahl bzw. die Tatsache, sich durch den Partner aufwerten zu wollen, bei einer 27jährigen Sozialarbeiterin mit rezidivierenden Zystitiden, die ihre Partnerbeziehung mit folgenden Worten beschreibt:

„Ich bin eigentlich lange mit der Vorstellung rumgerannt, daß er ziemlich genial wäre und bin auch bestärkt worden durch Freunde, die Einblick in sein Arbeitsfeld hatten. Die sagten auch, daß er wirklich unheimlich was drauf hat. Und er ist auch so'n Universalgenie, der zu jedem Thema etwas zu sagen hat. Ich empfinde ihn schon als objektiv überlegen. . . . also ich fand es ziemlich großartig, mit so jemanden zusammen zu sein und auch sonst war er unheimlich zärtlich . . . also 2 Jahre war bei uns Friede, Freude, Eierkuchen, total, körperlich, sexuell und überhaupt, wir waren auch sonst unheimlich dicht zusammen . . . wirklich, war schon ziemlich extrem gewesen. Er war auch abhängig von mir, das war ganz klar. Total verbunden miteinander, immer Händchenhalten, wenn wir, um ein Beispiel zu geben, in den Supermarkt gegangen sind. Wir sind zusammen gegangen, wir haben keine Arbeitsteilung gehabt in dem Sinn; und dann sind wir mit unserem Korb zu zweit immer überall langgegangen."

Nach einer Intervention des Therapeuten, die in Richtung Verschmelzungswünsche zielte:

„Ja, ja total, war ziemlich extrem, wir hatten so einen total reibungsfreien Ablauf, das war vielen aufgefallen. Auch meine Mutter war total begeistert . . . ja, da war ich also schwer abhängig, da hab ich wirklich so Erlebnisse gehabt, da konnte ich nicht mehr unterscheiden, bin ich er oder bin ich ich!"

Wie Henseler (1974) zu Recht betont, sind narzißtische Objektbeziehungen sehr häufig und primär nicht pathologisch. Sie sind für den Alltag sehr nützlich und erleichtern Kontakte, denn durch schnelle Identifikation, Verleugnung der Realität und Idealisierung lassen sich leicht Kontakte herstellen. Auch für das erste Verliebtsein sind sie wohl unumgänglich. Narzißtische Objektbeziehungen gehen normalerweise parallel zu objektgerichteten Beziehungen. Das Entscheidende an der narzißtischen Objektbeziehung ist, daß Identifikation und Idealisierung Aggression ausschließen. Das macht sie auch zunächst so befriedigend (Henseler 1974). Problematisch wird es für das Individuum nur dann, wenn es aufgrund der eigenen Selbst-Pathologie nur zu dieser Form der Partnerbeziehung fähig ist. Narzißtische Partnerbeziehungen sind nämlich letztlich starr und daher sehr krisenanfällig, denn die Eigenständigkeit oder Individualität des anderen wird nicht berücksichtigt.
Unter diesem Aspekt kann die Miktionsstörung im Sinne der Körpersprache als Signal der beginnenden Beziehungskrise verstanden werden. Der Körper reagiert hier schneller als der Kopf. Psychosomatische Symptome und Erkrankungen werden vorwiegend als destruktive Prozesse aufgefaßt. Sie können aber auch eine sinnvolle Ich-Leistung darstellen: In unserem Fall signalisiert die Miktionsstörung z.B. die durch den Partnerkonflikt verletzten Selbst-Grenzen.

Therapeutische und interaktionelle Aspekte

Ich habe bis jetzt zu Ihnen aus der Sicht eines Spezialisten der psychosomatischen Medizin gesprochen. Sie werden als Praktiker sicherlich noch einige Anregungen für den Umgang mit diesen Patientinnen erwarten. Schon Menninger (1941) hat auf den potentiell masochistischen oder selbstbestrafenden Aspekt urologischer Symptome hingewiesen. Deshalb empfiehlt sich aus psychosomatischer Sicht eine Zurückhaltung im Hinblick auf operative Eingriffe. Häufiges Bougieren der Harnröhre oder Katheterisieren ebenso wie die Harnröhrenschlitzung können die ohnehin labilisierte körperliche Integrität erneut verletzen und zur iatrogenen Chronifizierung dieser Beschwerden beitragen. Ständiges Katheterisieren bei Harnretention kann im Sinne der Urethralerotik Ersatzbefriedigungscharakter bekommen. Insgesamt ist zu fragen, ob bei zystitischen Beschwerden immer eine aufwendige Diagnostik mit Urographie, Zystoskopie oder Sonographie notwendig ist. Bei therapieresistenter urologischer Symptomatik muß auch an den sekundären Krankheitsgewinn gedacht werden, der z. B. in dem Vermeidenkönnen von Sexualität liegen kann. Zum Problem des sekundären Krankheitsgewinnes gehört noch unsere Beobachtung, daß bei Frauen mit funktioneller Harninkontinenz die Operation eine rentenneurotische Entwicklung einleiten kann.

Eine analytisch orientierte, d. h. konfliktaufdeckende Psychotherapie ist – wie auch bei anderen psychosomatisch gestörten Patienten – nur bei einem Teil indiziert, z. B. bei den vorhin beschriebenen Frauen mit rezidivierenden Harnwegsinfekten. Nach meiner Erfahrung sind es oft sehr lebendige und differenzierte Frauen. Bei der Mehrheit der Patientinnen mit Miktionsstörungen wird eine symptomatische und aufklärende Behandlung durch den praktizierenden Gynäkologen oder Urologen im Vordergrund stehen. Bei der Urethrozystitis kann darüber hinaus mit konkreten Angaben zur Sexualhygiene, z. B. Wasserlassen vor und nach dem Koitus die Rezidivhäufigkeit gesenkt werden. Neuerdings werden auch gute Erfolge für Frauen mit Reizblase oder Harninkontinenz durch Biofeedback (Cardozo et al. 1978, Maizels et al. 1979) oder einfaches Blasentraining (Frewen 1978) berichtet. Im Gegensatz zu Müller-Ehrenberg (1981) raten wir zu einem zurückhaltenden Einsatz von Tranquilizern in der Gynäkologie bzw. Urologie.

Zusammenfassung

Einleitend wird auf allgemeinere psychosomatische Aspekte der Miktion eingegangen. Hierbei ist hervorzuheben, daß sich in der Miktion aggressive, geltungsorientierte und Hingabeimpulse ausdrücken können. Darüber hinaus besitzt die Schleimhaut der Urethra analog zu der des Mundes, der Vagina oder des Afters erogenen Charakter.

Im folgenden wird ein systematischer Überblick psychosomatisch bedingter weiblicher Miktionsstörungen versucht, wobei auf die sog. Reizblase und die Blasenentzündung (Urethrozystitis) als den häufigsten psychosomatischen Miktionsstörungen abgehoben wird. Anhand einer Fallgeschichte wird aufgezeigt, daß mit dem urologischen Leitsymptom der Reizblase die durch eine narzißtische Kränkung, insbesondere im Beziehungsbereich, entstandene Enttäuschungswut abgewehrt wird. Auch bei der Pathogenese der Urethrozystitis spielen nach unserer klinischen Erfahrung Probleme im Partnerbereich auf dem Hintergrund eines Distanz-Nähe-Konflikts eine Rolle. Zusätzlich werden die in der eigenen psychometrischen und tiefenpsychologischen Untersuchung an 42 Frauen mit Reizblase gefundenen Ergebnisse mitgeteilt. Abschließend werden therapeutische und interaktionelle Aspekte im Umgang mit diesen miktionsgestörten Frauen diskutiert. Dabei ist aus psychosomatischer Sicht eine Zurückhaltung im Hinblick auf operative Eingriffe zu empfehlen, da häufiges Bougieren der Harnröhre oder Katheterisieren ebenso wie die Harnröhrenschlitzung die ohnehin labilisierte körperliche Integrität dieser Frauen erneut verletzen und zur iatrogenen Chronifizierung dieser Beschwerden beitragen können.

Literatur

Barinbaum M (1980) Zur differentialdiagnostischen Abgrenzung der Pollakisuria nervosa gegen organisch bedingte Pollakisurien. Z Urol 24: 110–114

Cardozo LD et al. (1978) Idiopathic bladder in stability treated by biofeedback. Br J Urol 50: 521–523

Chertok L et al. (1977) Urethral syndrome in the female („irritable bladder"). Psychosom Med 39: 1–10

Christoffel H (1964) Enuresis. In: Federn P, Meng H (Hrsg) Psychoanalyse und Alltag, 5. Aufl. Huber, Bern

Diederichs P (1983) Zur Psychosomatik der Miktionsstörungen: Psychometrische, psychopathologische und psychodynamische Untersuchungen an Patienten mit psychosomatischen Störungen des Urogenitaltrakts. Habilitationsschrift, Berlin

Frewen WK (1978) An objective assessment of the unstable bladder of psychosomatic origin. Br J Urol 50: 246–249

Häberle EJ (1983) Die Sexualität des Menschen. De Gruyter, Berlin New York

Hafner RJ et al. (1977) A psychiatric study of women with urgency and urgency incontinence. Br J Urol 49: 211–214

Henseler H (1973) Zur Entwicklung und Regulation des Selbstwertgefühls. In: Ohlmeier D (Hrsg) Psychoanalytische Entwicklungspsychologie. Rombach, Freiburg

Hirsch HA (1976) Bakterielle und mykotische Erkrankungen der ableitenden Harnwege bei der Frau. In: Verhandlungsbericht der Deutschen Gesellschaft für Urologie. Springer, Berlin Heidelberg New York

Janssen D (1964) Zur Psychosomatik eines urologischen Syndroms. Z psychosom Med 10: 77–83

Kemper W (1949) Enuresis. Schneider, Heidelberg (Beiheft 1 der Psyche)

Kilmartin A (1982) Blasenentzündung. Zystitis-Urethritis. Ehrenwirth, München

Maizels M et al. (1979) Urodynamic biofeedback: A new approach to treat vesical sphincter dyssynergia. J Urol 122: 205–209

Mastpfuhl B et al. (1979) Psychodiagnostische Untersuchungen an Patientinnen mit funktioneller Harninkontinenz. Zentralbl Gynäkol 101: 1463–1471

Menninger KA (1941) Some observations on the psychological factors in urination and genitourinary afflictions. Psychoanal Rev 18: 117–129

Mester H (1975) Die chronifizierte psychogene Harnverhaltung. Z psychosom Med 21: 314–344

Meyhoff HH et al. (1981) Does antibacterial ointment applied to urethral meatus in women prevent recurrent cystitis? Scand J Urol Nephrol 15: 81–83

Müller-Ehrenberg KH (1981) Der Einsatz von Tranquilizern in der Urologie. Therapiewoche 31: 3811–3817

Netto NR et al. (1979) The importance of vaginal infection on recurrent cystitis in women. Intern Surg 64: 79–82

Öbrink A et al. (1979) Mental factors influencing recurrence of stress incontinence. Acta Obstet Gynaecol Scand 58: 91–95

Platz P (1981) Psychogene Miktionsstörungen – ein Erfahrungsbericht aus der Praxis. Vortrag, gehalten auf dem 10. Seminarkongreß für Frauenärzte in Mainz, Febr. 1981 (unveröffentlicht)

Ritz E (1976) Bakteriuriehäufigkeit bei hormonaler Antikonzeption. Med Welt 27: 1157–1759
Sadger J (1910) Über Urethralerotik. Jahrb Psychoanal Psychopathol Forsch 2: 409–450
Schultz-Hencke H (1927) Einführung in die Psychoanalyse. Thieme, Jena
Schultz-Hencke H (1951) Lehrbuch der analytischen Psychotherapie. Thieme, Stuttgart
Seddon JM, Bruce AW (1978) Cystourethritis. Urology 11: 1–10
Smith DR (1962) Psychosomatic cystitis. J Urol 87: 359–362
Sutherst JR (1979) Sexual dysfunction and urinary incontinence. Br J Obstet Gynaecol 86: 387–388
Tollefson GD, Garvey MJ (1983) Conversion disorder following termination of pregnancy. J Fam
    Pract 16: 73–77

Das urethral-erotische Syndrom

H. MOLINSKI

Nervös bedingte urologische Symptome werden oft als das vegetative Urogenital-syndrom bezeichnet. Durch die Wortwahl der Überschrift soll darauf hingewiesen werden, daß eine Vielzahl von urologischen Symptomen, wie sie in der Gynäkologie häufig auftreten, pathogenetisch als Korrelat gehemmter sexueller Impulse aufzufassen sind.

Definition des sexuellen Impulses

Die Wissenschaft hat den hypothetischen und abstrakten Begriff eines sexuellen Triebes eingeführt, um die konkreten Phänomene sexuellen Verhaltens darauf zurückführen zu können. Der Begriff eines sexuellen Impulses ist dagegen deskriptiver Natur und bezieht sich auf konkretes und empirisch faßbares biologisches Geschehen. Der sexuelle Impuls besteht zunächst aus der *Lustphysiologie* mit Vasokongestionen, Sekretionen und Muskelkontraktionen, welche durch einen bestimmten Verlauf von Spannung und deren Lösung charakterisiert sind. Diese physiologischen Abläufe gehen mit vielartigen *Sensationen* einher, u. a. auch im Bereich von Harnwulst und Urethra. Diese Sensationen wiederum sind verbunden mit psychischen *Gefühlen* und *Emotionen,* wie etwa Verlangen, Drängen, Spannung, Lust, und sie gehen mit *Vorstellungen* und *Bildern* einher, u. a. mit Zielvorstellungen. Dieser ganze psychosomatische Erlebenskomplex mündet in äußeres *Verhalten* ein, das auf Abfuhr der Spannung gerichtet ist.
Der Begriff eines solchen Antriebserlebens ist für das Verständnis des Zustandekommens vieler psychosomatischer Symptome von Nutzen, auch für die Erklärung der Pathogenese der hier zur Diskussion stehenden urologischen Symptome. Nebenbei sei bemerkt, daß der gleiche Begriff eines Antriebserlebens in Mißkredit geraten ist, weil häufig eine verkürzte therapeutische Praxis davon abgeleitet wurde.

Einteilung von Sexualstörungen

Es darf nicht als langatmige Abschweifung vom Thema aufgefaßt werden, wenn hier zunächst eine Klassifikation der Sexualstörungen gegeben wird. Denn nur so kann verständlich gemacht werden, in welches Umfeld die Symptome des urethral-erotischen Syndroms in Wirklichkeit gehören.

Psychosomatische Probleme in der
Gynäkologie und Geburtshilfe 1984
Hrsg. Jürgensen, Richter

Der sexuelle Impuls kann durch Angst und Konflikt in seinen psychischen und somatischen Abläufen gehemmt werden. Entsprechend der Lehre Freuds, welcher das neurotische Symptom als die Rückkehr des Verdrängten bezeichnet hat, stellen dann die Symptome der Sexualstörungen eine Manifestation dieser gehemmten sexuellen Impulse dar. Dabei ist es üblich, die Störungen der körperlichen Funktion von den Störungen des sexuellen Verhaltens und Erlebens zu unterscheiden.

Funktionelle Sexualstörungen

Die funktionellen Sexualstörungen sind durch Hemmungen der physiologischen Funktionen, also der Lustphysiologie, charakterisiert. Dabei können recht unterschiedliche Anteile des sexuellen Impulses abgewehrt werden, so daß eine Skala von ganz unterschiedlichen Symptomen entstehen kann: beim Mann Erektionsstörungen, Ejaculatio praecox, Ejaculatio retarda; bei der Frau Alibidinie, Hypolubrikation, Einschränkung von Erregbarkeit und Erlebnisfähigkeit während des Geschlechtsverkehrs, Anorgasmie, Schmerzen beim Verkehr u. a. mehr.

Störungen des sexuellen Verhaltens und Erlebens

Bei den Störungen des sexuellen Verhaltens und Erlebens nimmt zwar die Lustphysiologie einen ungestörten Verlauf und es kommt zur Erregung und zum Orgasmus. Der Patient muß sich dabei aber in einer Art und Weise verhalten, die er selbst also so leidvoll und störend erlebt, daß er um ärztliche Hilfe bittet.
Der Begriff von Störungen des sexuellen Verhaltens und Erlebens stellt ein Reizwort dar. Die Öffentlichkeit neigt nämlich dazu, über das Thema Sexualstörung in einer merkwürdig zwiespältigen Einstellung zu sprechen. Einerseits werden Sexualstörungen allenthalben mit Faszination diskutiert und in detaillierter Ausführlichkeit beschrieben. Andererseits aber wird die vorwurfsvolle Frage gestellt, wer denn überhaupt ein Recht dazu habe, bestimmte sexuelle Verhaltens- und Erlebnisweisen abqualifizierend als Störung zu bezeichnen.
Wissenschaften, welche die Natur und das Wesen der Phänomene bestimmen möchten, mögen in der Tat in Schwierigkeiten geraten, wenn sie definieren wollen, was eine Sexualstörung ist und was nicht. Im Gegensatz dazu haben wir mit der gerade gegebenen Definition von Störungen des sexuellen Verhaltens und Erlebens eine ärztliche Definition angewendet [7]. Die ärztliche Definition der Sexualstörung ist operational. Der Arzt spricht nur dann von einer Sexualstörung, wenn ein Patient zu ihm kommt und von sich selbst berichtet, daß er sich durch sein sexuelles Verhalten und Erleben gestört fühlt. Nicht der Arzt, sondern der Patient bestimmt also, ob eine Sexualstörung vorliegt und worin sie sich ausdrückt.
Unter Berücksichtigung dieser Definition lassen sich 3 Untergruppen von Störungen des sexuellen Verhaltens und Erlebens unterscheiden.

a) Männliche und weibliche Sexualphobie

Von männlicher und weiblicher Sexualphobie sollte gesprochen werden, wenn das Individuum infolge seiner sexuellen Erregung in krankhafte Angst gerät, und den sexuellen Kontakt entgegen den Gegebenheiten seiner äußeren und inneren Realität abwehrt. Solch abwehrendes oder ausweichendes Verhalten kann die unterschiedlichsten Formen annehmen: Vorschieben von Müdigkeit, früher oder später als der Partner zu Bett gehen; den Partner mittels Alkohol außer Gefecht setzen oder ihn durch verschiedene Mittel depotenzieren, z. B. dadurch, daß man ihn ins erschöpfende Managerdasein treibt; beim Verkehr körperlich ausweichen, im Extremfall kratzen, schreien, wegstoßen. Dabei liegen unterschiedliche psychologische Verhältnisse vor, je nachdem, ob der phobische Affekt schon bei Beginn der sexuellen Erregung auftritt und auch weiterhin bestehen bleibt, ob er durch den weiteren Ablauf des sexuellen Kontakts vermehrt oder eher vermindert wird, ob er erst nach Beginn des Verkehrs oder sogar erst bei „drohendem" Orgasmus eintritt und ob die Sexualphobie durch den Willen oder vielleicht auch durch die Stärke des körperlichen Verlangens zurückgedrängt werden kann oder umgekehrt sogar intensiviert wird.

b) Phänomene scheinbarer Hypersexualität

Hierher können das ständige Reden über sexuelle Dinge gehören – die sog. Erotomanie –, die subjektive Angabe einer als zwanghaft erlebten Steigerung des sexuellen Verlangens und der Erregbarkeit, Nymphomanie, Donjuanismus, mitunter Promiskuität, Gruppensex und Orgien, Partnertausch, Pornographie und Prostitution. Ein regelmäßig wiederkehrender Sonderfall ist dabei das qualvoll vermehrte sexuelle Verlangen im Klimakterium oder Präsenium. Derartigen Phänomenen liegt häufig eine sexuelle Gehemmtheit zugrunde, welche reaktiv übertönt werden soll. Es kann sich aber auch um andere ätiologische Zusammenhänge handeln, z. B. um das Übertönen eines depressiven Affekts, was dann eine ganz andere therapeutische Vorgehensweise erforderlich macht.

c) Störungen hinsichtlich Triebobjekt und Triebhandlung

Mitunter leiden Patienten darunter, daß bei ihrem sexuellen Verhalten und Erleben Triebziel, Triebhandlung oder Triebobjekt verändert sind. Obgleich hier die Lustphysiologie selbst unverändert ist, liegt also eine veränderte Triebrichtung vor, d. h. eine Störung der *Qualität* des Triebes. Bei Sadismus und Masochismus geht es um das Triebziel Quälen und Gequältwerden; bei Voyeurismus und Exibitionismus um Sehen und Gesehenwerden. Abweichungen hinsichtlich des Triebobjekts liegen bei Homosexualität und bei der Befriedigung an geschlechtsunreifen Kindern oder an einem leblosen Fetisch vor. Nicht wenige der betroffenen Individuen bitten um ärztliche Hilfe.

Störungen der Geschlechtsidentität

In letzter Zeit spricht man in der Sexualmedizin von einer dritten Gruppe von Sexualstörungen, nämlich von den Störungen der Geschlechtsidentität. Die oben dargestellten Formen abweichenden Sexualverhaltens zielen auf Lust ab. Andere sind jedoch in erster Linie auf die Kompensation einer gestörten Geschlechtsidentität gerichtet und höchstens zusätzlich auch auf genitale Lust.

Unter Geschlechtsidentität ist das Bild derjenigen geschlechtsgebundenen Eigenschaften und Rollen zu verstehen, die das Individuum dem eigenen Gefühl nach als mit dem eigenen Geschlecht übereinstimmend erlebt [1, 7]. Das Erleben einer Geschlechtsidentität manifestiert sich daher vornehmlich in der Partnerbeziehung. Störungen in diesem Bereich treten in der klinischen Erfahrung immer mehr hervor, v. a. natürlich in dem Zustandsbild der Transsexualität. Aber auch darüber hinaus scheinen in der gegenwärtig jüngeren Generation sowohl beim männlichen als auch beim weiblichen Geschlecht Störungen und Unsicherheiten hinsichtlich der Geschlechtsidentität zugenommen zu haben. Dies zeigt sich schon in der oft unsicheren Diskussion über Emanzipation und Rollenstereotypen oder in Ideologien über eine psychosoziale Identität von Mann, Frau und Unisex. Aber auch in klinischen Phänomenen wie Homosexualität und Transvestismus können Störungen der Geschlechtsidentität eine Rolle spielen.

Dieser Systematik der Sexualstörungen muß jedoch eine weitere Gruppe hinzugefügt werden.

Psychosomatische Symptome, welche in Wirklichkeit funktionelle Sexualstörungen sind

Die körperlichen Vorgänge der Lustphysiologie kommen erst durch das psychische Phönomen der Befriedigung zu ihrem Abschluß. Erst die seelische Zufriedenheit – eine psychische Leistung also – bringt die Liebe und die in Gang befindliche Sexualphysiologie zu ihrem Abschluß und zur Ruhe.

Wenn die psychische Befriedigung aber ausbleibt – aus welchem Grund auch immer: aus Angst, aus Hemmung, aus Unfähigkeit zur Befriedigung oder weil es sich vielleicht gar nicht um Liebe handelt – besteht die Möglichkeit, daß die in Gang gekommenen Vasokongestionen, Sekretionen, Muskelkontraktionen und die damit verbundenen Sensationen weitergehen; stundenlang, nicht selten tagelang.

Das Ausbleiben der psychischen Befriedigung kann also bedingen, daß die in Gang gekommene Lustphysiologie körperlich weitergeht und somit zu einer Symptomatik führen kann. Das Wissen um diese physiologischen Zusammenhänge erklärt die Pathogenese vieler sonst schwer verständlich erscheinender gynäkologischer und urologischer Symptome.

Eine Voraussetzung für das Auftreten dieser im Folgenden zu beschreibenden Symptomatik ist, daß Liebe und Lust da und in Gang gekommen sind. Wer überhaupt nicht mehr liebt oder unter vollständiger Frigidität leidet, kann die hier beschriebenen Symptome nicht mehr entwickeln. Die andere Voraussetzung aber ist, daß doch ein gewisses Ausmaß an neurotischer Hemmung von Lust und Liebe besteht.

In der herkömmlichen medizinischen Auffassung wird hier lediglich von einer gynäkologischen oder urologischen Symptomatik gesprochen, wobei die eingangs erwähnte Bezeichnung „vegetatives Urogenitalsyndrom" zu erkennen gibt, daß man wenigstens bei einem Teil dieser Symptome den psychosomatischen Charakter durchaus anerkennt. In Wirklichkeit handelt es sich bei den zu beschreibenden Symptomen jedoch um funktionelle Sexualstörungen im eigentlichen und wirklichen Sinn des Wortes. Bei den oben aufgeführten funktionellen Sexualstörungen besteht das Symptom im wesentlichen darin, daß an der Lustphysiologie etwas fehlt: mangelnde Erektion, mangelnde Erregung, mangelnder Orgasmus. Bei den funktionellen Sexualstörungen besteht dagegen das Symptom nicht in fehlenden, sondern in den trotz der Hemmung verbleibenden körperlichen und psychischen Vorgängen der Lustphysiologie.

Die wissenschaftliche Nomenklatur ist also im Grunde genommen nicht ganz korrekt. Symptome, die durch den Ausfall der Lustphysiologie bedingt sind, werden funktionelle Sexualstörungen genannt, während diejenigen, die auf dem Fortbestehen der Sexualphysiologie beruhen und daher diese Bezeichnung besonders verdienen würden, als gynäkologische oder urologische, bestenfalls als psychosomatische Symptome eingeordnet werden. Diese Unlogik findet ihre Erklärung darin, daß der Patient wegen seiner psychischen Verdrängungen und wegen des rudimentären Charakters der physiologischen Vorgänge deren sexuelle Natur nicht erkennt. Der Patient selbst wie auch die Medizin wissen nicht, daß es sich in Wirklichkeit um Sexualstörungen handelt.

a) Das pseudoinfektiöse Syndrom der Scheide

Calor, dolor, rubor, tumor: das sind nicht nur die Erscheinungen der Entzündung, sondern ebenso auch die Erscheinungen der Lustphysiologie.

Bei persistierender Lustphysiologie kann das Gebiet von Scheide und Vulva infolge vermehrter Durchblutung und vermehrter Sekretion warm und feucht bleiben. Die Wirksamkeit eines sexuellen Affekts zeigt sich auch darin, daß es gleichzeitig zu kribbelnden, pochenden und juckenden Sensationen kommen kann, welche bisweilen einen brennenden und schmerzhaften Charakter annehmen. Da es sich aber um einen verdrängten und gehemmten Affekt handelt, erkennt die Patientin meist nicht seine sexuelle Natur. Auf den rudimentären Charakter der Lustphysiologie wurde ja gerade hingewiesen. Im ausführlichen ärztlichen Gespräch aber wird der sexuelle Charakter des Affekts jedoch oft recht deutlich.

Nicht selten entwickelt sich aus dem pseudoinfektiösen Syndrom der Scheide [1, 4] sekundär eine echte Infektion. Infolge der lebhaften Sensationen im Bereich von Vulva und Scheide reagiert die Patientin oft mit Anfassen, Reiben oder Drücken. So werden leicht Erreger in ein warmes und feuchtes Milieu eingebracht, das ohnehin schon zum Angehen einer Infektion prädestiniert ist. Die resultierenden Infektionen durch Pilze oder Bakterien sprechen dann zwar prompt auf eine antibiotische Behandlung an, der aufgezeichnete circulus vitiosus aber geht weiter, und es kommt zu einer endlosen Reihe von Rezidiven. So erklärt sich die merkwürdige Feststellung, daß diese Symptome bei ein und derselben Patientin sowohl mit als auch ohne mikrobiologischen Befund auftreten können und auch, warum sich die scheinbar kausale Behandlung mit Antibiotika in diesen Fällen so oft als unzureichend erweist. Denn eine antibiotische Behandlung ist ja in Anbetracht der eigentlichen Pathogenese eine eher palliative Maßnahme. Wenn aber im Rahmen einer gleichzeitigen psychotherapeutischen Behandlung die zugrundeliegenden Ängste, Konflikte und psychischen Schwierigkeiten wie auch die interpersonellen Schwierigkeiten im Bereich von Lust und Liebe aufgegriffen werden, so können diese chronischen Krankheitsbilder sehr wohl zum Abklingen kommen.

b) Brennende und schmerzende Sensationen in Scheide und Vulva ohne Organbefund

Bei anderen Frauen zeigt sich die trotz Verdrängung und Hemmung verbleibende Lustphysiologie weniger in vermehrter Wärme und Feuchtigkeit des Gewebes; vielmehr kommt es an Vulva und Scheide zu subjektiven Sensationen in Form von Kribbeln, Prickeln, Klopfen, Brennen, die oft auch schmerzhaften Charakter bekommen. Es kann sich um ein äußerst qualvolles Krankheitsbild handeln, das die Frau zur Verzweiflung bringt und die gesamte Familie beeinträchtigen kann.
Nicht selten tritt dieses Krankheitsbild erst im höheren Lebensalter, z. B. im Präsenium auf. Auch hier deckt das ärztliche Gespräch oft in pathogenetischer Hinsicht ein aktuelles Aufflammen sexueller Impulse auf, welche nicht selten Ausdruck eines sich aufbäumenden Lebenswillens sind. In therapeutischer Hinsicht ist zu beachten, daß die Aktivierung sexueller, aber gehemmter Impulse im höheren Lebensalter eine Reaktion auf frustrierende interpersonelle und soziale Umstände sein kann, und daß der Ausbruch der Symptomatik außerdem auch häufig durch ein beginnendes organisches Psychosyndrom gefördert wird. Wenngleich diese brennenden und schmerzhaften Sensationen also als Korrelat der angekurbelten, aber gehemmten Sexualphysiologie anzusehen sind, so ist hier in therapeutischer Hinsicht eine biopsychosozial orientierte Sprechstunde notwendig. Dann kann es sehr wohl zu Heilerfolgen kommen [2].
Der Ausdruck Pruritus vulvae ist in der Überschrift vermieden worden, weil die hier beschriebene Phänomenologie typischerweise über diese einfache Beschreibung hinausgeht. Zweifellos gehören manche, jedoch keineswegs alle Fälle von psychogenem Pruritus vulvae in die hier abgehandelte Gruppe somatischer Phänomene der „nicht zur Ruhe gekommenen" Lustphysiologie.

c) Das urethral-erotische Syndrom der Frau

Bei anderen Frauen äußert sich die in Gang befindliche, aber nicht zu Ende kommende Lustphysiologie vornehmlich in urologischen Symptomen.
Herkömmliche urologische Auffassungen gehen von der Vorstellung aus, daß es sich bei der Physiologie der harnableitenden Organe lediglich um ein mechanisch arbeitendes Röhrengefüge mit relativ starr ablaufendem hydraulischem Mechanismus handelt. In einem früheren Beitrag [5] wurde hingegen dargestellt, daß die isolierte, ortsständige Physiologie des harnableitenden Systems und damit auch Harnkontrolle und Miktion tatsächlich durch den Einfluß unterschiedlicher Affekte überlagert und moduliert werden können. Harnkontrolle und Miktion müssen also nicht ausschließlich urodynamisch, sondern auch psychodynamisch untersucht werden. Um die Viel-

seitigkeit des affektiven Geschehens zu illustrieren, das zu einer nervösen urologischen Symptomatik führen kann, seien hier einige Zwischenüberschriften aus der zitierten Arbeit angefügt: Miktionsstörungen bei Hemmung der Lustphysiologie; Harninkontinenz bei gehemmten Affekten von Ärger und Wut; Harninkontinenz ohne Organbefund bei verleugneter Depression; Harnverhalten bei retentiven Impulsen; Harnkontrolle als interpersonelles Geschehen.

Psychosomatische Symptome im urologischen Bereich sind also außerordentlich mannigfaltig und beruhen nicht nur auf sexuellen Affekten. Aber auch die nur eine Untergruppe bildenden Symptome des urethral-erotischen Syndroms sind vielfältig. Sie sind jedoch bislang nicht einmal in rein deskriptiver Hinsicht ausreichend erfaßt worden. Die folgende Aufzählung von Symptomen des urethral-erotischen Syndroms und der Versuch einer gewissen Klassifikation können daher nur einen vorläufigen Charakter haben, sollen aber zu weiterer Forschung auf diesem Gebiet anregen.

Störungen der Miktionsphysiologie

Die anatomischen Strukturen von Harnwulst, Harnröhre und Harnblase sind bei der Frau eng in die Lustphysiologie einbezogen, häufig sogar in ausgeprägter Weise. So ist es verständlich, daß es im Zusammenhang mit der Lustphysiologie zu einer Vielzahl von Miktionsstörungen kommen kann: vermehrter Harndrang und, was nicht dasselbe ist, häufiges Wasserlassen oder auch imperativer Harndrang, was mitunter klinisch als eine Art von Inkontinenz imponiert. Ferner kommen Harndrang bei fehlender Blasenfüllung und auch schmerzhafte Sensationen beim Wasserlassen vor. Während der Schilderung solcher Symptome ist in der Patientin eine zurückgehaltene erotische Ausstrahlung – Übertragung – wirksam, die sich meist auch in den biographischen Angaben andeutet. Andere Frauen halten – wiederum nicht immer ganz frei von einer versteckten lustvollen Komponente – das Wasser zurück und klagen über mangelnde Leerung der Harnblase, über Tröpfeln oder über komplette Harnsperre und manchmal über langsamen und schlaffen Harnfluß.

Ein Teil dieser Symptomatik wird mitunter dem klinischen Bild der Reizblase zugeordnet. Diese Bezeichnung wäre für das Erfassen der geschilderten Symptomatik aber irreführend, denn die Harnblase selbst ist ja gar nicht krank. Und außerdem erstreckt sich das Gesamt der nervösen Symptomatik weit über den Bereich der Harnblase hinaus. Entsprechend der hier dargestellten Pathogenese handelt es sich ja in Wirklichkeit auch gar nicht um eine kranke Harnblase, sondern um eine verdeckte funktionelle Sexualstörung.

Um Mißverständnissen vorzubeugen sei betont, daß das klinische Bild einer ausgeprägten psychogenen Harninkontinenz in der Mehrzahl der Fälle anders zustande kommt. Eine psychogene Harninkontinenz kann auf so unterschiedlichen emotionalen Konstellationen beruhen, wie sie in der Aufzählung einiger Überschriften gerade angedeutet worden sind, wobei zahlenmäßig die dort ebenfalls erwähnte verleugnete Depression im Vordergrund steht. Häufig entsteht eine Harninkontinenz auch durch die Wirksamkeit gehemmter Hingabeimpulse. Impulse und Affekte der Hingabe sind zwar etwas anderes als Lustphysiologie, haben aber ebenfalls eine Beziehung zum Erleben von Lust und Liebe und können die ortsständige organgebundene Physiologie der Miktion überlagern und modifizieren, was – falls ein solcher Vergleich erlaubt ist – jeder Hundeliebhaber leicht beobachten kann.

Irritierende Sensationen und Blutungen von nicht abgeführter Vasokongestion

Nicht hinreichend abgeführte Lustphysiologie kann nicht nur zu Miktionsstörungen führen, sondern auch zu vielerlei irritierenden Sensationen und Blutungen, die ebenso auf nicht zurückgehende Vasokongestion zurückzuführen sind.

Wer die Anatomie des Gräfenberg-Spots und des Trigonum vesicae vor Augen hat, wird das nicht so verwunderlich finden. Der Gräfenberg-Spot ist eine erotisch empfindsame, hochsensible Stelle der Vagina, welche nur durch eine Gewebsschicht von 3 oder 4 mm Dicke vom Trigonum vesicae getrennt ist. Die sich am Gräfenberg-Spot abspielende Lustphysiologie und Vasokongestion greift also leicht auf das Trigonum vesicae über, zumal wenn die Vasokongestion infolge mangelnder Befriedigung nicht hinreichend abgeführt werden kann.

So können Reizgefühle in der Blase entstehen, die von der nicht abgeführten Sexualspannung herrühren. Je nach Persönlichkeit können diese Reizgefühle in unterschiedlichen Worten und Bildern dargestellt werden. Sie können an Intensität zunehmen und als schmerzhaft erlebt werden, wobei manche Frauen den Ausdruck „hoher Schmerz" gebrauchen. Diese Reizgefühle und Schmerzen dauern nicht selten viele Stunden, ja Tage über den Verkehr hinaus an.

So erklärt sich aber auch ein weiteres Symptom, daß es nämlich nach dem Verkehr mitunter zu blutig tingiertem Urinabgang kommen kann. Es ist ja nicht verwunderlich, daß ein so stark hyperämisches Gewebe Blut in den Urin übertreten lassen kann, insbesondere natürlich nach Verkehr, auch ohne Erreichen eines Orgasmus, denn dieser würde ja die Vasokongestion zum Abklingen kommen lassen.

Die geschilderten Reizgefühle und Blutungen führen mitunter zu Diagnosen wie „abakterielle Zystitis", „Pseudozystitis", oder „Pseudourethritis".

Urethrale Persönlichkeitsstruktur

In der Psychoanalyse wird eine urethrale Persönlichkeitsstruktur beschrieben, die sich durch bestimmte psychische Charakteristika darstellt, welche auf frühkindliche Gegebenheiten zurückzuführen sind und außerdem typische psychische Folgen mit sich bringen. Das alles ist ein weites Feld, das aber in erster Linie den Psychoanalytiker interessiert. Die vorliegende Arbeit, die ja lediglich die Symptome der nicht „zum Abschluß gebrachten Lustphysiologie beschreiben will, kann nur die diesbezüglichen Charakteristika der urethralen Persönlichkeit berücksichtigen.

Frauen mit urethraler Persönlichkeitsstruktur sind u. a. durch eine urethrale Erotik gekennzeichnet. Das sexuelle Erleben konzentriert sich vornehmlich auf den urethralen Bereich von Harnwulst, Urethra und Harnblase. Sowohl körperlich erlebtes Verlangen als auch Erregbarkeit, Lustgefühle und Orgasmus können mehr oder weniger vollständig dort lokalisiert sein. Bisweilen sind sexuelle Erregung und Orgasmus überhaupt nur möglich, wenn es zu gezielter örtlicher urethraler Stimulation kommt.

Das aber hat zur Folge, daß sich das gesamte Denken und Fühlen mehr oder weniger um diesen Punkt dreht, was wiederum das Sexualverhalten der Frau und ihr interpersonelles Verhalten im einzelnen stark beeinflussen kann. Um nur ein Beispiel zu nennen: die an den Mann gestellte Erwartung, diese eine betreffende Stelle zu finden und zu stimulieren.

Die Beschreibung der urethralen Persönlichkeit ist fast identisch mit den gerade dargestellten Symptomen des urethral-erotischen Syndroms, was auch für die weiter aufzuführenden Symptome gilt. Die nicht zu Ende geführte Sexualphysiologie kann sich im pseudoinfektiösen Syndrom der Scheide oder in brennenden, schmerzhaften Sensationen in Scheide und Vulva ohne Organbefund manifestieren. Zum urethral-erotischen Syndrom kommt es vornehmlich dann, wenn Züge einer urethralen Persönlichkeitsstruktur vorliegen.

Irritierende Sensationen ohne Organbefund

Diese Persönlichkeitsstruktur und die hier diskutierte Pathophysiologie machen es verständlich, daß es auch zu irritierenden Sensationen ohne Organbefund kommen kann: mannigfache Sensationen wie Kribbeln, Pochen, Jucken, Zusammenziehen und Kneifen im Bereich von Urethra, Harnwulst und Harnblase. Wenn die Frau in einer Liebesbeziehung steht und immer wieder sexuell angeregt wird, es aber gleichzeitig nie zu einer hinreichenden Abfuhr und Befriedigung kommen kann, können diese Sensationen sich bis zu einer ausgeprägten Schmerzhaftigkeit steigern. Derartige urethrale Sensationen können trotz ihres irritierenden und schmerzhaften Charakters bisweilen mit einem verdeckt lustvoll erlebten Harndrang einhergehen.
Viele derartige Krankheitsbilder haben sich in der ärztlichen Praxis als äußerst therapieresistent erwiesen und könnten doch relativ einfach zum Abklingen gebracht werden, wenn der Arzt die hier aufgezeichneten Zusammenhänge erkennen und das therapeutische Gespräch danach ausrichten würde.

Störungen des Miktionsverhaltens

Schließlich gibt es auch Störungen des Miktionsverhaltens, bei denen die Miktionsphysiologie selbst nicht beeinträchtigt ist: bei jeder Sexualerregung zur Toilette laufen; Wasserlassen oder Tröpfeln beim Verkehr, wobei mitunter auch die oben erwähnten gehemmten Hingabesehnsüchte eine Rolle spielen können; Wasserlassen oder Tröpfeln nach dem Verkehr, das stundenlang anhalten kann. Andere Frauen täuschen sich selbst und anderen das Vorliegen einer Harninkontinenz vor, um ständig katheterisiert zu werden. Regelmäßiger Katheterismus über lange Zeiträume geht mitunter mit angenehmen Sensationen einher, worauf ungern verzichtet wird. Fast alle Gynäkologen werden Patientinnen kennen wie jene Frau, die immer gleich 20 Katheter zu Hause vorrätig hatte, um sich damit – man möchte fast sagen – ergötzen zu können. Es ist außerordentlich schwer, solche Patientinnen mit dem Hinweis auf die Infektionsgefahr von ihrem Katheterismus abzubringen.

Mischfälle

Es braucht kaum betont zu werden, daß die Symptome des pseudoinfektiösen Syndroms der Scheide, die brennenden und schmerzenden Sensationen in Scheide und Vulva ohne Organbefund und die Symptome des urethral-erotischen Syndroms gleichzeitig vorkommen können, handelt es sich doch bei allen diesen Symptomen um eine gleichartige Pathogenese. Schon in dem Handbuch von Stöckel soll sich der Hinweis finden, daß bei Pruritus vulvae manchmal auch Miktionsstörungen zu finden sind. Noch komplizierter wird die klinische Aufgabe dadurch, daß das Vorhandensein von organisch bedingten urologischen Symptomen nicht vor funktionellen Sexualstörungen schützt, und umgekehrt.

Viele der aufgeführten Symptome müssen jedoch nicht unbedingt auf einem Persistieren der Lustphysiologie beruhen, sondern können auch auf anderen pathogenetischen Wegen zustande kommen. Die genaue Beschreibung des Symptoms, das gleichzeitige Vorliegen anderer nervöser Symptome und das eingehende ärztliche Gespräch erlauben aber meist eine sichere Beurteilung und damit auch eine erfolgreiche Therapie.

Hier wäre noch anzumerken, daß sich eine persistierende Lustphysiologie auch in anderen Symptomen äußern kann. Dabei sei auf eine bestimmte Untergruppe von Unterleibsschmerzen ohne Organbefund [4] und auf Symptome beim Mann hingewiesen, wie etwa der sog. Prostatismus und mancherlei Schmerzen im Bereich von Hoden und Perineum.

Abschließend wird auf einige eigene Arbeiten hingewiesen, da manche Einzelheiten der hier vorgetragenen Zusammenhänge dort näher ausgeführt worden sind und aus diesen Arbeiten Passagen in den obigen Text übernommen wurden.

Literatur

1. Hertz DG, Molinski H (1980) Psychosomatik der Frau, Entwicklungsstufen der weiblichen Identität in Gesundheit und Krankheit. Springer, Berlin Heidelberg New York
2. Molinski H (1968) Sexuelles Verlangen und Hormonstatus. Z Psychosom Med Psychoanal 14: 221
3. Molinski H (1979) Don-Juanismus und Nymphomanie. Sexualmed 8: 186–188
4. Molinski H (1982) Unterleibsschmerzen ohne Organbefund und eine Bemerkung zum pseudoinfektiösen Syndrom der Scheide. Gynäkologe 15: 207–215
5. Molinski H (1983) Zur Psychosomatik von Blasenentleerungsstörungen. In: Petri E (Hrsg) Gynäkologische Urologie. Thieme, Stuttgart New York
6. Molinski H (1983) Sexualstörungen der Frau. Sexualmed 12: 135–136, 182–185
7. Molinski H (1985) Das Werden einer Frau, Entwicklungsstufen der weiblichen Geschlechtsidentität. In: Gindorf R, Haeberle EJ (Hrsg) Sexualität als sozialer Tatbestand; theoretische und empirische Beiträge zur Soziologie der Sexualitäten. de Gruyter, Berlin New York (im Druck)

Fokussierte psychotherapeutische Intervention bei postoperativer Harnverhaltung

C. Buddeberg

„…Ich gebe mir alle Mühe, aber es geht nicht. Heute habe ich es schon ein paarmal versucht, aber es kommt einfach nichts …" – Vielleicht haben Sie bei der Visite von hysterektomierten Patientinnen gelegentlich schon ähnliche Klagen gehört. Miktionsstörungen in der postoperativen Phase nach gynäkologischen Eingriffen sind – nach unseren Erfahrungen – eine eher seltene Komplikation.

Tritt eine Harnverhaltung jedoch auf und läßt sich für diese Störung keine organische Ursache finden, so stehen die Patientin und der behandelnde Arzt gemeinsam vor einem unliebsamen Rätsel. Diese Arbeit berichtet über die Behandlung von 8 Patientinnen, die im Anschluß an eine Hysterektomie oder Inkontinenzoperation eine psychogene Miktionsstörung entwickelten und mit 1–2 psychotherapeutischen Gesprächen erfolgreich behandelt wurden. Schnelle Erfolge sind für den Psychotherapeuten eher eine Seltenheit. Gelingen sie jedoch, so kann er sich als psychosomatischer Konsiliararzt bei den somatischen Kollegen einige Beachtung und Anerkennung erwerben.

Ich selbst bin Psychiater und arbeite seit mehreren Jahren als Konsiliararzt an der Universitätsfrauenklinik in Zürich. Neben regelmäßigen Tätigkeiten, wie Mitarbeit in der onkologischen Abteilung und in der Sexualmedizinischen Sprechstunde, übernehme ich bei stationären und ambulanten Patientinnen bei Bedarf psychosomatische Konsilien.

Der Psychiater wird bei unklaren körperlichen Symptomen in der Regel erst dann gerufen, wenn verschiedene somatische Behandlungsmaßnahmen ohne Erfolg blieben.

Es folgt die Darstellung von Verlauf und Therapie der 8 untersuchten Patientinnen mit postoperativer Harnverhaltung.

Somatische Befunde

Bei allen Patientinnen lag der operative Eingriff 2–3 Wochen zurück, als ich konsiliarisch hinzugezogen wurde. Die folgende Übersicht gibt einen Überblick über Diagnosen und operative Behandlungen dieser Patientinnen.

Die Miktionsstörungen waren in 6 Fällen primär, in 2 Fällen sekundär einige Tage nach der Operation aufgetreten. Die Eingriffe waren lege artis durchgeführt worden und ebenso wie die Wundheilung komplikationslos verlaufen. Die Harnverhaltung wurde zunächst eingehend somatisch abgeklärt und medikamentös behandelt. Da die

Psychosomatische Probleme in der
Gynäkologie und Geburtshilfe 1984
Hrsg. Jürgensen, Richter
© Springer-Verlag Berlin · Heidelberg 1985

Diagnose und operative Therapie bei Patientinnen mit postoperativer Harnverhaltung (n = 8, Alter: 53–75 Jahre)

Diagnose	n = 4	Descensus uteri mit Cystocele und Rektocele verschiedenen Grades
	4	Urethralverschluß-Insuffizienz verschiedenen Grades, mit und ohne Cystocele und Rektocele
Therapie	5	Vaginale HE mit vorderer und hinterer Kolporrhaphie
	1	Abdominale HE und Urethrocystopexie nach Marshall Marchetti-Krantz
	2	Urethropexie nach Marshall Marchetti-Krantz

Frauen nicht spontan Wasser lassen konnten, waren sie mehrfach katheterisiert und mit vielen guten Ratschlägen versorgt worden, wie „... Sie dürfen sich ja nicht verkrampfen, wenn Sie auf der Toilette sitzen ...", oder „... Versuchen Sie es doch einmal unter der Dusche ..." „... Lassen Sie sich ganz gehen, dann wird es schon klappen ...". Auch etwas forschere Ermunterungen wie „... Denken Sie nicht daran, dann klappt es schon ...", oder „... Seien Sie nicht so ängstlich, das Wasserlassen tut Ihnen sicher nicht weh ...", blieben ohne Erfolg. Die erste Patientin wurde mir mit folgenden Worten angemeldet: „... Wir wissen nicht, weshalb sie nicht pinkeln kann, könntest du mal versuchen, den Stau zu lösen ..."; dies sagte der Kollege mit neugieriger Skepsis zu mir ohne allzu große Hoffnungen, daß ich als Psychiater an der unglücklichen Situation etwas ändern könnte.

Zirkuläres Fragen als explorativ-therapeutische Technik

Weshalb es gelang, bei allen Patientinnen durch 1–2 Gespräche die Miktion wieder in Gang zu bringen, kann ich nur vermuten. Möglicherweise waren jedoch die beiden Hypothesen, unter denen ich die Gespräche mit den Frauen führte, geeignet, nicht nur ihren urethralen Spasmus, sondern auch ihre innere Spannung zu lösen.
Die beiden Hypothesen sind:
1. Die Wasserretention in der Blase ist ein symbolischer Ausdruck unterdrückter schmerzlicher Gefühle; die psychotherapeutische Intervention soll es der Frau ermöglichen, diese Gefühle zuzulassen und zu zeigen.
2. Das psychotherapeutische Gespräch sollte so geführt werden, daß bei der Patientin keine Widerstände – oder bildhaft formuliert: keine zusätzlichen Staus – hervorgerufen werden.

In allen psychotherapeutischen Verfahren spielt die Frage, wie der Therapeut mit Widerständen seiner Patienten umgehen soll, eine wichtige Rolle. Als Widerstand werden z.B. in der Psychoanalyse all jene Kräfte im Patienten angesehen, welche „die Versuche des Patienten stören, sich zu erinnern, Einsicht zu gewinnen und sie sich zu eigen zu machen, die Kräfte also, die gegen das vernünftige Ich des Patienten arbeiten und gegen seinen Wunsch, sich zu ändern ... Der Widerstand kann sich ausdrücken durch Gefühle, Einstellungen, Ideen, Impulse, Gedanken, Phantasien oder Handlungen" (Greenson 1975, S. 71).

In *psychoanalytisch orientierten Behandlungsverfahren* werden Widerstände analysiert, ihre Ursachen und Ziele aufgedeckt und dem Patienten gedeutet. *Zudeckende oder stützende Psychotherapiemethoden* zielen dagegen darauf ab, Widerstände zu stärken und sie anzuerkennen. In der Familientherapie hat in den letzten Jahren eine Gesprächstechnik zunehmend Anwendung gefunden, welche von der Mailänder Arbeitsgruppe von Selvini-Palazzoli unter dem Titel *Zirkuläres Explorieren* beschrieben wurde. Ziel eines in zirkulärer Weise geführten Gespräches ist es, den Punkt in der Entwicklung eines Menschen oder einer Familie festzustellen, an dem sich wichtige Beziehungen änderten und die Anpassung an diese Veränderung einzelnen Personen oder der ganzen Familie nicht gelang. Zirkuläres Fragen sucht Informationen über die von einer Person erlebten Beziehungsunterschiede vor und nach dem Ausbruch einer Störung. Es würde zu weit führen, Merkmale und Technik des zirkulären Fragens ausführlich darzustellen (vgl. hierzu Selvini-Palazzoli et al. 1981, Penn 1983, Buddeberg 1983).

Wichtigstes Merkmal dieser Art von Gesprächsführung ist die Vermeidung kausaler Fragen (Warum- und Woher-Fragen). Fragen nach Ursachen mobilisieren in hohem Maße Schuldgefühle, welche ihrerseits im Gespräch zu Widerständen führen. Beim zirkulären Fragen interessiert vor allem die Wechselseitigkeit zwischenmenschlicher Reaktionen. Der Interviewer versucht die augenblicklichen und früheren Interaktionen durch Wie-Fragen zu klären. Bei den Gesprächen mit den 8 Frauen waren solche Fragen z. B.:

– Wie haben Sie reagiert, als Sie nach der Operation nicht mehr Wasser lassen konnten?
– Wie verhielten sich die Schwestern, Ärzte, Familienangehörigen gegenüber Ihren Schwierigkeiten?
– Welche Unterschiede bestehen in der Einstellung Ihres Mannes/Partners Ihnen gegenüber, wenn Sie die jetzige Situation mit derjenigen vor dem Eintritt in die Klinik vergleichen?
– Wie erklären Sie sich, daß sich Ihr Mann/Ihre Kinder jetzt so verhalten?

Die durch zirkuläres Fragen gewonnenen Informationen ermöglichen die Bildung von Hypothesen über die intrapsychische und interpersonelle Funktion eines Symptoms. Diese Hypothesen sind dann am Ende des Gespräches Ausgangspunkt für gezielte therapeutische Interventionen. Kurz zusammengefaßt wird versucht, im ersten Gespräch mit den Patientinnen folgende Punkte zu klären:

– Welche Beschwerden haben Sie?
– Welche Bedeutung hat die Harnverhaltung für Sie?
– Wie reagieren Ihre Familienangehörigen/Bezugspersonen auf die Störung?
– Was drückt Sie außer Ihrer Blase sonst noch?
– Was würden Sie tun, wenn Sie über Ihre weitere Behandlung entscheiden müßten?

Das folgende Fallbeispiel soll kurz das Vorgehen der Behandlung einer Patientin darstellen.

„Ich bin innerlich wie gelähmt."

Bei der 54jährigen Patientin wurde wegen einer Streßinkontinenz 3. Grades eine Urethrasuspension nach Marshall-Marchetti durchgeführt. Der postoperative Verlauf war zunächst komplikationslos. Wegen einer leichten Affektlabilität wurde der Patientin wenige Tage Lexotanil in niedriger Dosierung verordnet. Drei Tage vor der vereinbarten Klinikentlassung trat eine Harnverhaltung auf, für welche sich keine organische Ursache finden ließ. Im Gespräch berichtete die Patientin zunächst distanziert und ohne Affekt, später unter Tränen, daß ihr Mann vor 4 Monaten durch Ertrinken plötzlich verstorben sei. Seit seinem Tode fühle sie sich innerlich wie gelähmt, sie versuche sich durch Kontakte von „dummen Gedanken" abzulenken. Wie sich ergab, hatte die Patientin auch schon früher wiederholt schmerzliche Verluste erlebt, so die Scheidung ihrer Eltern und die Scheidung von ihrem ersten Mann, welcher wegen Straftaten verurteilt und längere Zeit inhaftiert worden war. Psychodynamisch lag bei dieser Patientin ein unbewältigter Trauerkonflikt vor. Die Miktionsstörung zeigte in symbolhafter Weise die ambivalente Einstellung der Frau zu ihrer Trauer: Einerseits wollte sie gefaßt und ohne größere Erregung den Tod ihres Mannes verkraften, andererseits war sie innerlich voller Schmerz und Trauer. Der durch die vorgesehene Entlassung drohende Verlust der als schutzbietend erlebten Klinikatmosphäre hatte zum Auftreten des Symptoms geführt. Ich empfahl der Patientin nach der Entlassung aus der Klinik einen längeren Aufenthalt bei einer näheren Verwandten, welche ihren Mann vor einigen Jahren ebenfalls verloren hatte. Wenige Stunden nach dem Gespräch kam die Miktion spontan wieder in Gang. Nach der Rückkehr von dem Besuch bei ihrer Verwandten berichtete die Patientin, daß sie zwar nach wie vor unter dem Verlust ihres Mannes leide, mit ihrer Trauer jetzt aber umgehen könne.

Abgewehrte Enttäuschungen und Trauerreaktionen

Bei der ersten Patientin, die ich vor 4 Jahren wegen einer postoperativen Harnverhaltung behandelte, wurde mir deutlich, daß zwischen Tränen- und Harnfluß symbolhaft gewisse Zusammenhänge bestehen können. Die Frau mußte während des Gesprächs über einen langjährigen Ehekonflikt mehrmals bitterlich weinen. „... Ich fühle mich wie gelöst ...", sagte sie bei der Verabschiedung. 2 Stunden später erhielt ich die Nachricht, die Patientin habe spontan Wasser lassen können. – Alle 8 Frauen mußten im 1. oder 2. Gespräch ein – oder mehrmals intensiv weinen. Die Gründe für ihre Tränen waren unterschiedlich: unverarbeitete Verlusterlebnisse, unbefriedigende Ehe- und Familienverhältnisse oder Krankheits- und Todesängste.
Nach meinen Erfahrungen gibt es bei der postoperativen psychogenen Harnverhaltung keinen „typischen Konflikt". Vielmehr können die zur Symptombildung führenden unbewältigten Probleme verschieden sein.
Nicht bei allen 8 Patientinnen führten meine Gespräche innerhalb von Stunden zur Lösung der Harnsperre. Die letzte Patientin, die ich behandelte und bei der ich trotz persistierender Miktionsstörung die Entlassung aus der Klinik und einen Erholungsaufenthalt vorgeschlagen hatte, schrieb mir nach einigen Tagen eine Postkarte aus dem Tessin mit folgenden Grüßen: „... Sehr geehrter Herr Doktor! Schon seit dem zweiten Tag meines Hierseins läuft, läuft das köstliche Wässerlein zu meiner großen Freude. Nochmals Dank für Ihre große Hilfe ..."
Die Freude am Wasserlassen, so könnte man vielleicht zusammenfassend sagen, kann nur der empfinden, dem es auch möglich ist, Enttäuschungen und Trauer zuzulassen und zu verarbeiten.

Literatur

Buddeberg C (1983) Sexualberatung – Eine Einführung für Ärzte, Psychotherapeuten und Familien-
berater. Enke, Stuttgart
Greenson RR (1975) Technik und Praxis der Psychoanalyse. Klett, Stuttgart
Penn P (1983) Zirkuläres Fragen. Familiendynamik 8: 198–220
Selvini-Palazzoli M, Boscolo L, Cecchin G, Prata G (1981) Hypothetissieren – Zirkularität – Neutrali-
tät: Drei Richtlinien für den Leiter der Sitzung. Familiendynamik 6: 123–139

Die „Reizblase" aus der Sicht der psychosomatisch orientierten gynäkologischen Praxis

P. Platz

In der gynäkologischen Praxis werden wir immer wieder mit Patientinnen konfrontiert, die unter einer ausgeprägten Reizblasensymptomatik leiden, der als Ursache weder eine organische Veränderung noch ein entsprechender mikrobiologischer Befund zugeordnet werden kann. Häufig handelt es sich dabei um Frauen, die schon eine lange Vorgeschichte von zumeist erfolglosen Behandlungsversuchen bei zahlreichen Ärzten aufweisen. Der berühmte Gynäkologe Stoeckel hat diese Patientinnengruppe folgendermaßen charakterisiert:

... Viel ungünstiger liegen die Fälle, bei denen ein unaufhörliches, quälendes Reizgefühl in der Urethra vorhanden ist, ohne daß eine Ursache dafür gefunden werden kann und ohne daß Hysterie besteht. Eine solche, sicherlich auf „nervöser Basis" zustande kommende „irritable Urethra" ist manchmal unheilbar und dann ein wirklich qualvoller, die Nachtruhe verjagender, zur Verzweiflung führender Zustand. Man muß alles versuchen: Dauerkatheterismus, Argentum-nitricum-Ätzungen, leichte Dilatation der Urethra, schließlich Anästhetika (Novocain, Eukupin) in Form der Injektion mit der *Fritsch*schen Spritze oder durch medikamentöse Stäbchen; aber es gibt leider Fälle, die unheilbar sind und bleiben.

Obwohl die Problematik der Reizblase und anderer psychogener Miktionsstörungen schon sehr lange bekannt ist, erstaunt die Diskrepanz zwischen der Vielzahl betroffener Patientinnen und den wenigen vorliegenden Untersuchungen zu diesem Thema.

Krankengut und Methodik

Es wurden 50 Patientinnen mit diffuser Reizblasensymptomatik psychodiagnostisch untersucht, wobei die Blasenfunktionsstörung vorher oder gleichzeitig urodynamisch abgeklärt wurde. Einige Patientinnen hatten eine instabile Blase mit und ohne Dranginkontinenz und einige waren streßinkontinent, während eine allgemeine Reizblasensymptomatik in allen Fällen im Vordergrund stand. Auf eine statistische Auswertung wurde verzichtet, da in diesem Zusammenhang das Problem möglichst praxisbezogen anhand von Kasuistiken dargestellt werden soll.
Eine Verhaltenseigentümlichkeit von Reizblasenpatientinnen besteht in der auffälligen Tendenz, sich parallel in Behandlung bei mehreren verschiedenen Ärzten zu begeben, wobei man sich diese Neigung manchmal recht erfolgreich diagnostisch und therapeutisch nutzbar machen kann, wie in der folgenden Krankengeschichte gezeigt wird.

Psychosomatische Probleme in der
Gynäkologie und Geburtshilfe 1984
Hrsg. Jürgensen, Richter
© Springer-Verlag Berlin · Heidelberg 1985

Fallbeispiel 1

Eine 32jährige Hausfrau kam zu mir in die Nachmittagssprechstunde und klagte über quälende Mißempfindungen in Form von unangenehmem Juckreiz und brennenden diffusen Schmerzen im Bereich der Harnröhrenmündung bei gleichzeitig bestehender Pollakisurie mit rezidivierendem unwillkürlichem Urinabgang. Auf meine Frage hin, ob sie denn ihre Beschwerden schon einem anderen Arzt vorgetragen hätte, zeigte sie mir zunächst den urodynamischen Befundbericht einer urologischen Klinik, aus dem hervorging, daß bei ihr eine Dranginkontinenz bestand. Dann klagte sie, daß ihr niemand helfen könne, obwohl sie bald öfter zu Ärzten renne, als ihre Blase laufen würde. Zu meiner Verblüffung erzählte sie weiter, daß sie am Morgen des Tages der Erstkonsultation bei mir bereits sehr früh bei ihrem praktischen Arzt war, im Laufe des Vormittags beim Urologen, gegen Mittag beim Internisten und anschließend beim Heilpraktiker. Auf meine Frage, wohin sie denn anschließend noch gehen wolle, falls die Konsultation bei mir auch nicht die gewünschte Erleichterung bringe, sagte sie – etwas resigniert –, daß sie jetzt ja keine Zeit mehr habe und zu ihrem Mann nach Hause gehen müsse.

Die kurze sinngemäße Schilderung dieser Erstkonsultation enthält einige wertvolle psychodiagnostische Hinweise. Wenn nämlich die Patientin gern oder zumindest oft und freiwillig zu diversen Ärzten geht und dann am Abend eines solchen „Arzttages" mit einem gewissen Bedauern meint, daß sie nun zu ihrem Mann nach Hause gehen müsse, fühlte ich mich veranlaßt, nach dem Grund für dieses „Müssen" zu fragen.

Etwas schamhaft beklagte sie sich nach einigem Zögern darüber, daß ihr Mann abends nicht selten zur Begrüßung erst einmal sexuell mit ihr verkehren will, wovon er nur dann Abstand nimmt, wenn ihre Blasenbeschwerden besonders stark sind, wobei er sich über ärztlicherseits ausgesprochene Abstinenzempfehlungen oft hinwegsetzt, sie aber auch gelegentlich akzeptiert. Interessanterweise hing seine Bereitwilligkeit, sich auf Abstinenzempfehlungen einzulassen nicht vom Zufall ab, wie die Patientin immer glaubte. Da sie privatversichert war, konsultierte sie auch manchmal medizinische Kapazitäten. Auf meine Anregung hin fand sie bald heraus, daß ihr Mann geneigt war, ein sexuelles Abstinenzgebot zu befolgen, wenn es von einer Koryphäe eines Fachgebietes stammte, während die Empfehlungen eines gewöhnlichen Facharztes für ihn keine große Bedeutung hatten.

Dieses Beispiel kann recht anschaulich darüber belehren, in welchem Maße und auf welch differenzierte Weise wir Ärzte in die Familiendynamik unserer Patienten eingreifen, ohne uns dessen vielleicht immer genügend bewußt zu sein. Dieses Bewußtsein kann aber großen diagnostischen Wert besitzen, weil gerade Patientinnen mit einer Reizblasensymptomatik in besonderem Maße aus unbewußten Motiven heraus dazu neigen, ihren Partner und ihre Ärzte in rivalisierende Positionen zu drängen und sie in gewissem Sinne als Konkurrenten gegeneinander auszuspielen. Diese Konkurrenzmanipulationen laufen keineswegs nur auf sexueller Ebene ab, wie es zunächst den Anschein hat, sondern auf verschiedenen Ebenen, wobei aggressiven Regungen eine besondere Bedeutung zukommt.

Weil sich die Patientin gegen die übertriebenen sexuellen Ansprüche ihres Mannes nur indirekt und unzureichend mittels ihrer Blasenbeschwerden zur Wehr setzen kann, benötigt sie sozusagen die Unterstützung durch ärztliche Autoritäten, um mit

Hilfe von Abstinenzverordnungen erfolgreicher gegen die besitzergreifende Sexualität ihres Partners ankämpfen zu können.

Dieses Verhalten weist auf zwei wesentliche psychologische Befunde hin, die fast regelmäßig bei Patientinnen mit einer Reizblasensymptomatik gefunden werden, nämlich auf ein ausgesprochen *mangelhaftes Durchsetzungsvermögen* und auf eine mehr oder weniger deutliche *Sexualverdrängung*, wobei beide Störfelder integrale Bestandteile einer ausgeprägten Selbstwertproblematik sind.

Bedeutungsvoller als das Ausmaß der Sexualverdrängung scheint jedoch eine besondere Störung der *Geschlechtsidentität* zu sein, die man vorzugsweise bei Frauen mit psychogener Reizblase und Dranginkontinenz finden kann.

Dies soll an folgendem Fallbeispiel erläutert werden:

Fallbeispiel 2

Zur Vorgeschichte der 28jährigen Verlagsangestellten ist bemerkenswert, daß der Vater einem plötzlichen Herztod erlag, als die Patientin drei Jahre alt war. Die inzwischen 53jährige Mutter der Patientin litt schon immer unter Blasenbeschwerden, die als nervös bedingt gelten, zumal sie auch wegen Depressionen und Schlafstörungen in ständiger Behandlung steht. Die Patientin selbst hatte im Alter von 10 Jahren erstmals „etwas mit der Blase", was bei der Mutter einen großen pflegerischen Aufwand veranlaßte, bei dem die Verabreichung von Blasentee im Mittelpunkt stand. Im allgemeinen hatte sie durch die Mutter, deren Bestreben es war, eine perfekte Hausfrau zu sein, wenig Zuwendung erfahren. Nach der Trennung von der Mutter – nach ihrem Auszug von zu Hause im Alter von 18 Jahren – bekam sie intensive Reizblasenbeschwerden, die v. a. in einem diffusen schmerzhaften Brennen im Bereich des Harnröhrenausganges sowie in einer Pollakisurie mit und ohne unwillkürlichem Urinabgang bestanden. Bei zahlreichen urologischen und gynäkologischen Untersuchungen konnte nie ein signifikanter Harnwegsinfekt oder eine andere organische Krankheitsursache gefunden werden. Mit Hilfe einer zystometrischen Untersuchung vor 2 Jahren ließ sich eine leichte Dranginkontinenz nachweisen, die medikamentös überhaupt nicht beeinflußt werden konnte. Subjektiv erfährt die Patientin die größte Erleichterung immer noch durch Blasentee, wie früher bei der Mutter. Ihre sexuellen Betätigungen haben – je nach Art – sehr unterschiedlichen Einfluß auf die Intensität ihrer Blasenbeschwerden.

Sie werden fast immer verstärkt durch Geschlechtsverkehr, bei dem sie regelmäßig keinen Orgasmus hat, im Gegensatz zur Masturbation, die sie mit einem Massagegerät betreibt, das sie ursprünglich von ihrer Mutter zur Behandlung von Nackenverspannungen geschenkt bekam. Auf Anregung ihres ersten Freundes hatte sie damit angefangen zu onanieren, was ihr auf Anhieb mehr bedeutete, als der Sexualverkehr mit einem Mann. Diese Befriedigungsquelle hatte sie vor ihren jeweiligen Intimpartnern geheimgehalten, zunächst auch ihrem späteren Mann gegenüber. Dieser – ein Orientale – war anfänglich angetan von dieser Variante des Liebesspiels, bekämpfte dann jedoch den Massagestab, nachdem er dessen volle Bedeutung für seine Frau erkannte, als seinen schärfsten Rivalen.

Er selbst ist sehr potent und hatte seine Frau während des 7jährigen Zusammenlebens veranlaßt, fast die gesamte Freizeit mit ihm „im Bett" zu verbringen, obwohl sie lieber auch mal etwas unternommen hätte. Da sie trotzdem noch bei jeder sich bietenden Gelegenheit onanierte, ist ihre dominierende Masturbationsphantasie von entscheidender Bedeutung, nämlich daß sie den Massagestab als Teil ihrer selbst empfindet und – nach ihren eigenen Worten – häufig das Gefühl hatte, ihren Penis in der Hand zu halten.

Bei dieser Falldarstellung klingt alles ungeheuer sexuell, dies ist es aber nur vordergründig. Dieser Fall wurde ausführlich geschildert, weil er einige psychodynamische Auffälligkeiten besonders gut erkennen läßt, die man bei den meisten Frauen mit einer psychogenen Reizblase findet.

Im Mittelpunkt steht eine narzißtische Störung, die schon während der frühen Kindheit entstanden ist. Der narzißtische Defekt ist bei dieser Patientin u. a. an ihrer extremen Anpassungsbereitschaft zu erkennen, indem sie z. B. fast widerstandslos ihr Leben mit einem Mann „im Bett" verbringt, wobei der Konkurrenz mit ihrem Massagestab um die sexuelle Dominanz eine entscheidende Bedeutung zukommt. Ferner signalisiert die Sucht nach körperlichem Kontakt den frühkindlich erlebten Defektzustand, der zumindest teilweise durch die erlebnismäßige Fixierung auf die Urethra kompensiert wird. Deshalb spricht man bei einer solchen Entwicklung auch von der Herausbildung eine „urethralen Charakters" im Sinne von Schultz-Hencke, bei dem sich sozusagen das ganze Leben um die Harnröhre dreht, die im Falle unserer Patientin noch durch den Massagestab verlängert wird.

So bekommt das urethrale Symptom eine wichtige Funktion und Bedeutung, indem es der Patientin überhaupt eine Art von eigenständigem Körperleben ermöglicht, was man sich als Arzt vor einem Behandlungsversuch immer wieder vor Augen halten sollte.

Die Bedeutung von Trennungserlebnissen für die Auflösung einer funktionellen Reizblasensymptomatik bei narzißtisch gestörten Frauen mit ambivalenter Geschlechtsidentität soll noch an einem weiteren Beispiel kurz skizziert werden:

Fallbeispiel 3

Eine intensive funktionelle Blasenirritation kombiniert mit einer unkontrollierbaren Harnflut, wie es die Patientin selbst bezeichnete, setzte bei dieser 34jährigen ledigen Behördenangestellten urplötzlich nach dem Tod ihres Vaters ein. Sie hatte bis dahin ein sehr inniges Verhältnis zu ihm, hat ihn versorgt und ihm den Haushalt geführt, nachdem ihre Mutter schon früh verstorben war.

Aus tiefenpsychologischer Sicht ist durch den Tod des Vaters im urethralen Bereich der Patientin sozusagen eine *symbolische Wunde an der inzestuösen Trennungsstelle* entstanden. Auch wenn diese Formulierung etwas theoretisch erscheinen mag, so kann die Vorstellung von einer symbolischen Wunde praktisch ganz natürlich sein, wenn man bedenkt, daß sie durch die Fokussierung von Schmerz und Trauer entstanden ist, die die Patientin im psychischen Bereich allein gar nicht ertragen und ausreichend verarbeiten konnte. Aus dieser Sicht hat die Symptombildung zunächst einmal das psychische Überleben garantiert, da die Patientin durchaus Phantasien hatte, ihrem Vater in den Tod zu folgen. Inzwischen hat sich die Wunde vorläufig auf andere Weise geschlossen.

Die Reizblasensymptomatik verschwand prompt, nachdem sich die Patientin schwärmerisch in ihren Chef verliebt hatte, von dem sie wußte, daß er homosexuell war. Damit konnte sie nun ihren idealisierende Liebe wieder auf ein Objekt richten, das in sexueller Hinsicht für sie ebenso tabu war, wie ehedem ihr Vater.

Die therapeutischen Möglichkeiten bei psychosomatischen Krankheiten können immer nur so gut sein, wie es der Aufklärung bzw. Erhellung der psychogenen Ursachen der entsprechenden Funktionsstörungen entspricht.

Für die Behandlung der psychogenen Reizblase und den damit zusammenhängenden Störungen ergeben sich aufgrund der dargestellten Fallbeispiele folgende therapeutische Möglichkeiten:

Die Basis jeder effektiven psychosomatischen Therapie besteht in dem gesprächstherapeutischen Bemühen über die *kategoriale* Diagnose psychogene Reizblase oder Miktionsstörung hinaus zu einer *persönlichen* Diagnose vorzudringen. Es muß versucht werden, herauszufinden, welche persönliche Bedeutung das Symptom für die Patientin hat, welche Beeinträchtigungen es für ihre Sicherheit und ihr Selbstwertgefühl mit sich bringt, welche Störungen dadurch in ihren Partner – und sonstigen Umweltbeziehungen hervorgerufen werden und in welchem Maß sie sich von ihrer Blasendysfunktion tyrannisieren läßt, ihre Lebensbezüge einschränkt und ihren Tagesablauf danach ausrichtet. Viele Patientinnen isolieren sich, kapseln sich ab und werden immer menschenscheuer, manche immer eigentümlicher, penetranter, aufdringlicher oder exaltierter.

Jedenfalls bleibt kaum jemals das Gesamtverhalten unbeeinflußt. Je größer die Angst, durch die Auswirkungen der Reizblase aufzufallen, desto verkrampfter ist das Verhalten und um so größer die innere Gefühlsanspannung, die wiederum die Reizblasenbeschwerden verstärkt.

Es entsteht also ein Circulus vitiosus, den man recht wirksam durch eine Gesprächstherapie unterbrechen kann. Die Abklärung der subjektiven Bedeutung des Beschwerdekomplexes in mehreren Sitzungen führt fast immer zu einer erheblichen Entlastung und Verminderung der inneren Spannungen und damit auch zu einer Besserung der Symptomatik.

Schon die psychosomatisch orientierte Diagnostik, sei es auch nur in Form der gesprächsweisen Erarbeitung einer persönlichen Diagnose, bedeutet bereits Therapie, weil der Patientin dabei viele Einsichten und Erkenntnisse über sich selbst vermittelt werden, die sie zu positiven Verhaltenskorrekturen verwenden kann. Dabei handelt es sich überwiegend nicht um intellektuelle Einsichten, sondern v. a. um Selbsterkenntnisse auf einer emotional-affektiven Ebene, die therapeutisch um so wirksamer sind, je besser, tragfähiger und vertrauensvoller sich die Arzt-Patient-Beziehung entwickelt und gestaltet.

Denn eine Patientin mit einer sog. Reizblase ist ja nicht eigentlich an der Blase erkrankt, sondern ist vielmehr – wie wir gesehen haben – in ihrer psychischen Entwicklung und besonders in ihren Beziehungen gestört. Deshalb haben wir Ärzte die Chance, mit Hilfe eines therapeutischen Beziehungsangebotes wenigstens einen Teil der faßbaren Störungen korrigieren zu helfen, abzuschwächen, zu mildern und erträglicher zu gestalten.

Soweit dieses Vorgehen als Therapie nicht ausreicht, kann aufgrund der mit der Patientin erarbeiteten persönlichen Diagnose die Indikation – je nach Lage und Schwere des Falles – für eine weitere Behandlung gestellt werden:

- In einigen besonders komplizierten Fällen wird man einen dauerhaften Erfolg durch eine Psychoanalyse erwarten können, sofern eine psychoanalytische Therapie überhaupt realisierbar und auch aus anderen Gründen indiziert ist.
- Bei anderen weniger tief gestörten Patientinnen kann die Fortsetzung der Gesprächstherapie aussichtsreich sein, wenn man einen Therapieaufwand von etwa 10–20 Sitzungen betreiben kann.
- Frauen, die wenig introspektiv sind und die Tatsache einer psychogenen Störung bei sich negieren müssen, weil ihr ohnehin angschlagenes Selbstwertgefühl dieser Art von Belastung nicht erträgt, sind u. U. für eine Verhaltenstherapie geeignet, bei der es verschiedene Modifikationen gibt. Eine Methode besteht z. B. in der Erstellung eines erweiterten Miktionsprotokolls mit der Auflage der Erfassung aller symptomauslösenden und belastenden Situationen und Umweltfaktoren. Dieses Verfahren kann jedoch den Nachteil einer zusätzlichen Fixierung auf das Symptom haben, obwohl damit teilweise auch gute Therapieergebnisse beschrieben werden.
- Eine etwas einfach und vordergründig erscheinende Methode ist die sog. „paradoxe Intention", die auf den Wiener Psychiater und Psychotherapeuten Viktor Fankl zurückgeht. Bei diesem Verfahren wird die Patientin dazu angehalten, bei jeder sich bietenden Möglichkeit zu urinieren, auch wenn sie nicht unbedingt muß, um möglichst oft an ihre Blasenbeschwerden zu denken.
  Gelegentliche verblüffende Erfolge mit diesem Vorgehen hat man meiner Erfahrung nach jedoch nur bei leichten, unkomplizierten und passageren Fällen.
- Da nicht selten die psychogene Reizblase den körperlichen Ausdruck einer larvierten Depression darstellen kann, ist u. U. die Verordnung von Antidepressiva indiziert, sofern durch die initiale Gesprächstherapie keine ausreichende Besserung der Depression bewirkt werden konnte. Man sollte sich aber vor einer allzu beiläufigen Antidepressivaverordnung hüten, etwa nach dem Muster der Kopfschmerztablettenverschreibung, weil gerade hierbei die Therapiewirkung ganz entscheidend von der Qualität der Arzt-Patientin-Beziehung abhängt.
- Im Anschluß an die gesprächstherapeutische Erarbeitung der persönlichen Diagnose erweist sich für einen großen Teil der Fälle das autogene Training als die effektivste Methode, weshalb darauf noch etwas ausführlicher eingegangen werden soll.

Eine wichtige therapeutische Chance besteht darin, Besonderheiten und Schwierigkeiten des Verhaltens beim autogenen Training mit den Patientinnen in der Gruppe durchzusprechen und zu interpretieren. Dadurch kommt gleichzeitig ein gruppentherapeutischer Effekt zustande, der über das Erlernen der konzentrativen Selbstentspannung weit hinausgeht und den Behandlungserfolg deutlich verbessert.
Viele Reizblasenpatientinnen erweisen sich beim autogenen Training als besonders perfektionistisch mit gewissen zwangsneurotischen Tendenzen, womit sie häufig ihre sonstige Lebensgrundhaltung widerspiegeln.
Sie neigen dazu, mit besonderem Ehrgeiz die autogenen Trainingsanweisungen äußerst penibel zu befolgen, um dem Gruppenleiter möglichst schnell einen Erfolg präsentieren zu können. Diese Ambitionierung ist oft als deutlicher Hinweis auf eine Potenzproblematik im weitesten Sinne des Wortes wie auch häufig auf ein spezielles sexuelles Potenzproblem zu werten, was zumindest im übertragenen Sinne auch bei

Frauen vorkommt, wie u. a. die dargestellten Fallbeispiele gezeigt haben. Eine fast spezifische Unfähigkeit von Reizblasenpatientinnen zeigt sich beim autogenen Training in der Schwierigkeit, die Wärmeübungen des Bauches zu erlernen. Während sie alle übrigen Entspannungs- und Wärmeübungen relativ schnell und gut erleben können, haben die meisten außerordentliche Mühe, ein Wärme- und Entspannungsgefühl im Unterbauch und in der Blasengegend zu erzeugen, worin jedoch das Übungsziel gerade bei diesen Patientinnen besteht. Wenn dieses Problem beim Üben auftaucht, kann der Therapeut die Gelegenheit zur Interpretation nutzen, daß die auffallende Verspannung und Verkrampfung des Urogenitaltraktes u. a. ein Ausdruck der Unfähigkeit ist, sich in diesem Bereich vertrauensvoll hinzugeben und in angemessener Weise gehenzulassen.

In den mitgeteilten Phantasien und Selbstbeobachtungen wird dann gelegentlich die Angst geschildert, bei den gezielten Entspannungsversuchen des Unterbauches möglicherweise unwillkürlich Urin zu verlieren, in unkontrollierter Weise irgendwie zu „verströmen", was zunächst gewisse Angst – und Panikreaktionen auslösen kann, weil die Patientinnen nicht wissen, was mit ihnen geschieht.

Wenn sie aber mit fortschreitendem Übungserfolg erfahren, daß ihre Befürchtungen unbegründet sind, und die quälenden Mißempfindungen in der Blasengegend allmählich einem Gefühl des entspannten Wohlbehagens weichen, dann verbessert sich regelmäßig ihr allgemeines Körpergefühl.

Einige Frauen, die sich quasi als Werkzeug ihrer Reizblase empfanden und das Gefühl der Autonomie und Herrschaft über ihren Körper immer mehr eingebüßt hatten, erreichten mit Hilfe des autogenen Trainings wieder eine weitgehende Kontrollfähigkeit über ihre Miktionsorgane. Die leibhaftige Erfahrung, daß es z.B. mittels einer tiefen konzentrativen Selbstentspannung gelingen kann, die Dominanz des Geistes über eine massiv gestörte Körperfunktion wiederherzustellen, erhöht das Selbstvertrauen und trägt dazu bei, eine oft jahrelang erlittene narzißtische Kränkung wieder auszugleichen.

Literatur

Condrau G (1965) Psychosomatik der Frauenheilkunde. Huber, Bern Stuttgart
Frankl VE (1970) Theorie und Therapie der Neurosen. Reinhardt, München Basel
Hertz D, Molinski H (1980) Psychosomatik der Frau. Springer, Berlin Heidelberg New York
Melchior H (1981) Urologische Funktionsdiagnostik. Thieme, Stuttgart New York
Prill H-J (1964) Psychosomatische Gynäkologie. Urban & Schwarzenberg, München Berlin
Schultz-Hencke H (1965) Lehrbuch der analytischen Psychotherapie. Thieme, Stuttgart
Stoeckel W (1947) Lehrbuch der Gynäkologie. Hirzel, Leipzig

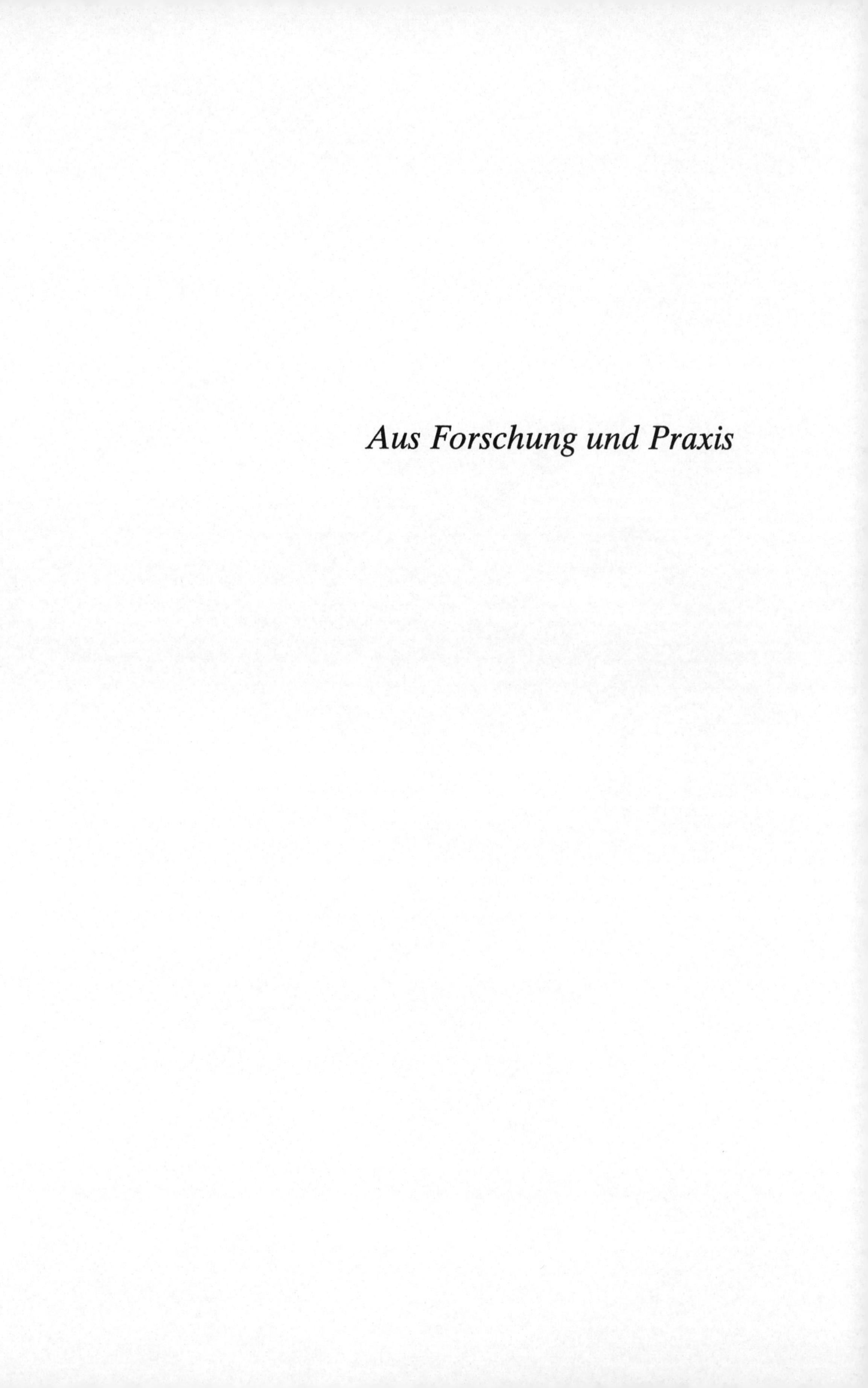

Aus Forschung und Praxis

Schwangerschaft, Geburt und Wochenbett bei inhaftierten Frauen in Berlin (West)

B. Weingart, J. H. Koubenec, M. Stauber

Bei der Schwangerenberatung und der Entbindung inhaftierter Frauen in der Universitätsfrauenklinik Charlottenburg sind einzelne Fälle von besonders problematischen Schwangerschafts- und Geburtsverläufen aufgefallen.

Es stellte sich die Frage, ob diese Einzelbeobachtungen auf Schwangerschafts- und Geburtsverlauf bei inhaftierten Frauen allgemein anzuwenden sind und welche Gründe für diese Beobachtungen gegebenenfalls verantwortlich zu machen sind. Ziel der Untersuchung sollte schließlich die Erarbeitung von Verbesserungsvorschlägen sein, damit die mütterliche und kindliche Morbidität bei dieser Patientengruppe in akzeptablen Grenzen gehalten werden kann.

Patientengut und Methodik

Das Untersuchungskollektiv setzte sich aus 43 inhaftierten schwangeren Frauen im Zeitraum von 1973–1982 zusammen.

Die Krankenakten aus den Strafvollzugsanstalten von Berlin und der Universitätsfrauenklinik Charlottenburg sowie die Aufzeichnungen aus der Schwangerenberatung dieser Klinik wurden gesichtet. Die sozialen und medizinischen Daten aus diesen Unterlagen wurden denen eines parallelisierten (in Alter, Parität und Familienstand, Jahrgang der Geburt) Vergleichskollektivs (172 Fälle) gegenübergestellt.

Zur Signifikanzprüfung der Ergebnisse wurde der Vierfelder-Test herangezogen.

Ergebnisse

Tabelle 1 gibt hierzu einen Überblick.

Sozialanamnese

Die Altersstrukturierung läßt ein zahlenmäßiges Überwiegen der Altersstufe von 20–29 Jahren erkennen. Beim Familienstand überwiegen die ledigen Frauen und bilden zusammen mit den geschiedenen Frauen die größte Gruppe der Inhaftierten. Beim Partusstand besteht eine annähernd gleichgroße Aufteilung in Primiparae bzw. Pluriparae.

Psychosomatische Probleme in der
Gynäkologie und Geburtshilfe 1984
Hrsg. Jürgensen, Richter
© Springer-Verlag Berlin · Heidelberg 1985

Tabelle 1.   Signifikante Untersuchungsergebnisse bei inhaftierten schwangeren Frauen.
SS = Schwangerschaft, SB = Schwangerschaftsberatung, $Pp.$ = Postpartal

Daten	Untersuchungs-kollektiv		Vergleichs-kollektiv		Signifikanz
	Anzahl n = 43	%	Anzahl n = 172	%	
Soziale Daten:					
Berufszugehörigkeit					
– Angelernte Tätigkeit	14	33	32	18	$P_2 \geqq 5\%$
– Lehrberufe	6	14	64	37	$P_2 \geqq 1\%$
Unbekannte Väter	27	63	49	28,5	$P_2 \geqq 1\%$
Allg./gyn. Anamnese:					
– Nikotin	12	28	9	5	$P_2 \geqq 1\%$
– Drogen	4	9	2	1	$P_2 \geqq 5\%$
– Fehlgeburten	12	28	17	10	$P_2 \geqq 1\%$
SS-Verlauf:					
– Teilnahme an SB	24	56	131	76	$P_2 \geqq 1\%$
– Plazentainsuffizienz	17	40	9	5	$P_2 \geqq 1\%$
– Übertragung, (relativ)	7	16	6	3,5	$P_2 \geqq 1\%$
– Schwangerschaftsspezifische Erkrankungen					
mit stationärer Behandlung	12	28	20	12	$P_2 \geqq 1\%$
Geburtsverlauf:					
– Pp. Asphyxie	9	21	13	7,5	$P_2 \geqq 5\%$
Nachgeburtsverlauf:					
– Plazentaretention	12	28	7	4	$P_2 \geqq 1\%$
– Pp. Blutung	8	19	10	6	$P_2 \geqq 5\%$
Neugeborene (NG):					
Reife NG	25	58	128	74	$P_2 \geqq 5\%$
– Regelwidrige NG					
(z. B. Frühgeburt/Mangelgeburt)	18	42	44	26	$P_2 \geqq 5\%$
– Krankheiten der NG	12	28	9	5	$P_2 \geqq 1\%$
– Zur Adoption	9	21	5	3	$P_2 \geqq 1\%$
Wochenbett:					
– Stillen	21	50	133	77	$P_2 \geqq 1\%$

Bei den Berufsangaben fällt eine signifikant häufigere Ausübung von angelernten Tätigkeiten auf bzw. eine signifikant geringere Anzahl von Lehrberufen. Die Väter werden in 63% der Fälle von den schwangeren Frauen nicht angegeben.

Allgemeine und gynäkologische Anamnese

Im Untersuchungskollektiv findet sich vermehrt Drogen- und Nikotinabusus.

Schwangerschaftsverlauf

Insgesamt wird die Schwangerschaftsberatung von den Frauen des Untersuchungs-
kollektivs weit unregelmäßiger wahrgenommen. Die erfaßten Schwangerschaftsver-
läufe weisen dann signifikant häufiger chronische Plazentainsuffizienzen bzw. kindliche Retardierungen auf. Zudem müssen sich diese Schwangeren weit häufiger einer
stationären Behandlung wegen schwangerschaftsspezifischer Erkrankungen unterziehen. Die Morbiditätsrate ist also bei diesen Schwangeren deutlich erhöht.

Geburtsverlauf

Sehr deutlich war das häufigere Auftreten postpartaler Asphyxien, wobei auch schon
eine größere Anzahl von Neugeborenen bereits intrauterine Zeichen einer Asphyxie
boten.

Nachgeburtsverlauf

Als Komplikationen traten signifikant mehr Plazentaretentionen und postpartale
Blutungen auf.

Neugeborene

Tabelle 2 enthält dazu genauere Angaben:

Tabelle 2. Signifikante Ergebnisse bei den Neugeborenen inhaftierter Frauen

Neugeborene (= NG)	Untersuchungs-kollektiv n = 43	Vergleichs-kollektiv n = 172	Signifikanz
Rechtzeitige NG	25 (58%)	128 (74%)	$P_2 < 5\%$ = signifikant
Regelwidrige NG insgesamt	18 (42%)	44 (26%)	$P_2 < 5\%$ = signifikant
Davon:			
– Frühgeborene	6 (14%)	15 (9%)	$P_2 > 5\%$ = nicht signifikant
– Mangelgeborene	9 (21%)	28 (16%)	$P_2 > 5\%$ = nicht signifikant
– Übertragene	4 (9%)	6 (3,5%)	$P_2 > 5\%$ = nicht signifikant
– NG mit Übertragungszeichen	7 (16%)	6 (3,5%)	$P_2 < 1\%$ = sehr signifikant

Der Anteil der Neugeborenen mit Retardierungen, Frühgeburtlichkeit und Übertragung bzw. einer Kombination ist deutlich größer.
Die Morbiditätsrate bei den Neugeborenen ist signifikant erhöht. Es werden signifikant mehr Neugeborene zur Adoption freigegeben.

Tabelle 3. Krankheiten der Neugeborenen von inhaftierten Frauen

	Untersuchungs-kollektiv n = 43	Vergleichs-kollektiv n = 172
Lues connata	4	0
Kongenitale Hepatopathie	2	0
Heroin-Entzug	4	0
Angeborene Fehlbildungen:		
– Vitium cordis congenitum	2	5
– Hydrozephalus	2	0
– Hexadaktylie	0	1
– Klumpfüße	0	1
– Ösophagus-Atresie	0	1
Magen-Darm-Erkrankungen:		
– Gastroenteritis/Dyspepsie	1	0
Haut-/Schleimhautentzündungen:		
– Nabelinfektion	1	0
– Soordermatitis	1	0
– Bauchhautekzem	1	0
– Pharyngitis	1	0

Tabelle 3 gibt einen Überblick über die auftretenden Krankheitsarten.

Wochenbett

Hier fällt eine deutlich geringere Stillfrequenz im Untersuchungskollektiv auf.

Erklärungsmodelle für die festgestellten Untersuchungsergebnisse

Die ermittelten Ergebnisse zeigen deutlich, daß inhaftierte Frauen und deren Kinder besonders hohe Risiken in der perinatalen Periode aufweisen. Als ursächlich hierfür sind neben organischen Dispositionen v. a. psychische und soziale Faktoren zu diskutieren, die zum einen bereits als präexistente Basis, zum anderen durch die spezielle Haftsituation gegeben sind.

Eine direkte Auswirkung der Haftsituation auf Schwangerschaft und Geburt kann über das Streßmodell und die Lebensereignisforschung erklärt werden. Dabei wäre die Inhaftierung in einer Strafvollzugsanstalt als Stressor zu definieren, bzw. als unerwünschtes, unerwartetes, unbeeinflußbares Ereignis.

Starke Emotionen – aus Unsicherheit, Angst, Schmerz oder Einsamkeit resultierend – werden als Stressoren definiert, die über das limbische System – Hypothalamus (releasing factors) – Hypophyse (ACTH-Ausschüttung) zu Katecholaminfreisetzung mit Aktivierung des sympathischen Nervensystems führen. Über diesen Mechanismus ließe sich eine Verbindung zur Vasokonstriktion als pathogenetischem Faktor in Fällen von EPH-Gestose, Plazentainsuffizienz und intrauteriner Asphyxie herstellen.

Bei der Lebensereignisforschung wird postuliert, daß bestimmte Arten von Lebensereignissen – z. B. Trennungen, Statusbedrohungen bzw. eine Häufung von solchen unerwünschten, unerwarteten, unbeeinflußbaren Ereignissen – so belastend werden können, daß normale Bewältigungsmöglichkeiten nicht ausreichen und emotionale Spannungszustände mit neurohormonellen und pathophysiologischen Reaktionen auftreten (Siegrist 1980).

Bei Akzentuierung psychoanalytischer Gesichtspunkte bedarf das Streßmodell einer notwendigen Ergänzung. So werden Schicksalsbelastungen und psychischem Streß nur dann eine Bedeutung beigemessen, wenn diese mit der unbewußten Dynamik und der dazugehörigen Reaktionslage des Individuums in Verbindung gebracht werden können (Dührssen 1965).

Deutung und Diskussion der einzelnen Ergebnisse

Anhand der erhobenen Daten bzw. der signifikanten Ergebnisse lassen sich problematische Persönlichkeitsfaktoren bei den Frauen beschreiben. Aus der *Sozialanamnese* wird ersichtlich, daß sich die Mehrzahl der Frauen nicht auf eine gesicherte Partnerschaft stützen kann. Eine eigenständige, soziale Absicherung wie z. B. durch einen festen Arbeitsplatz ist ebenfalls bei der Mehrzahl der Frauen nicht vorhanden.

In der *Anamnese* der inhaftierten Frauen findet man gehäuft Suchttendenzen sowie manifeste Suchtproblematiken. Hierdurch gibt es natürlich wiederum belastende Faktoren für den Ablauf der Schwangerschaft, der Geburt und des Wochenbetts.

Bei der *gynäkologischen Anamnese* ergeben sich aus der hohen Fehlgeburtsrate Anhaltspunkte für frühere Konflikte im Umgang mit Schwangerschaften, die auf Schwierigkeiten mit der weiblichen Rolle oder bevorstehenden Mutterrolle hinweisen. Die uns auch hier interessierenden relevanten psychischen Faktoren wurden von Prill (1957) und Condrau (1965) beschrieben.

Zum Thema der problematischen Persönlichkeitsfaktoren sollen noch die Ergebnisse zur Mutter-Kind-Beziehung erwähnt werden. Starker Ausdruck einer Abwehr gegen die Mutterrolle ist die Freigabe des Kindes zur *Adoption*. Dieses Ergebnis läßt zusammen mit der ebenfalls festgestellten signifikant geringeren *Stillquote* die Vermutung aufkommen, daß bei der Mehrzahl der inhaftierten Frauen keine gelungene Mutter-Kind-Beziehung entstanden ist. Goldstein (1978) formulierte den Einfluß eines negativen Schwangerschaftserlebnisses bzw. der mangelnden Vorbereitung auf die Geburt und das Kind auf eine niedrige Stillquote.

Die signifikant erhöhte Zahl von Plazentainsuffizienzen im Untersuchungskollektiv soll anhand der einzelnen pathogenetischen Faktoren diskutiert werden. Eine Aussage zum psychischen Aspekt formulierten Hultin und Ottoson (1973), die einen Zusammenhang zwischen unerwünschter Schwangerschaft und Plazentainsuffizienz feststellten. Herms und Kubli (1978) diskutierten bei der Entwicklung der EPH-Gestose ebenfalls psychische Vorgänge, wie sie z. B. durch Veränderungen in der Partnerbeziehung während der Schwangerschaft hervorgerufen werden können.

Stationäre Behandlungen wegen *schwangerschaftsspezifischer Erkrankungen* waren bei den inhaftierten Frauen signifikant häufiger notwendig. Die Hälfte aller schwangerschaftsspezifischen Erkrankungen ist bei den nikotin- und drogenabhängigen Frauen zu finden.

Die bei den *Neugeborenen* inhaftierter Frauen deutlich häufiger auftretenden post-partalen Asphyxien werden in der psychosomatischen Literatur in Verbindung mit streßvollen Lebensereignissen während der Schwangerschaft und mit der Unfähig-keit, diese zu verarbeiten, diskutiert (Nuckolls 1972).
Bei der signifikant erhöhten Anzahl von Plazentaretentionen bzw. postpartalen Blutungen im Untersuchungskollektiv kann einmal ein organisches Korrelat verant-wortlich gemacht werden, z. B. Schädigungen des Endomyometriums, hier durch die deutlich höhere Anzahl von Fehlgeburten. Andererseits können die verlängerten Geburtszeiten mit den Folgen atonischer Nachblutung ein psychisches Korrelat dar-stellen (Davids 1963, Dick-Read 1963).
Zu den Neugeborenen mit Regelwidrigkeiten haben wir Mangelgeburten, Frühge-burten und Übertragungen gerechnet, die in ihrer Gesamtheit in signifikant höherem Maße bei den Neugeborenen inhaftierter Frauen auftreten. Hartmann (1980) stellte bei den Müttern Frühgeborener eine verstärkte Ambivalenz zum Kind fest. Die Mütter fühlten sich häufiger körperlichem und psychischem Streß ausgesetzt. Newton (1979) fand eine größere Anzahl von „major life events" bei den Müttern Frühgebo-rener. Die signifikant erhöhte Morbiditätsrate bei Neugeborenen inhaftierter Frauen läßt sich zur Hälfte auf die Heroin- bzw. Nikotinsucht ihrer Mütter zurückführen. Darüber hinaus weisen per se Früh- und Mangelgeborene eine erhöhte Morbiditäts-rate auf (Flege 1981).

In komprimierter Form lassen sich die genannten Ergebnisse auf folgende Ursachen zurückführen:

1. Ein großer Teil der Schwangerschaften ist unerwünscht und wird als Belastung empfunden. Die große Zahl der Fehlgeburten in den Anamnesen deutet auch auf frühere Konflikte im Umgang mit Schwangerschaft und bevorstehender Mutter-rolle hin. Weitere problematische Persönlichkeitsfaktoren können z. B. aus dem Mangel an Partnerschaften und der Suchtproblematik vermutet werden.
2. Die konkreten Bedingungen in den Strafvollzugsanstalten lassen den inhaftierten Frauen wenig Raum für ein angemessenes Verhalten gegenüber ihrer Schwanger-schaft und dem Neugeborenen. So ist z. B. auch die Teilnahme an einer psychoso-matischen Geburtsvorbereitung oder auch an einem Säuglingskurs nicht gestattet.
3. Inhaftierte schwangere Frauen sind auch durch die Zugehörigkeit zu einer niedri-gen sozialen Schicht und den daraus resultierenden Problemen sowie durch Niko-tin- bzw. Drogenkonsum belastet.

Aus unseren Ergebnissen lassen sich einige *Schlußfolgerungen* für die Praxis ableiten: Wegen der besonders hohen Risiken, die während Schwangerschaft, Geburt und Wochenbett für die Frau wie auch für das Neugeborene zu erwarten sind, ist die Inhaftierung schwangerer straffällig gewordener Frauen vom medizinischen Stand-punkt aus kritisch zu sehen. Diese Frauen sind bereits vor Strafantritt mit Problemen, die aus ihrem sozialen Umfeld und ihren Persönlichkeitsmerkmalen, aus der aktuel-len Schwangerschaft und aus der bevorstehenden Mutterrolle resultieren, belastet bzw. überlastet.
Eine Senkung der mütterlichen und kindlichen Morbidität könnte unter Berücksichti-gung folgender Gesichtspunkte erreicht werden:

1. Eine intensive, individualisierte Behandlung während Schwangerschaft und Geburt ist anzustreben, wobei von seiten des Arztes eine Art „Haltefunktion" (Winnicott 1965) eingenommen werden sollte. Auch die bisher verweigerte Möglichkeit zur Teilnahme an einer psychosomatischen Geburtsvorbereitung oder an einem Säuglingskurs ist anzustreben.
2. Als weiteren wichtigen Gesichtspunkt sehen wir die Notwendigkeit einer übergreifend geänderten Strafvollzugspraxis in dieser Frage an. Eine Haftaussetzung bzw. Haftaufhebung, wie sie in §§ 455–455a, Absatz 3 der Strafprozeßordnung (1981) formuliert wird, müßte, über ein medizinisch-psychosomatisches Gutachten erstellt, durch einen Arzt des Vertrauens angestrebt werden.

   Eine bereits gesetzlich verankerte Haftaussetzung für straffällige Schwangere kann im italienischen Codice Penale (Artikel 147) und im Strafvollzugsgesetz (1971) der DDR nachgelesen werden.

Als ermutigend in diesem Sinn soll eine bereits veränderte „Behandlungspraxis" von heroinabhängigen schwangeren Inhaftierten erwähnt werden. Aufgrund wissenschaftlicher Untersuchungen zum Thema „Schwangerschaft und Drogenkonsum" wurde die medizinische stationäre Betreuung dieser Frauen, die vormals im Haftkrankenhaus innerhalb der Mauern stattfand, nun der Universitätsfrauenklinik übertragen. Es konnte eine den neueren Erkenntnissen entsprechend modifizierte Behandlung heroinabhängiger Schwangerer vorgenommen werden.

Zusammenfassung

Die Haftsituation bei schwangeren Frauen und ihre mögliche Auswirkung auf Schwangerschaft, Geburt und Wochenbett wurde an 43 Berliner Frauen untersucht. Gegenüber einem parallelisierten Kollektiv von 172 Frauen zeigten sich signifikant häufiger Komplikationen im Schwangerschafts- und Geburtsverlauf sowie bei den Neugeborenen. Im einzelnen waren dies: erhöhte Morbiditätsrate der Schwangeren, Plazentainsuffizienz, Frühgeburtlichkeit, Mangelentwicklung, mehr Nachgeburtskomplikationen und auch eine erhöhte Morbiditätsrate der Neugeborenen. Aus der Analyse der Einzeldaten ergab sich für die Mehrzahl der Frauen durch die Haftsituation eine Verstärkung der bereits primär vorhandenen mißlichen sozialen und psychischen Umstände. Das Ziel der Untersuchung war v. a., Vorschläge für die Senkung der kindlichen und mütterlichen Morbidität dieser Risikogruppe zu formulieren. Dabei wurde zum einen eine übergreifend geänderte Strafvollzugspraxis (Haftaufhebung, Haftaussetzung nach §§ 455–455a Abs. 3 StPO) in Erwägung gezogen; zum anderen wurde eine intensive, individualisierte Schwangerschafts- und Geburtsbetreuung mit Einbeziehung der hier gemachten Erfahrungen für die schwangeren inhaftierten Frauen als Vorschlag formuliert.

Literatur

Codice Penale (1983) Artikel 147. Schriftliche Mitteilung der Botschaft der BRD in Rom
Condrau G (1965) Psychosomatik der Frauenheilkunde. Huber, Bern Stuttgart
Davids A et al. (1963) Maternal anxiety during pregnancy and adequacy of mother and child adjustment eight months following child birth. Child dev 34: 993–1002
Dick-Read GO (1963) Mutterwerden ohne Schmerz, 12. Aufl. Hoffmann & Campe, Hamburg
Dührssen A, Jores A, Schwidder W (1963) Zum Streßbegriff in der psychosomatischen Medizin. Z psychosom Med Psychoanal 11: 234ff.
Flege FW (1981) Früh- und Neugeborenenmorbidität – eine Einzelfallanalyse der Neugeborenen-Intensivstation an der Universitätsklinik Bonn aus den Jahren 1974–1977. Dissertation, Bonn
Goldstein M (1978) Untersuchung über die Häufigkeit und Dauer des Stillens und den Einfluß psychosozialer Faktoren in West-Berlin (1973–1975). Dissertation, Berlin
Hartmann P (1980) Psychosomatische Aspekte bei vorzeitiger Wehentätigkeit. Dissertation, München
Herms V, Kubli E (1978) Psychosomatische Aspekte von Schwangerschaft, Geburt und Wochenbett, 7. Geburtshilfe Perinat 182/1: 3–15
Hultin M, Ottoson JO (1971) Perinatal conditions of unwanted children. Acta psychiat Scand [Suppl] 221: 59–76
Newton RW et al. (1979) Stress and premature labour. Br Med J 2: 1512–1513
Nuckolls CB et al. (1972) Psychosocial assets, life crisis and the prognosis of pregnancy. Am J epiderm 95: 431–441
Prill HJ (1957) Zur psychischen Reifung der Schwangeren. Gynaecologia 144: 231
Siegrist J (1980) Die Bedeutung von Lebensveränderungen für den Ausbruch einer Krankheit. Med Klin 75: 770–777
Strafprozeßordnung (1981) In: Kleinknecht (Hrsg) Strafprozeßordnung mit Gerichtsverfassungsgesetz und Nebengesetzen, 35. neubearb Aufl. Beck, München
Strafvollzugsgesetz der DDR 1977. In: DDR-Gesetze. Verlag Wissenschaft und Politik
Winnicott DW (1974) Reifungsprozesse und fördernde Umwelt (1965). Kindler, München

Schwangerschaftserleben bei Heimmüttern

C. Bier-Fleiter

Die im folgenden Beitrag dargestellte empirische Untersuchung über das Schwangerschaftserleben von Heimmüttern führte ich in den Jahren 1980–81 anhand autobiographischer Interviews mit 17 werdenden Müttern durch, die zum Zeitpunkt der Befragung in einem Mütter- und Kleinkinderheim lebten und dort ihr Kinder zur Welt brachten.

Mein Erkenntnisinteresse richtete sich damit auf eine Gruppe von Frauen, bei denen während der Schwangerschaft erhöhte Belastungsmomente vorlagen: jugendlich, alleinstehend, obdachlos, geringes Einkommen und niedriger Bildungsstatus bzw. Unterbrechung der Schul- oder Berufsausbildung durch die Schwangerschaft. Über die Hälfte der Befragten war vor Aufnahme in das Mütter- und Kleinkinderheim bereits in der Herkunftsfamilie von behördlichen Stellen betreut worden; die Mehrzahl von ihnen stammte aus unvollständigen Familien und hatte vor Aufnahme in das Heim in Erziehungsheimen und Pflegefamilien gelebt. Die am häufigsten vertretene Altersgruppe waren die 15–17jährigen ledigen Mütter, gefolgt von den 18- bis 20jährigen.

Schwangere mit den genannten Risikofaktoren müssen mit einem besonders problematischen Schwangerschaftsverlauf rechnen, und auch ihre Kinder haben ungünstigere Entwicklungschancen: Wir finden eine erhöhte Gestoserate, vermehrt Erbrechen und Blutungen während der Schwangerschaft sowie eine erhöhte Frühgeburtlichkeits-, perinatale Mortalitäts- und Morbiditätsrate.

Ziel der Untersuchung war es, Grundlagen für sozialpädagogische Interventionen im Rahmen der Mutter-Kind-Heime zu erstellen. Durch die Diskussion des § 218 gerieten Heime dieser Art gerade in den letzten Jahren in das Licht der Öffentlichkeit: Sie machen sich zur Aufgabe, eine Alternative zum Schwangerschaftsabbruch zu bieten und Hilfe bei der Annahme des ungeplanten und häufig auch unerwünschten Kindes zu leisten. Trotz der Bedeutung, die solchen Einrichtungen zukommt, erfolgte keine Planung, geschweige denn ein Ausbau sozialer Hilfen für diese Gruppe von werdenden Müttern. Ferner existieren keine allgemeinen Heimkonzeptionen, die auf die Verarbeitung von Schwangerschaftskonfliktkonstellationen hinzielen.

Die Mehrzahl der vorliegenden empirischen Untersuchungen über schwangerschaftsbedingte Konfliktkonstellationen eruiert die den Schwangerschaftsverlauf bestimmenden Faktoren und versucht, anhand sozialer Daten und signifikanter Merkmale die befragten Frauen in Erklärungsmodelle einzuordnen (Grant u. Heald 1972, Heinrichs 1977, Hennig 1974, Wenderlein 1978, S. 13 ff.). Ihr Hauptinteresse liegt darin, typische Unterschiede zwischen dem Schwangerschaftsverlauf von Frauen mit

Psychosomatische Probleme in der
Gynäkologie und Geburtshilfe 1984
Hrsg. Jürgensen, Richter
© Springer-Verlag Berlin · Heidelberg 1985

Risikofaktoren und solchen, bei denen aufgrund ihrer besseren sozialen Lage und ihres Alters diese Faktoren ausgeschaltet sind, herauszuarbeiten. Diese Perspektive führt aber zwangsläufig dazu, daß Differenzen innerhalb der Gruppe von Frauen mit Risikofaktoren aus dem Blickfeld geraten. Ferner machen sie keine Aussage über das subjektive Erleben der von dieser konflikterzeugenden Ausgangslage Betroffenen. So wichtig Untersuchungen, die auf die sozioökonomischen Aspekte der Schwangeren abheben, auch sind, sie sind insofern unzureichend, als sie folgende Fragen unbeantwortet lassen: Wie kommt es – vor dem Hintergrund nichtdeprivierter Lebensbedingungen – dazu, daß z. B. Frauen, die alles tun, um schwanger zu werden, einen Schwangerschaftsabbruch vornehmen lassen? Oder umgekehrt: Wie erklärt es sich, daß Frauen, welche unbedingt kein Kind bekommen wollen, schwere psychosomatische Störungen zeigen, sobald eine kontrazeptive Maßnahme oder ein Schwangerschaftsabbruch durchgeführt werden? Ebenso ungeklärt bleibt das Problem, daß Frauen in einer schweren Notlage ein Kind zur Welt bringen, welches weder geplant noch erwünscht ist, und die Möglichkeit eines Schwangerschaftsabbruchs – unabhängig von ethischen Bedenken und gesundheitlichen Erwägungen – nicht in Anspruch nehmen.

Daher kann es nicht die alleinige Aufgabe sein, sozioökonomische Faktoren als Auslöser von Schwangerschaftskonflikten herauszuarbeiten, sondern es müssen ebenso die individuellen Reaktionsweisen der Betroffenen auf die durch ihre spezifische Ausgangslage vorprogrammierten Konflikte erfaßt werden.

In den theoretischen Ausführungen meiner Untersuchung zeigte ich anhand ausgewählter psychoanalytischer und sozialwissenschaftlicher Literatur auf, daß unter den gegenwärtigen Bedingungen von Sozialisation und Ich-Entwicklung das Schwangerschaftserleben im allgemeinen durch *Ambivalenz* bestimmt wird (Bier-Fleiter 1984).

Die Konstellation eines solchen Erlebens kennzeichnete ich, in Anlehnung an Molinski, als „Ambivalenzkonflikt" (Molinski 1978, S. 97 ff.). Dieser besagt, daß in jeder Schwangerschaft zwei sich widersprechende Strebungen wirksam werden: der Wunsch nach einem Kind und die Ablehnung des Kindes. Daraus ergibt sich, daß die Schwangere zwei entgegengesetzte Handlungsalternativen, seien sie bewußt oder unbewußt, verfolgen muß, die beide zu ihrer Identität gehören. Wie immer sie sich auch entscheidet, sie trifft auch eine Entscheidung gegen sich selbst.

Die Einstellung der Mutter zu ihrem noch ungeborenen Kind beeinflußt den Schwangerschaftsverlauf und kann als mitbestimmend für den psychischen und physischen Entwicklungsverlauf des Kindes betrachtet werden. Komplikationen im Verlauf der Schwangerschaft, Früh- und Fehlgeburten stehen in einem direkten Zusammenhang mit mütterlichen Konfliktlagen. Diese Erkenntnis erhält ihre besondere Dimension, indem Untersuchungen auf dem Gebiet der pränatalen Psychologie den Nachweis erbrachten, daß das noch ungeborene Kind Sinneseindrücke wahrzunehmen und auf sie zu reagieren vermag. Als sicher gilt, daß Ersterinnerungen und Erinnerungsfragmente – und damit psychische Strukturbildung – bis in die letzten 3 Intrauterinmonate zurückreichen (Graber 1974, Schindler u. Zimbrich 1983). Diese Ergebnisse lassen folgenden Schluß zu: die Primärsozialisation des Kindes beginnt nicht erst ab dem Zeitpunkt der Geburt. Es werden stattdessen bereits in einem intrauterinen Stadium bestimmte Grundstrukturen angelegt, die für die postnatale Sozialisation entscheidende Voraussetzungen schaffen.

Mein Untersuchungsansatz ging davon aus, daß die Erforschung des Schwangerschaftserlebens zugunsten pädagogischer Ansatzpunkte die individuellen Auswirkungen und die Verarbeitung gesellschaftlicher Bedingtheit im einzelnen, d. h. in den Betroffenen, zeigen muß. Ihr Handeln sollte nicht ausschließlich aus den Lebensbedingungen, sondern in erster Linie aus den hiermit verbundenen Hoffnungen, Wünschen, Ängsten und Rechtfertigungen erschlossen werden. Der individuelle Verlauf ihrer Entwicklung muß nachvollzogen werden, wenn es zu einem wechselseitigen „Verstehen" zwischen Sozialpädagoge und Klient kommen soll.

Hieraus ergab sich die Bedeutung der *Biographie* für meine Untersuchung. Die Schwangeren äußerten ihr Selbstverständnis von ihrer eigenen Entwicklung. Was die erwähnte wechselseitige Verstehensleistung betrifft, so enthalten autobiographische Äußerungen immer auch Hinweise darauf, an welchem Punkt in der Vergangenheit die Verständigung mit dem sozialen Umfeld abgebrochen war. Aber auch an dem großen Wert, den die Frauen selbst ihrer Lebensgeschichte beimaßen, wurde mir klar, daß ohne Kenntnis derselben die Bedeutung der Schwangerschaft für die Betroffenen, ihre Konflikte und Ängste und somit die Komplexität des Erlebens nicht zu erfassen gewesen wäre. Es zeigte sich, daß die Schwangeren trotz ihrer scheinbar identischen Situation keineswegs eine homogene Gruppe bildeten – zu verschieden waren die individuellen Konfliktkonstellationen und ihr Erleben der Schwangerschaft. Um Veränderungen, die für die im Umbruch befindliche Lebenssituation der Befragten nach Eintritt der Schwangerschaft zu erwarten waren, erfassen zu können, führte ich ein Gespräch unmittelbar nach dem jeweiligen Heimeintritt der Befragten und ein weiteres gegen Ende des 9. Schwangerschaftsmonats.

In der empirischen Untersuchung des Schwangerschaftserlebens von Frauen aus einem Mütter- und Kleinkinderheim versuchte ich folgende Fragen zu beantworten: In welcher Weise finden durch das soziale Umfeld bedingte Konfliktkonstellationen ihren Niederschlag im eigenen Erleben der Betroffenen? Wie äußert sich der psychoanalytisch und sozialwissenschaftlich formulierte, der weiblichen Identität angehörende Ambivalenzkonflikt im Schwangerschaftserleben der Befragten? In welchen Phasen der Schwangerschaft tritt eine Erlebnisänderung ein? Welche Wege der inneren Verarbeitung und Konfliktbewältigung finden die Befragten?

Im Hinblick auf das Mütter- und Kleinkinderheim als sozialpädagogische Institution ging ich ferner folgenden Fragen nach:

In welcher Weise erleben die Schwangeren den Aufenthalt?

Welchen Einfluß hat dieser auf ihr Erleben der Schwangerschaft?

Welche Erwartung setzen sie in die Zukunft?

Bei der Frage nach den Möglichkeiten des Untersuchers, subjektive Lebensprozesse zu verstehen, kommt der Selbstreflexion seiner Rolle eine große Bedeutung zu. Ein Grundproblem ist es, daß der Untersucher an einer sozialen Ordnung teilhat, die er gleichzeitig erforscht. Dadurch werden dem Erkenntnisprozeß von vornherein Grenzen gesetzt, die sich nicht aus der Fragestellung ableiten. Ich hatte als Untersuchende durch meine Anwesenheit im Heim mein Forschungsfeld irreversibel mitstrukturiert und verändert. Aus diesen grundsätzlichen Überlegungen ergab sich die Notwendigkeit der Reflexion über die eigene Wertorientierung, ihrer direkten und indirekten Ausdrucksformen und ihrer Vermittlung den befragten Schwangeren gegenüber sowie der Rolle, die ich als Untersuchende für sie repräsentierte.

Aufgrund unserer unterschiedlichen sozialen Lage konnte von einer Übereinstimmung der Normen und Wertvorstellungen nicht ausgegangen werden. Ich war zunächst potentiell eine Repräsentantin der „Außenwelt", und so wurden mir von ihrer Seite Erwartungen entgegengebracht und Vorstellungen zugeschrieben, die ich als Einflußfaktoren der Interaktion berücksichtigen mußte. Diese Reflexion der eigenen Rolle hätte mich dazu verleiten können, mich möglichst aller persönlichen spontanen Äußerungen zu enthalten sowie allen konkreten Erwartungen zu entziehen. Es stellt sich hier die Frage: Ist eine Standardisierung des Untersucherverhaltens angebracht, wenn dieses an der Erfassung komplexer menschlicher Äußerungen interessiert ist?

Ich bin überzeugt, daß gerade eine nichtstandardisierte, individuell gestaltete Zuwendung des Untersuchenden zum Klienten zu jenen Äußerungen führen kann, die Einblick in grundlegende Konfliktkonstellationen geben und in einer kontrollierten, distanzierten Atmosphäre unterbleiben. Ich habe nicht versucht, mein Verhalten den Befragten gegenüber zu normieren und als reine Wissenschaftlerin Untersuchungsobjekten gegenüberzutreten. Stattdessen habe ich mich bemüht, das entstandene Vertrauensverhältnis zu nutzen, um zu einer qualitativen Erweiterung des Bildes der Einzelnen und der Gruppe insgesamt zu gelangen. Wichtig ist, daß sich der Untersucher dieser Beziehungsformen bewußt ist. Denn die Art und die Inhalte von Äußerungen sowie die Form beobachtbaren Verhaltens der Untersuchten variieren mit ihnen und sind von ihnen abhängig. Dadurch wurde ich aber auch mit einer Erwartungshaltung, mit Wünschen und Bedürfnissen mir gegenüber konfrontiert. Ich ließ mich, soweit es mir möglich war, darauf ein.

Die subjektive Bedeutung der Lebensumstände und ihre Entstehung in der gesellschaftlichen Wirklichkeit erschloß sich durch ein hermeneutisch-interpretierendes Verfahren. Hier orientierte ich mich an dem Konzept Lorenzers im Umgang mit autobiographischen Texten.

Nach Lorenzer ist die Psychoanalyse niemals nur Individualpsychologie, sondern muß als Analyse konkreter lebensgeschichtlicher Verläufe von vornherein darüber hinausgehen (Lorenzer 1971, S. 10). Zur Rekonstruktion von „Erlebnisgeschichte" als spezifisch subjektivem Aspekt der Sozialisation entwickelt er sein Konzept der „bestimmten Interaktionsformen". Diese werden als strukturanalytischer Begriff vorgestellt, der den Gegenstand der Psychoanalyse als Resultat der Vermittlung von Natur und gesellschaftlicher Praxis kennzeichnet, d. h. das System der objektbedingten Strukturen der Vergesellschaftung im Subjekt. Der Anfang liegt dabei in der primärsozialisatorischen Interaktionsform der Mutter-Kind-Dyade, die bereits intrauterin ihren Anfang nimmt.

An diesem Konzept der Vermittlung von subjektiver Struktur und objektiven gesellschaftlichen Bedingungen orientierte sich meine Untersuchung. Zunächst wurde in 5 Falldarstellungen die innerpsychische Linie der Entwicklung nachvollzogen, d. h. der Niederschlag gesellschaftlicher Bedingtheit im Subjekt. Die thematische Auswertung aller 17 Lebensgeschichten schließlich versuchte, zu Verallgemeinerungen über die Gruppe der befragten Schwangeren aus dem Mütter- und Kleinkinderheim zu kommen, d. h. hier wurden von dem autobiographisch erfaßten Erleben der Individuen Rückschlüsse auf die gesellschaftliche Bedingtheit gezogen.

„Es ist eben nicht so, daß das individuelle Schicksal ein privates ist … So wie die Sozialisation des einzelnen nicht familial beziehungslos sich in der Schwebe befindet, sondern ihren sozialen Ort in der sozialen Ordnung der jeweiligen Gesellschaft hat, so ist das Individuell-Private der einzelnen Lebensgeschichte immer auch Exempel kollektiv gruppenspezifischer, überindividueller Lösungsversuche gesellschaftlich zugefügter Sozialisierung im Brennpunkt individuell besonderer Lebenssituation" (Lorenzer 1979, S. 138).

Den 5 exemplarischen Fällen lag folgende Auswahl zugrunde: In *Fall 1* wurde das bewußte Schwangerschaftserleben der Befragten überwiegend von dem Wunsch beherrscht, das Kind abtreiben zu lassen, doch es kam nicht zu einem Schwangerschaftsabbruch. In *Fall 2* bestand ein deutlich geäußerter Kinderwunsch; kontrastierend dazu war eine massiv feindliche Haltung dem Kinde gegenüber. In *Fall 3* entschied sich die Befragte, ihr Kind zur Adoption freizugeben, obwohl eine deutlich positive Tendenz dem Kind gegenüber bestand. In *Fall 4* wurde die Freigabe des Kindes zur Adoption abgelehnt, obwohl eine stark feindliche Haltung vorherrschte. Als Gegensatz zu den 4 vorhergehenden Fällen kann der *Fall 5* betrachtet werden, bei dem die Art der Konfliktlösung mit der innerpsychischen Tendenz übereinstimmte. Die Besprechung dieses letzten Falles zeigte aber, daß auch eine „gelungene" Konfliktverarbeitung keineswegs mit einem konfliktarmen Schwangerschaftsverlauf einherging.

Das interpretative Vorgehen erfolgte in 5 Schritten:

1. Lebensbeschreibung vor Eintritt der Schwangerschaft,
2. Lebensbeschreibung nach Eintritt der Schwangerschaft,
3. Darstellung der Interviewsituation,
4. Interpretativer Nachvollzug der Lebensgeschichte vor Eintritt der Schwangerschaft,
5. Darstellung des individuellen Schwangerschaftserlebens.

Es hat sich gezeigt, daß der unbewußte Wunsch der Befragten nach einem Kind so stark war, daß sie trotz äußerer Schwierigkeiten weder eine Schwangerschaft verhinderten, noch eine Abtreibung herbeiführten. Der Kinderwunsch der Befragten stellte sich als ein Lösungsversuch dar, der sie aus ihrer schwierigen Lage herausführen sollte. Doch erwies sich dieser als ungeeignet, da er ihre deprivierte Ausgangslage noch verschärfte. Die Lebensbedingungen, unter denen die Befragten aufwuchsen, können als extrem ungünstig für die Persönlichkeitsentwicklung betrachtet werden. Bei der Mehrzahl der Befragten ist auffällig, daß die familiale Sozialisation durch einen Mangel an verläßlichen positiven Beziehungen und Geborgenheit gekennzeichnet war. Die Bezugspersonen wechselten häufig. Den Befragten wurde keine eigene „Kinderwelt" zugestanden. Sie wurden früh in die Streitigkeiten der Eltern einbezogen und mußten Leistungen erbringen. Die Eltern, die in der Mehrzahl der Fälle getrennt lebten, waren überwiegend Objekte negativer Identifikation. In der Pubertät flüchteten 2/3 der Befragten aus dem Elternhaus. Keine der Befragten ist bis heute dorthin zurückgekehrt, von gelegentlichen Besuchen abgesehen. Es wurde ihnen klar, daß ein Leben dort unerträglich wäre bzw. sie nicht wieder aufgenommen werden würden. Die Eltern waren erleichtert, den „Problemfall" an öffentliche Erziehungsinstanzen abzugeben. Daß so gar nichts unternommen wurde, sie zurückzugewinnen, verletzte die Befragten. In vielen Fällen erfolgte ein Heimaufenthalt, der jedoch nicht zu einer Überwindung dieser Defizite an Betreuung und stabiler Bindung führte. Versuche, selbständig zu leben, scheiterten an der Unfähigkeit, mit sich selbst zurechtzukommen. Da ihre Ich-Stärke und ihr Selbstbewußtsein vorrangig aus Abgrenzung, Verneinung, Verweigerung resultierte, machte sich ein Gefühl der Verlassenheit in ihnen breit, sobald sie auf sich selbst gestellt waren. Die Befragten konnten nicht die Ausdauer entwickeln, Schule und Berufsausbildung fortzusetzen. Folgen wir ihren Schilderungen, so schien die einzige positive Funktion der Schule darin bestanden zu haben, durch das Motiv Schuleschwänzen eine Gemeinschaft herzustellen, wenn man von der Strukturierung des Alltags absieht.

Im Zusammenhang mit dieser Suche nach Identität und Zuwendung muß auch die eingetretene Schwangerschaft gesehen werden. Obwohl in der überwiegenden Zahl der Fälle als unerwünscht bezeichnet, kam ihr die Funktion zu, Lebenssinn zu geben, ein neues Verhältnis zu den Eltern zu ermöglichen, der Partnerbeziehung größere Stabilität zu verleihen und das eigene Erwachsensein zu dokumentieren. Vor diesem Erfahrungshintergrund ergaben sich bestimmte Funktionen für das erwartete Kind: es wurde als verläßlicher Liebespartner gewünscht, und es versprach, als hinreichendes Mittel zur Kompensation eigener Ohnmacht dienen zu können. Es sollte früh selbständig werden und so bald wie möglich Leistungen erbringen. Obwohl die Befragten sehr wohl über Empfängnisverhütung informiert waren, zeigte es sich, daß in vielen Fällen kontrazeptive Maßnahmen abgelehnt bzw. nicht mehr angewandt wurden. Die Schwangerschaft war somit nicht allein auf einen Mangel an Information zurückzuführen. Die Wahrnehmung der Schwangerschaft wurde so lange hinausgezögert, bis es zu einem Abbruch zu spät war, bzw. in Fällen, in denen dieser noch möglich war, mit dem Hinweis auf moralische Prinzipien abgelehnt. Die wirklichen Gründe für die Schwangerschaft und die Verhinderung der Abtreibung war den Frauen aber nicht bewußt. Häufig wurden äußere Umstände für das Geschehen verantwortlich gemacht. Die mütterliche Einstellung zum Kind und das Erleben der Schwangerschaft standen in engem Zusammenhang zur Partnerwahl. Auf der Suche nach Zuwendung und selbst fast noch Kind, suchten die Befragten im Grunde elterliche Liebe und nicht die Liebe eines Partners, der, einem „Wiederholungszwang" folgend, nach dem Bild des Vaters gewählt wurde. Ihre Versuche, eine dauerhafte Bindung einzugehen, scheiterten. Während der Schwangerschaft erfolgte eine Aktualisierung des Mutter-Tochter-Konfliktes, wobei Aussöhnungen nicht zustande kamen. Beim Vergleich des familialen und außerfamilialen Sozialisationsverlaufes der Mütter mit dem der Befragten fand sich eine nahezu unveränderte Reproduktion des Generationsschicksals.

In allen Fällen zeigte es sich, daß die Art der Beziehung zur Herkunftsfamilie während der Schwangerschaft von der Beschaffenheit der Beziehung vor Eintritt der Schwangerschaft abhing und keine grundsätzliche Veränderung im Verhältnis hervorrief.

Die Bedeutung des Kindes im Erleben der Befragten aus dem Mütter- und Kleinkinderheim unterscheidet sich von der anderer Frauen nicht dadurch, daß ihm die Funktion zukommt, egoistische Bedürfnisse zu befriedigen, wohl aber durch das Maß, in dem dies geschieht. Insbesondere die Kompensation der eigenen Kindheit trägt an die Kinder der Befragten als Liebespartner massive Ansprüche heran. Die eigene festgefahrene, von Mangel gekennzeichnete Lebenssituation soll durch die Leistungen des Kindes überwunden werden. Durch die massiven mütterlichen

Ansprüche kann ein kindgemäßer Austausch von Geben und Nehmen nicht stattfinden. Damit entfallen Bedingungen, die zum Erwerb einer durch Empathie und Autonomie gekennzeichneten emotionalen Struktur in der Mutter-Kind-Beziehung notwendig sind.

Die Untersuchung des Schwangerschaftserlebens wies in seiner Phasenspezifität Übereinstimmung auf.

1. In der Initialphase wurde die Schwangerschaft verdrängt und ihre Anzeichen rationalisiert.
2. In der darauffolgenden Phase herrschten Unsicherheit, Hilflosigkeit und Selbstzweifel vor. Das Verhalten der Schwangeren gegenüber ihrer Umwelt war durch Aggressivität gekennzeichnet.
3. In der Entscheidungsphase bestand Gewißheit über die Schwangerschaft. Die Schwangeren konnten sich dem Entscheidungszwang und der Reaktion ihres sozialen Umfeldes nicht länger entziehen.
4. Die äußeren Schwierigkeiten gipfelten in dem Umstand, daß die Schwangeren obdachlos wurden. Sie standen unter massivem sozialen Druck (Mißbilligung der Umwelt) und fühlten sich isoliert. Sie fanden keine Entscheidungshilfen, die Lage war nicht mehr überschaubar und erschien ausweglos. In dieser Phase tauchte die Frage nach Adoption auf.
5. Mit dem Eintritt in das Mütter- und Kleinkinderheim trat eine deutliche Entspannung ein. Psychosomatische Schwangerschaftsbeschwerden gingen zurück. Es wurden Versuche unternommen, sich mit der Herkunftsfamilie auszusöhnen.
6. Kurz vor der Entbindung aktualisierte sich der Konflikt: Die Mutterschaft wurde zu einer unausweichlichen Tatsache und bedeutete das Ende der Hoffnung auf Fehlgeburt.

Die Aufnahme in das Mütter- und Kleinkinderheim führte bei der Mehrzahl der Befragten zu einer vorübergehenden Entspannung ihrer Konfliktlage.

Dennoch erlebte die Mehrzahl der Befragten ihr Verhältnis zu den im Heim beschäftigten pädagogischen Mitarbeiterinnen als distanziert und den Heimalltag als von Verboten reglementiert. Die Vorbereitung auf das selbständige Leben nach dem Heimaufenthalt wurde als unzureichend erlebt. Bei den Bewohnerinnen untereinander zeigte sich ein Mangel an Solidarität und Initiative zu freundschaftlichen Kontakten. Kurz vor der Entbindung aktualisierten sich massive Ängste und Befürchtungen, die sich auf das spätere Leben mit dem Kind richteten. Die Schwangeren, denen bewußt wurde, daß der Aufenthalt im Mütter- und Kleinkinderheim nur eine vorübergehende Lösung und Erleichterung ihrer Probleme sein würde, hatten Angst vor der Zukunft.

Zur Zeit arbeite ich an einer *Folgeuntersuchung* über das weitere Schicksal der Befragten und ihrer Kinder, die inzwischen vor dem Eintritt in den Kindergarten stehen.

Zusammenfassung

Ausgehend von der Erkenntnis, daß die Einstellung der Mutter zu ihrem noch ungeborenen Kind den Schwangerschaftsverlauf beeinflußt und den physischen und psychischen Entwicklungsprozeß des Kindes mitbestimmt, zeigte die anhand autobiographischer Interviews durchgeführte Untersuchung an 17 Risikoschwangeren, daß deren Schwangerschaftserleben phasenspezifische Übereinstimmungen aufwies. Der unbewußte Wunsch der Befragten nach einem Kind war so stark, daß sie trotz äußerer Schwierigkeiten weder eine Schwangerschaft verhinderten noch eine Abtreibung herbeiführten. Die Verarbeitung der Schwangerschaft wurde bereits in der Lebensgeschichte vorgeformt. Der Kinderwunsch der Befragten stellte sich als Lösungsversuch dar, der sie aus ihrer schwierigen Lage herausführen sollte. Doch erwies sich dieser als ungeeignet, da er ihre deprivierte Ausgangslage noch verschärfte.

Literatur

Bier-Fleiter C (1984) Konflikte in der Schwangerschaft. Eine empirische Untersuchung über das Schwangerschaftserleben werdender Mütter in einem Mütter- und Kleinkinderheim. Johann Wolfgang Goethe-Universität, Institut für Sozialpädagogik und Erwachsenenbildung, Frankfurt/Main (Beiträge zur frühkindlichen Erziehung)

Graber GH (1974) Pränatale Psychologie in Geist u. Psyche Bd. II, 1; II, 3 München Kindler

Grant JA, Heald FP (1972) Complications of adolescent pregnacy. Clin Pediat 11

Heinrichs O (1977) Die Relevanz psychischer Faktoren für die Schwangerschaft und perinatalen Periode bei ledigen und geschiedenen Müttern. Berlin Dissertation

Hennig W (1974) Schwangerschaft, Geburt und frühes Wochenbett bei jugendlichen Müttern. Mannheim Dissertation

Lorenzer A (1971) Symbolische Interaktion und Praxis. In: Psychoanalyse als Sozialwissenschaft. (Mit Beiträgen von Lorenzer A, Dahmer H, Horn K, Brede K, Schwannenberg E) Frankfurt Suhrkamp

Lorenzer A (1979) Die Analyse der subjektiven Struktur von Lebensläufen und das gesellschaftlich Objektive. In: Baake D, Schulze T (Hrsg) Aus Geschichten lernen. München Juventa

Molinski H (1978) Schwangerschaft als Konflikt. In: Koschorke M, Sandberger JF (Hrsg) Schwangerschaftskonfliktberatung. Göttingen Vandenhoeck u. Ruprecht

Schindler S, Zimbrich H (1983) Ökologie der Perinatalzeit. Stuttgart Hippokrates

Wenderlein JM (1978) Die Schwangerschaft bei Jugendlichen. Pro Familia Information. Jugendsexualität und Jugendschwangerschaft 3

Freudsche Fehlleistungen
in der gynäkologischen Praxis

K. Pingsten

Viele von Ihnen werden erlebt haben, daß ein junges Mädchen zu Ihnen in die Praxis kam und sagte: „Ich möchte mich erkundigen über *Verhängnisverhütung.*"

Neben diesem häufig vorkommenden Beispiel einer Fehlleistung, über das sicher auch Freud geschmunzelt hätte, haben mich andere Freudsche Fehlleistungen in meiner Praxis nachdenklich gemacht, von denen ich Ihnen einige schildern möchte. Ob dabei Freud zuzustimmen ist, der jeder Fehlleistung tiefere Bedeutung beimißt, soll im Rahmen dieses Vortrages nicht erörtert werden. In seiner Schrift *Zur Psychopathologie des Alltagslebens* [1] beschreibt Freud einige Fehlleistungen, die er zum Teil recht kompliziert deutet; einfache Lautähnlichkeiten zum Beispiel läßt er als Ursache für einen solchen Fehler nicht zu.

Ich möchte mich auf die Freudschen „Versprecher" beschränken und die anderen Fehlleistungen wie „Verlesen", „Verschreiben", „Vergessen" und „Vergreifen" ausklammern.

Eine 60jährige Patientin kam zum ersten Mal in meine Praxis. Sie hielt einen Krebsvorsorgeschein in der Hand und sagte: „Ich komme zur *Schwangerschaftsvorsorgeuntersuchung.*"

Ich stutzte etwas, begann aber das Gespräch, ohne auf den Versprecher einzugehen. Bei der Erhebung der Anamnese antwortete sie auf Fragen nur knapp; bei der Frage nach früheren Schwangerschaften aber schilderte sie in einem plötzlichen Redeschwall jede ihrer 5 Schwangerschaften ausführlich, zeitweise unter Tränen. Ich erfuhr, daß sie alle Schwangerschaften sehr leidvoll erlebt hatte. Sie war schon vor der Ehe von ihrem späteren Mann geschwängert worden, was sie mit ihren Moralvorstellungen bis heute nicht vereinbaren kann. Noch jetzt war ihre Angst zu spüren, die sie ausgestanden hatte, als die Eheschließung gefährdet war; sie betrachtete sich noch jetzt als Mutter eines unehelichen Kindes. Diese Angst hatte sie – obwohl inzwischen verheiratet – bei jeder Schwangerschaft aufs neue erlebt.

Ein weiterer Fall betrifft eine junge Krankenschwester, die zum zweiten Mal schwanger war.

Nach meinem Urlaub kam sie zu einem vereinbarten Untersuchungstermin, setzte sich ins Sprechzimmer, sagte nichts, sondern fing an zu weinen. Auf meine Frage, welchen Kummer sie habe, sagte sie: „Wissen Sie denn nicht, daß man bei mir eine *Ablatio* gemacht hat?" Ich dachte natürlich, man habe ihr wegen eines plötzlich aufgetretenen Karzinoms eine Brust amputiert, erfuhr dann aber nach weiteren vorsichtigen Fragen, daß sie eine Fehlgeburt gehabt hatte und daß im Krankenhaus eine *Abrasio* gemacht worden war.

Psychosomatische Probleme in der
Gynäkologie und Geburtshilfe 1984
Hrsg. Jürgensen, Richter
© Springer-Verlag Berlin · Heidelberg 1985

Ein weiterer Freudscher Fehler ist mir selbst unterlaufen.

Nach dem der Untersuchung vorausgehenden Gespräch im Sprechzimmer bat ich eine Patientin, die mir schon länger bekannt war, mit mir ins Untersuchungszimmer zu gehen, sagte aber: „Kommen Sie bitte mit, ich möchte Sie jetzt *operieren!*" statt „... ich möchte Sie jetzt *untersuchen!*" Eine andere Patientin mit Mastodynie sagte bei der Palpation der Brust: „Hier tut es weh, wenn sie meine Brust *abtatzen*" statt „... *abtasten*". Ich mußte unwillkürlich meine Hände ansehen, ob sie wie Tatzen aussehen. Einmal bat eine Patientin telefonisch um Rat, was sie mit ihrem Mann machen solle, er wolle nicht zum Arzt gehen. Sie sagte: „Mein Mann hat einen Pickel am *Geschlechtsverkehr.*"

Auf einem Psychotherapiekongreß berichtete ein Kollege von einem Arzt, der eine Patientin vor der Therapiestunde mit *„Auf Wiedersehen"* begrüßte. Besser konnte er seinen Widerstand, den er der Patientin gegenüber entwickelt hatte, nicht demonstrieren.

Gestatten Sie mir einen kleinen Exkurs zu zwei weiteren Beispielen von Kongressen; neben der ärztlichen Praxis scheinen Kongresse ein guter Boden für das Hervorbringen von solchen Fehlleistungen zu sein, obwohl ich hier in Frankfurt meine Sammlung Freudscher Versprecher noch nicht erweitern konnte.

Ein für seinen Einsatz für ärztliche Fortbildung bekannter Kollege moderierte eine Vortragsveranstaltung und sagte nach dem Vortrag eines jungen Kollegen – d. h. er wollte sagen –: „Einen so guten Vortrag zu diesem Thema habe ich noch nicht *gehört*", sagte aber: „Einen so guten Vortrag zu diesem Thema habe ich noch nicht *gehalten.*"

Auf einem anderen Kongreß lernte ich einen jungen Kollegen kennen, der mir sehr sympathisch war. Beim Abschied wollte ich ihm ein Kompliment machen, das mir aber gründlich mißlungen ist. Ich wollte sagen: „Ich könnte mir vorstellen, daß ich bei Ihnen auch *Patient* sein könnte", sagte aber – wohl von meinem Selbstverständnis als immerwährender Helfer geprägt –: „Ich könnte mir vorstellen, daß ich bei Ihnen auch *Arzt* sein könnte." (Erklärend muß ich hinzufügen, daß es sich um einen Arzt für Allgemeinmedizin handelte und nicht um einen Frauenarzt, was sonst wohl Anlaß zu weiteren Deutungen im Freudschen Sinne geben könnte.)

Wie reagieren wir auf Freudsche Fehlleistungen? Peinlich berührt, belustigt, verunsichert oder reagieren wir – scheinbar – gar nicht? Sollen wir die Patientinnen darauf aufmerksam machen oder korrigieren? Die Reaktion ist sicher situationsbedingt und abhängig von der Art des Arzt-Patienten-Verhältnisses.

Im Falle der „Verhängnisverhütung" signalisiert die Patientin mit ihrem Freudschen Versprecher eine besonders große Angst vor einer unerwünschten Schwangerschaft, die der Arzt bei seiner Beratung besonders berücksichtigen sollte; dies ist sicher wichtiger als ein Hinweis auf den Versprecher. Gerade diesen Versprecher, der ja so oft vorkommt, bemerkt die Patientin meistens selbst, lacht etwas verlegen und ist doch dankbar, wenn der Arzt mitlacht, ohne daß sie befürchten muß, daß er sie auslacht. Durch die auf diese Weise aufgelockerte Atmosphäre wird der Patientin das für sie zunächst unangenehme Gespräch erleichtert.

Im Falle der „Schwangerschaftsvorsorgeuntersuchung" bei der 60jährigen Patientin hätte ich ihr sicher das befreiende Reden über ihre Schwangerschaften erschwert, wenn ich sie auf ihren Versprecher aufmerksam gemacht hätte. Sie hatte bisher mit niemandem darüber gesprochen, wie sie jahrelang gelitten hatte, und vielfältige psychosomatische Symptome entwickelt. Sie kam mehrmals zu weiteren Gesprächen, nahm begeistert an einer Gruppe „Autogenes Training" teil, in der sie auch immer wieder ihre Schwangerschaften erwähnte, wobei sie aber auch zunehmend angenehme Erinnerungen daran schilderte.

Wie reagieren wir auf eigene Freudsche Fehlleistungen?

In dem Falle, als ich „operieren" statt „untersuchen" sagte, reagierte die Patientin mit Lachen, während ich doch sehr erschrocken war und mir natürlich sofort Gedanken darüber machte, warum ich das gesagt hatte. Während ich selbst eher daran dachte, daß mir nach dem Ausscheiden aus klinischer Tätigkeit vielleicht doch das Operieren fehlte – obwohl ich mir das nicht eingestehen wollte – und daß mir der Freudsche Versprecher nur zufällig gerade in diesem Augenblick unterlief, fragten andere, denen ich von dem Vorfall berichtete, warum ich das gerade bei *dieser* Patientin gesagt hatte.

Mir war es ein Anliegen, durch das Vortragen einiger Freudscher Fehlleistungen dazu anzuregen, noch aufmerksamer zu werden für das, was der Patient uns *unbewußt* mitteilt, also – im Sinne Theodor Reiks [2] – das „dritte Ohr" zu schärfen und uns darüber hinaus unserer eigenen Gefühle im Umgang mit unseren Patienten bewußter zu werden.

In diesem Sinne wünsche ich Ihnen, meine Damen und Herren, auch in Ihrer Praxis:

Viel *Freud!*

Anhang: Aus der Diskussion nach dem Vortrag

Ein Kongreßteilnehmer berichtete von einer Patientin, die sich wohl bewußt geworden war, daß ihre Beschwerden nicht nur organische Ursachen haben können. Sie sagte: „Ich weiß wohl, Herr Doktor, daß ich ein bißchen *historisch* bin." Natürlich meinte sie „*hysterisch*". Bei eingehendem Gespräch stellte sich heraus, daß ihr Mann eine jüngere Freundin hat, gegenüber welcher sie sich alt, also „*historisch*" vorkommt.

Frau Angermann berichtete von einer Patientin, die verspätet zur ersten Therapiestunde kam und sich damit entschuldigte, daß sie sich bei Einkäufen verspätet habe. Unter anderem habe sie ein „*Beischlaftischchen*" gekauft, gemeint war ein *Beistelltischchen*. So signalisierte die Patientin unbewußt ihre sexuelle Problematik, die sie bewußt wohl nicht so leicht von selbst angesprochen hätte.

Herr Granitzka hat in der Frankfurter Universitätsfrauenklinik einen Befundbericht gelesen, in dem statt: „Der Muttermund *klafft*" stand: „Der Muttermund *kläfft*".

Eine weitere, besonders pikante Freudsche Fehlleistung von einem Kongreß berichtete mir der Kollege, bei dem ich gern „Arzt" sein wollte: Eine Kollegin fragte ihn, was er am Abend vorhabe, ob man vielleicht gemeinsam etwas unternehmen wolle. Sie gebrauchte dabei ein Bild aus der Chemie und fragte – d.h. wollte fragen –: „Haben Sie für den Abend noch freie *Valenzen*?" Tatsächlich aber fragte sie – erwartungsvoll –: „Haben Sie für den Abend noch freie *Potenzen*?"

Herr Dmoch erinnerte sich an eine Diskussion, die er einmal geleitet hatte; als bei lebhafter Diskussion die zur Verfügung stehende Zeit längst überschritten war, beugte er weiteren *„Wortmeldungen"* vor, indem er sagte: „Wenn keine weiteren *Mordmeldungen* mehr sind ..."

Literatur

1. Freud S (1983) Zur Psychopathologie des Alltagslebens. Fischer, Frankfurt
2. Reik T (1976) Hören mit dem dritten Ohr. Hoffmann & Campe, Hamburg

Interaktionen bei der gynäkologischen Visite

W. STUNDER, H. J. PRILL

Die Interaktion zwischen Arzt und Patient war in den vergangenen Jahren zunehmend Gegenstand empirischer Untersuchungen, v. a. auf dem Gebiet der Inneren Medizin, wobei die traditionell ausgerichteten Visiten häufig den psychosomatisch orientierten Visiten gegenübergestellt wurden. Aus gynäkologisch-psychosomatischer Sicht soll die Visite die realitätsangepaßte Krankheitsverarbeitung der Patientin fördern und durch eine der Patientin verständliche Informationsübermittlung zu einer Ich-Stabilisierung beitragen. Die Initiative zur Information über das Krankheitsverhalten geht im allgemeinen vom Arzt aus.

Diese spontane Thematisierung von Krankheitsinformationen kann als Bemühen des Arztes angesehen werden, das bestehende Wissensgefälle zu überbrücken (Westphale 1982). So besteht etwa zu 70% das Gespräch aus medizinischer Information, der Rest ist psychosozialen Themen gewidmet wie Befinden, Verhalten, Entlassung usw.

Befragt man nun Ärzte über die Bedeutung der Arzt-Patient-Beziehung – und sie ist ja während eines Krankenhausaufenthaltes häufig über 2–3 Minuten während der Visite die einzige und entscheidende –, so haben die Ärzte sehr hohe Sollvorstellungen, die sie in der konkreten Visitensituation dann häufig nicht mehr realisieren. Eine ganzheitliche Krankheitsauffassung wird, wenn auch mit Einschränkung, von ca. 93% der Ärzte nach unserer Befragung befürwortet.

Nur 7% betrachten die Kranken lediglich als Merkmalsträger, deren Privatleben, Neigungen und Sorgen sie nicht interessieren. Die Visitenpraxis allerdings – wie wir sie im Tonbandprotokoll bei 15 Arztvisiten mit 360 Patientinnen festgehalten haben – erweckt einen anderen Eindruck.

Untersuchungsmethode

Die Kollegen wurden über den technischen Ablauf der Untersuchung informiert, wenngleich nicht über deren Inhalt, so daß ohne Einfluß der Kenntnisse über Ziel und Zweck der als Feldstudie angelegten Untersuchung eine möglichst natürliche und alltägliche Visitenatmosphäre erreicht werden konnte.

Darüber hinaus wurde mit jedem Stationsarzt ein standardisiertes Interview durchgeführt, welches vorwiegend Fragen zu seinem ärztlichen Selbstverständnis enthielt.

Psychosomatische Probleme in der
Gynäkologie und Geburtshilfe 1984
Hrsg. Jürgensen, Richter
© Springer-Verlag Berlin · Heidelberg 1985

Schließlich wurden auf jeder Station 5 per Zufall ausgewählte Patientinnen über die zuvor durchgeführte Visite und ihre Einstellung zum Arzt befragt. Leider können hier nur einige für die Praxis wichtige Erfahrungen mitgeteilt werden.

Die Auswertung des Visitengespräches erfolgte in erster Linie durch die Interaktionsprozeßanalyse nach Bales (1962), nach der die Verhaltensvariablen Orientierung, Bewertung, Kontrolle, Entscheidung sowie Spannungsbewältigung und Integration beurteilt wurden. Es handelte sich also um einen Sprachverhaltenstest zwischen Ärzten und Patienten, woraus sich eine patientenzentrierte Gruppe, eine Mischgruppe und eine organzentrierte Gruppe ergab.

Ergebnisse und Diskussion

Die patientenzentrierte Gruppe bestand aus 3 Ärztinnen, wovon eine Kollegin in psychoanalytischer Ausbildung stand, die anderen beiden gelegentlich an psychosomatischen Seminaren teilgenommen hatten.

Es ließ sich nach unseren Kriterien kein Kollege in diese Gruppe einordnen. Die Ärztinnen zeigten sich am Schicksal ihrer Patientinnen emotional beteiligt. Folgende Merkmale waren für sie charakteristisch:
– direkte Kontaktaufnahme zur Patientin zu Visitenbeginn,
– variabler individueller Interaktionskontakt während der gesamten Visite,
– weitgehende Symmetrie in den verbalen Arztreaktionen sowie im Arzt-Patienten-Redeverhältnis,
– kurzfristige Identifizierung mit der Kranken, indem sie diese bestärkten oder ihnen gegenüber Hilfsangebote machten,
– Erzielung einer weitgehend entspannten, offenen und warmherzigen Visitenatmosphäre.

Sechs Kontrastgruppen bildeten Ärzte, die ihre Visite organzentriert abhielten. Ihre Visite begann überwiegend mit dem Kurvenblatt, es folgte ein Monolog gegenüber der einzelnen Patientin oder ein Kollegengespräch. Hier herrschte vornehmlich ein autoritäres und dominantes Visitenverhalten vor. Während bei den patientenorientierten Ärztinnen das Redeverhältnis 1,5 – 3 : 1 betrug, redeten die organkonzentrierten Ärzte alleine (bis 9 : 1). Der Visitenablauf war hier stereotyp und zeigte keinerlei Anpassung an die individuelle Situation, ja nicht einmal an die jeweilige Krankheitssituation (z. B. akute oder chronische Erkrankung).

Auf Wünsche der Patienten oder den Ärzten unpassend erscheinende Fragen wurde mit verschiedenen Abwehrmechanismen reagiert. Es kam vermehrt zu Spannungssituationen und kritischen Patientenreaktionen. Bedrückend war, daß nach der Visite die Ärzte meist unkritisch darüber reflektierten und das Selbstverständnis des Arztes recht widersprüchlich erschien.

Analysieren wir den Vergleich zwischen patienten- und organzentrierten Ärzten, so sind die größten Unterschiede im Bereich der sozialemotional positiven Reaktion, also in Kategorie A zu finden.

Bei der patientenorientierten Gruppe finden wir mehr Identifikation und Solidarität mit der Patientin, Zustimmung, Verstehen und eine entspannte Atmosphäre, die natürlich immer auch ein An- oder Zuhören voraussetzen. Die Orientierung und Informationsgabe so wie die Informationserfragung (s. B 6, C 7) wird von beiden

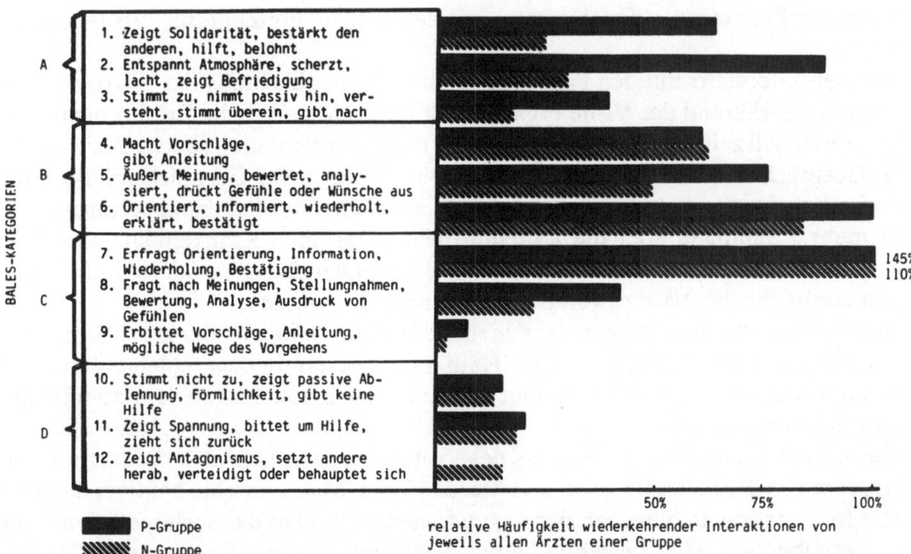

Abb. 1. Interaktionsprozeßanalyse nach Bales. Graphischer Vergleich zwischen den Verhaltensreaktionen der Ärzte der P-Gruppe mit denen der N-Gruppe. P = patientenzentriert, N = organzentriert

Ärztegruppen in fast gleicher Stärke vorgenommen, aber man sieht unter C 8 und C 9 auch, daß das Erfragen von Gefühlen und Wünschen oder Erbitten von Vorschlägen quantitativ von beiden Gruppen eher gemieden wird. Der sozialemotional negative Reaktionsbereich zeigt für die patientenorientierte Gruppe unter D 12 (Antagonismus, Herabsetzung, Sichbehaupten) keinerlei Auffälligkeiten.

Erstaunlich war, daß die älteren Patientinnen im späteren Interview mit dem Verhalten der organorientierten Ärzte zufrieden waren. Nur 14% meinten, es würde zu viel Unverständliches gesprochen, und nur 3% bezeichneten diese Ärzte als kühl und abweisend.

Jüngere (bis 35jährige) Kranke waren eher offen und kritisch. Wenn sie viel fragten, wurden sie von den Schwestern eher als unbeliebt bezeichnet; die Ärzte zogen sich in Hilflosigkeiten zurück wie etwa „Was sollen wir denn jetzt machen?" oder wehrten mit medizinischen Argumenten ab.

Aus den Gesprächen mit Patientinnen über die sie visitierenden Ärzte ergab sich, daß etwa 30% so stark gehemmt waren, daß sie ihre Fragen nicht loswerden konnten oder sie in der Aufregung vergessen hatten. Trotzdem bezeichneten 93% der gesamten Untersuchungsgruppe den Visitenarzt als freundlich, was für uns als kritische Beobachter erstaunlich war. 70% erschien der Stationsarzt eher aufmunternd und partnerschaftlich, und sie fühlten sich als Person behandelt. Diese Diskrepanz zwischen unserer Beurteilung und der der Patientinnen resultiert wohl daraus, daß wir nach den Erkenntnissen der medizinischen Interaktionsdiagnostik einen zu hohen Wertmaßstab an das Verhalten der Ärzte gegenüber den Patienten legten.

Andererseits kann man wohl die Hypothese aufstellen, daß nach mehreren patientenorientierten Visiten die organzentrierten Ärzte sehr viel schlechter beurteilt würden, wenn die Patientinnen Erfahrungen mit der patientenorientierten Visite gemacht hätten.

Aus den Interviews mit den Patientinnen und der Beobachtung der Arzt-Patienten-Beziehung während der Visite ergaben sich folgende praktische Erfahrungen:

Die Visite soll zeitliche Möglichkeiten für Fragen der Patienten geben. Der Arzt darf im Gespräch nicht zu dominierend sein. Der Anteil in der Gesprächsrelation sollte drei oder weniger Anteile zu einem Anteil auf Seiten der Patienten betragen.

Je mehr Kenntnisse über die Patientin beim Arzt ohne Krankenblatt und Kurve gespeichert sind, desto gezielter kann er das Gespräch führen und desto individueller und eindrücklicher wird es von der Patientin aufgenommen.

Negativ bewertet wurden v. a. verschiedene Interpretationen oder gar divergierende Anordnungen verschiedener Ärzte. Häufig liegt es nur an dem fehlenden medizinischen Verständnis, daß die vom Arzt gemeinten Sachverhalte von der Patientin auch als solche erkannt werden.

Weiterhin wird der häufige Wechsel des Visitenarztes beanstandet, da Vertrauen nur langsam von der Patientin gewonnen werden kann. Man wünschte häufiger detailliertere Informationen, ohne von sich aus zu fragen, z. B. über die Nachoperationsfolgen im Intimbereich. Hier bestehen häufig beiderseits Ängste, Fragen zu stellen bzw. konkrete Antworten zu geben.

Schlußfolgerungen

Wesentliche Ergebnisse unserer Untersuchung:

1. Die Ärzte bezeichneten die Visite bei der Patientin dann als angenehm, wenn es ihr besser ging, der gesundheitliche Fortschritt seiner ärztlichen Tätigkeit zuzuschreiben war oder sich bestimmte Schwierigkeiten unbeeinflußt von selbst gelöst hatten.
2. Unangenehm wurde die Visitensituation bezeichnet, wenn man diagnostisch, organ- oder gesprächstherapeutisch nicht weiterkam und somit der fachlichen Grenzen gewahr wurde.
3. Die menschliche Interaktion zwischen schwerkranken Patientinnen und den meisten Ärzten war erheblich gestört.
   Hier wäre eine intensive Weiterbildung erforderlich. Eine Symmetrie war lediglich im Bereich therapeutischer Maßnahmen zu beobachten. In bezug auf Kommunikation und prognostische Fragen erwiesen sich die meisten Ärzte als hilflos und versuchten, solche Situationen zu vermeiden.
4. Die Länge der Visitendauer sowie eine hohe Arztredezeit mußte nicht zwangsläufig bedeuten, daß der Patientin auch tatsächlich mehr an Information über ihre Krankheit und den damit verbundenen Komplikationen zuteil wurde.
5. Die Sensibilität, das Mißverstehen und das Nichtverstehen medizinischer Ausdrücke war bei ängstlichen Frauen stark erhöht, ja konnte Katastrophenreaktionen auslösen. Je bildreicher und einfacher die Aufklärung war, desto eher wurde die Information verarbeitet, und es kam zu einer größeren Ausgeglichenheit und Zufriedenheit gegenüber dem Arzt.

6. Die Tonlage und der Tonfall beim Sprechen hatten ebenso wie die bedenkliche Mimik einen erheblichen Einfluß auf die Reaktion und die Stimmung der Patientin. Je wärmer die Stimme des Arztes klang, desto freundlicher und vertrauter wurde der Arzt empfunden. Selbst genaueste Anleitungen wurden dann noch als wohlwollender Rat aufgenommen.

7. Eine persönliche Form nonverbaler Begegnung wurde im Händeschütteln empfunden. Die Visite verlief kommunikativer, wenn der Arzt beim Betreten des Krankenzimmers zielgerichtet und lächelnd auf die Patientin zuging und sie namentlich per Handschlag begrüßte.

8. Je weiter sich ein Arzt in seiner Fachausbildung befand, desto therapeutisch sicherer und routinierter wirkte er. Der persönliche Bezug zur Patientin aber wurde damit häufig distanzierter.

Abschließend kann festgestellt werden, daß auf gynäkologischen Abteilungen noch wenig patientenorientierte, partnerschaftliche Interaktionsvorgänge stattfinden.

Wünschenswert wäre, daß jeder Arzt *selbstreflektierend* zum Abbau seiner festgefahrenen Verhaltensmechanismen beiträgt und somit zum Wohle des Patienten zu einer psychosomatischen Betrachtungsweise fände.

Zusammenfassung

In einer Feldstudie wurden bei 15 Stationsärzten in ca. 360 Patientenkontakten gynäkologische Routinevisiten an 9 verschiedenen Kliniken der BRD sowie je 1 auf die Visite bezogenes Arzt- als auch je 5 auf die Visite bezogene Patienteninterviews auf Tonband aufgezeichnet. Das ärztliche Visitenverhalten wurde nach der Interaktionsprozeßanalyse nach Bales qualitativ ausgewertet und mittels Interaktionssequenzen quantitativ dargestellt. Es wurden sowohl die Visitenzeiten pro Arzt und Patientin als auch das Arzt-Patienten-Redeverhältnis errechnet. Zur besseren Einschätzung der Persönlichkeit eines Arztes diente das Polaritätsprofil. Mit seinem Interaktionsverhalten verglichen wurde das Selbstverständnis des Arztes sowie die auf den jeweiligen Stationsarzt bezogenen Patientenaussagen.

Dabei konnten 3 verschiedene ärztliche Verhaltensmuster herausgestellt werden, denen eine patientenzentrierte Gruppe (3 Ärztinnen), eine neutrale Mischgruppe (6 Ärzte) und eine emotional distanzierte, organbezogene Gruppe (6 Ärzte) zugeordnet werden konnten.

Desweiteren wurde typisches Patientenverhalten beschrieben, welches nicht zuletzt von den einzelnen, meist wiederholt gezeigten Reaktionen des Arztes abhängig war.

Auch wurden Patientenklagen zitiert sowie Erwartungen der Patientinnen an das soziale Krankenhaussystem und ihren gynäkologischen Stationsarzt genannt.

Im Gegensatz zu der immer wieder laut werdenden Forderung nach einer Humanisierung der sterilen Atmosphäre am Krankenbett, gerade im persönlichen Kontakt bei Routinevisiten, hat sich gezeigt, daß auch im Bereich der Gynäkologie kaum eine psychosomatische Arbeitsweise Einzug gehalten hat. Es sollte aber auch aufgezeigt werden, daß der naturwissenschaftlichen Medizin Grenzen gesetzt sind, wenn sie die unleugbare Einheit aus Leib und Seele mißachtet und das Leiden eines Menschen ausschließlich somatisch zu heilen versucht.

Literatur

Bales RF (1962) Interaktionsprozeßanalyse, In: König R (Hrsg) Handbuch der empirischen Sozialforschung, Bd. I. Enke, Stuttgart
Stunder WA (1983) Die Interaktion zwischen Arzt und Patientin bei der gynäkologischen Visite. Inauguraldissertation, Medizin. Fakultät, Bonn
Westphale C (1982) Gesprächssituation und Informationsaustausch während der Visite auf einer internistisch-psychosomatischen Krankenstation. In: Köhle/Raspe (Hrsg) Das Gespräch während der ärztlichen Visite. Urban & Schwarzenberg, München

Beobachtungen zu Auslösemechanismen der Anorexia nervosa

M. Heil, O. Jürgensen

Dieses Krankheitsbild begegnet uns zahlenmäßig immer häufiger (Bruch 1978). Neben auffallend kachektischen Formen kommt es oft zu Erscheinungsbildern, die man als Durchgangsformen oder als Anorexien mit unkomplizierten Verläufen bezeichnen kann.

Untersuchungsgut und Methode

Bisher wurden 14 Patientinnen im Alter von 14–39 Jahren untersucht, die auf Drängen der Eltern oder des Freundes, im Extremfall an der Hand der Mutter zur Behandlung ihrer Amenorrhö in die endokrinologische Abteilung der Universitätsfrauenklinik kamen.
Die Dauer der Amenorrhö betrug zum Zeitpunkt des Interviews bei den meisten 1–4, bei zweien 8 bzw. 19 Jahre. Von 14 Patientinnen sind 8 Virgines, 8 von 14 haben einen Partner, von diesen haben 5 intime Beziehungen (eine ist verheiratet). Die Altersverteilung zeigt zwei Häufigkeitsgipfel: einen ersten um das 14., einen zweiten um das 19. Lebensjahr (Thomä et al. 1965). Als endokrinologisches Merkmal fand sich bei allen eine normoprolaktinämische hypogonadotrope gestagennegative Amenorrhö. Von den 14 Patientinnen verweigerten 2 selbst nach langen Telefondebatten die Teilnahme. Ziel der Untersuchung war es, innerhalb eines ca. einstündigen freien Interviews die Einstellungen der Patientinnen zur Periode, zur Sexualität, zu Partnerschaft und Eltern schwerpunktmäßig kennenzulernen, um daraus zu erfahren, welche lebensgeschichtlichen Konflikte zur Anorexie geführt haben könnten.

Klientel

14 Patientinnen mit Anorexia nervosa	
Alter	14–39 Jahre
Dauer der Amenorrhö	1–19 Jahre
Partner	8/14
Verheiratet	1/14
Virgines	8/14
Interview verweigert	2/14

Psychosomatische Probleme in der
Gynäkologie und Geburtshilfe 1984
Hrsg. Jürgensen, Richter
© Springer-Verlag Berlin · Heidelberg 1985

Ergebnisse

Periode und Sexualität

Die Untersuchungen hierzu zeigen, daß 10 von 12 Patientinnen eine Periode haben wollen, doch aus recht unterschiedlichen Motiven. Für Frau M., eine 23jährige Medizinstudentin, gehört es „zum Frausein"; Frau A., 19 Jahre, akzeptiert es als „Grundübel". Bei Frau H., 22 Jahre, ist es der Freund, der die Periode seiner Freundin haben möchte, bei Fräulein D. der Stiefvater, der möchte, daß alles normal wird.

Bei Mädchen aus katholischen Elternhäusern ist die Vorstellung „Periode" eng verknüpft mit der Zeugung neuen Lebens und Schwangerschaft. Sexualität wird nicht vollkommen abgelehnt, „man könnte auch Verhütungsmittel benutzen, wenn man keine Kinder mehr möchte", sagt Fräulein C., 18 Jahre, das 5. von 6 Kindern; aber bei 3 Mädchen findet Sexualität nur innerhalb der Ehe statt. Schließlich, so sagt Fräulein B., 17 Jahre, sei „Jungfräulichkeit ein Kleinod, das man sich bewahren soll". Dieses Mädchen hat zwar einen Freund, ekelt sich aber vor seinen Küssen und möchte mit ihm eigentlich nur Radfahren.

Ein Gegenstück zu diesen Fällen ist Frau G., 23 Jahre. Schon in ihren Kinder- und Jugendjahren hat sie sich überall wohl gefühlt, nur nicht in ihrem Elternhaus. Dementsprechend früh beginnen ihre sexuellen Kontakte. Sie wird von ihrem „ersten Mann" sozusagen vernascht – während eines Urlaubs in Spanien. Die Beziehung zu ihm dauert 3 Tage, er war 34 und sie 17 Jahre alt. Zu einer befriedigenden Partnerschaft hat sie zum Zeitpunkt des Interviews nicht gefunden. Sie fällt von einer Beziehung in die andere und lernt die „Frankfurter Halbwelt" kennen: Dealer, Drogenabhängige, Nachtclubbesitzer. Amenorrhoisch wird sie, als ihr Vater stirbt. Sie ist 19 Jahre, der Vater 76 Jahre alt. Frau sein will sie schon, doch nicht wie Mutter und Schwester, „aufgeschwemmt mit dickem Bauch": Man fragt sich, warum diese junge Frau noch zuhause wohnt; sie braucht wohl das Elternhaus noch als letzten Halt, der sie vor der eigenen Triebüberflutung bewahrt.

Einen Sonderfall innerhalb des Klientels stellt die 39jährige Frau L. dar, die seit bald 2 Jahrzehnten an einer Amenorrhö mit Gewichtsschwankungen innerhalb eines deutlichen Untergewichtes leidet. Diese trat ein, nachdem sie „beziehungsunerfahren" mit 21 Jahren ihren „ersten Mann" heiratete bzw. von ihm entjungfert wurde. Dafür straft sie ihn, indem sie mit Sex handelt und er manchmal „darf". Daß sie über die Defloration nie hinweggekommen und psychisch Jungfrau geblieben ist, zeigt die Unterhaltung sehr deutlich: Ihre Gedanken kreisen um 1964/65. Was dort geschah, weiß sie noch so deutlich, als sei es gestern gewesen. Von der Zeit danach berichtet sie ohne irgendeine seelische Beteiligung, als Betrachter eines Bildes. Durch mehrfache Aufenthalte in psychiatrischen und psychosomatischen Kliniken geschult, spricht sie, als sei sie selbst ein Buch über Anorexie. Eine viel zu große Brille und ein eckiger Pagenschnitt lassen auch das Gesicht zugeknöpft erscheinen. Nur „äußerer Tapetenwechsel" ist noch möglich. Daher möchten der Ehemann und sie die alte Wohnung verkaufen und in eine neue ziehen: Man verändert außen, damit innen nichts verändert werden muß.

Partnerschaft

Zu wirklich tiefen Partnerschaften haben die älteren der Patientinnen noch nicht gefunden. Entweder verschieben sie eine feste Beziehung in die Zukunft und glauben – sicherlich durch ihre Erziehung geprägt – allein durch eine legale Ehe fiele ihnen eine dauerhafte Beziehung in den Schoß, oder sie verhalten sich wie die 23jährige Frau I., die mit ihrem Freund eine subjektiv liebe und vertrauensvolle Partnerschaft erlebt, andererseits aber betont, auf der Suche nach der „Liebe ihrer Theorie" zu sein; ihre „Theorie" solle sich erst als Wahrheit herausstellen. Sie spricht mit ihm über alles, nur nicht über ihr derzeit größtes Problem: Sie ißt ihrer Mutter täglich den Kühlschrank leer, erbricht 3- bis 4mal pro Tag. Die Mutter ist der andere Teil dieser pathologischen Symbiose: Seit ca. 2 Jahren weiß sie von dem Eßproblem ihrer Tochter.

Familienstruktur

Von 12 Patientinnen leben 6 in intakten bzw. pseudointakten Familienverhältnissen. Durch den Tod des Vaters oder Scheidung der Eltern leben 5 von 12 zeitweise ohne Vater, 2 von diesen haben durch Wiederverheiratung ihrer Mutter einen Stiefvater; 2 Patientinnen wurden vorehelich gezeugt und zum „Heiratsgrund" für ihre Eltern, 1 Patientin wurde nach 10 Jahre kinderlos gebliebener Ehe im Alter von 1 Jahr aus einem Heim adoptiert. Von 12 Patientinnen wuchsen 3 als Einzelkinder auf, 6 kommen aus Familien mit 2–3 Kindern, 3 aus kinderreichen Familien, 9 sind das älteste Kind.

Familienstruktur bei 12 Patientinnen mit Anorexie

Intakt oder pseudointakt	6/12
Vater fehlt (Tod, Scheidung)	5/12
Wiederverheiratung der Mutter	2/12
„Heiratsgrund"	2/12
Adoptiert	1/12
1-Kind-Familie	3/12
2–3-Kinder-Familie	6/12
4–6-Kinder-Familie	3/12
Ältestes Kind	9/12

Verhältnis zu den Eltern

Die Hälfte der Patientinnen kommt aus sog. „Bilderbuchfamilien", bei den anderen fallen, wie oben gesagt, unvollständige Familien auf. Trotz der teilweise verworrenen Verhältnisse betonen 10 von 12 Patientinnen, eine gute Beziehung zu den Eltern, 10 sogar ein ausgesprochen gutes Verhältnis zur Mutter – subjektiv besser als zum Vater – zu haben. Von der Mutter erfahren die Töchter alles „Lebensnotwendige": Sie klärt sie über Sexualkunde und Menstruation auf. Die Väter bleiben aus der Sicht der

Patientinnen im Hintergrund. Wenige haben sogar ein ausgesprochen schlechtes Verhältnis zum Vater, sie beschreiben ihn als „brutal und herrschsüchtig", „stur und voller Normen", als „Angstdistanz" und fürchten seine Schläge. Doch die Analyse aller Interviews zeigt, daß sich intensive erotische Beziehungen zwischen Vater und Tochter abspielen. Daß die Väter – sei es nun der leibliche oder der Stiefvater – eine hübsche Tochter haben wollen, wird besonders in dem Augenblick deutlich, in dem sich das Kind zur Frau entwickelt. Der Vater meint, daß die Tochter auf ihr Gewicht achten soll; ein anderer amüsiert sich über den „Knackpo" (Bruch 1978) seiner Stieftochter – darauf tritt die Rückentwicklung ein: Menstruation und weibliche Formen verschwinden. Die junge Frau wird zum Neutrum. Ein anderer Aspekt erscheint in den Fällen, in denen die Patientinnen nach dem Tod des leiblichen Vaters, nach Scheidung oder Wiederverheiratung (Eggers 1980) bei der Mutter leben. Alle Mädchen wissen sehr wenig über ihren Vater oder haben die Erinnerung verdrängt. In einem Extremfall führt dies soweit, daß eine Patientin nicht einmal nach ihren leiblichen Eltern fragt und sich nach der Scheidung ihrer Adoptiveltern zum zweitenmal verlassen vorkommen muß. Mit der Anorexie rächen sich die Patientinnen für den vorenthaltenen Vater, das vorenthaltene Leben. Die ödipale Konstellation, die bei vielen Patientinnen nicht bewältigt werden kann, wird am deutlichsten bei Frau I., die als 19jährige während eines USA-Aufenthaltes in ihrem Pflegevater einen abgespaltenen liebevollen Teil ihres Vaters erkennt, daraufhin die Phantasie entwickelt, von ihm schwanger zu sein, und an dieser reaktivierten, aber nie adäquat gelebten ödipalen Konstellation erkrankt und amenorrhoisch wird. Hier wird deutlich, daß der Konflikt, der zur Amenorrhö führt, nicht nur das Scheitern an der mütterlichen Identifikation mit einem negativen Bild der Frauenrolle beinhaltet, sondern ebenso das Scheitern in der ödipalen Situation mit dem Vater.

Diagnostische Überlegungen

Eine Reaktivierung ödipaler Konflikte hat in 11 von 12 Fällen die Anorexie ausgelöst (Eggers 1980). Ausschließlich präödipale Konflikte als Auslöser der Anorexie konnten nur bei 1 von 12 Patientinnen gefunden werden. Stellt man aus dem durch die Interviews erhobenen Material für jede Patientin eine Diagnose, so zeigt sich, daß nur in 3 Fällen eine hysterische Struktur vorlag. Eine Patientin bleibt durch die Abwehr ödipaler Konflikte noch lange Kind und tritt verspätet in Pubertät und Adoleszenz ein; bei 8 Patientinnen, also der Mehrzahl, liegt eine präödipale Störung vor.

Auslösefaktoren für Anorexie

Vorwiegende Reaktivierung ödipaler Konflikte	11/12
Ausschließlich präödipale Konflikte	1/12
Diagnosen:	
Hysterische Struktur	3/12
Verspätete Adoleszenz durch Abwehr ödipaler Konflikte	1/12
Präödipale Störung	8/12
(Depression, narzißtische Störung, Borderline)	

Obwohl der Anteil präödipaler Störungen überwiegt, entsprechen die vorgestellten Fälle zum Teil nicht der landläufigen Einstufung von Anorexiepatientinnen als schwerkranke, frühgestörte Individuen. Es handelt sich bei ungefähr der Hälfte der Fälle um Patientinnen mit Symptomen in der Pubertät, die sich von selbst bessern. Die Prognose erscheint bei vielen günstig. Die Mädchen leben zur Zeit noch im Elternhaus und werden mindestens bis zum Schulabschluß, d. h. bis zum Abitur, dort bleiben, in einer Umgebung, die sie krank gemacht hat. Sobald es ihnen durch Berufsausbildung oder Studium außerhalb des elterlichen Wohnortes möglich wird, die krankmachende, festgefahrene Atmosphäre des Elternhauses zu verlassen, wird es sich zeigen, ob sie fähig sind, die Vielfalt an Möglichkeiten der Weiterentwicklung auszunutzen, oder ob sie innerlich in der krankmachenden Primärumgebung fixiert bleiben. Anders sind die Fälle gelagert, die erst nach der Pubertät um das 19. Lebensjahr erkranken. Sie erkranken zu einem Zeitpunkt, an dem doch eigentlich ein selbständiges, vom Elternhaus unabhängiges Leben begonnen werden sollte. In gerade dieser Gruppe finden sich 3 Fälle mit „unvollständigen" Familien. Partnerschaftliche Beziehungen waren auch in diesem Alter noch teilweise ungelebt oder unbefriedigend (Willi u. Hagemann 1976). Allerdings findet sich kein Hinweis auf bestimmte Einzelereignisse, die für das kompliziertere Krankheitsbild verantwortlich zu machen sind. Möglicherweise könnte eine längere Beschäftigung mit den Patientinnen, z. B. während einer Psychoanalyse, deutlichere Hinweise für die Summe präödipaler Störungen zeigen, als dies in einem einzigen Interview geschehen kann. Die Prognose erscheint ungünstiger als in der ersten Gruppe. Die trostlose Chronifizierung einer Anorexie zeigt der Fall der 39jährigen Frau L., die nach mehreren stationären Aufenthalten in psychiatrischen und psychosomatischen Fachkliniken scheinbar alles versucht hat, um sich heilen zu „lassen". Ein innerer Mechanismus ist am Werk, der eine Heilung in jedem Fall verhindern muß, weil eher die Symptome zu ertragen sind als die Triebüberflutung, die durch eine Behandlung freigesetzt würde. Schon diese geringe Anzahl von Fällen zeigt, daß die Anorexie heute kein einheitliches Krankheitsbild beinhaltet, sondern ein stereotypes Antwortmuster auf Konflikte ganz unterschiedlichen Reifungsniveaus darstellt.

Diskussion

Für die Häufigkeitszunahme der Anorexien sehen Massing und Beckers (1974) sozio- und familiendynamische Veränderungen als Ursache an. Die spätere Patientin steht lange unter dem Einfluß „familieninterner, starrer, leistungsbezogener Askesehaltung" einerseits bei „veränderter Einstellung der Gesellschaft zu Sexualität und Konsum, d. h. verstärkter Triebbejahung und Ausleben der Sexualität sowie Aufhebung der Geschlechtsrollen" andererseits. So ist es auch verständlich, daß der Erkrankungsbeginn in einem bestimmten Lebensalter, d. h. im 2. Lebensjahrzehnt, häufiger als im Kindes- und Erwachsenenalter zu erwarten ist, nämlich dann, wenn die Patientin ihr bewußt oder unbewußt erlerntes Verständnis von Sexualität, Frauenrolle und Partnerschaft unter den Anforderungen der Umwelt gefährdet sieht. In der Frankfurter Patientengruppe fanden sich für den Erkrankungsbeginn 2 Häufigkeitsgipfel um das 14. und 19. Lebensjahr. Thomä et al. (1965) berichten von drei Häufigkeitsgipfeln im 13., 16., 18. Lebensjahr, wobei in dieser Untersuchung eine späte Menarche mit einem späteren Erkrankungsalter korreliert; dies trifft jedoch für die Frankfurter Patientengruppe nicht zu.

Als auslösende Faktoren sind Hänseleien von Freunden und aufgesetzte Schlankheitsideale (Bruch 1978) hinreichend bekannt. Sowohl der von Eggers (1980) verallgemeinerte Begriff des „emotionalen Traumas" für verschieden schwere Trennungsproblematiken (vom Studium in einer anderen Stadt über den Tod eines geliebten Tieres bis hin zu Tod oder Scheidung der Eltern) als auch sexuelle Verführungssituationen von seiten des Vaters (s. auch Vogt-Heyder 1984) oder sonstiger männlicher Personen, die der Anorexie vorausgehen, trifft neben den vorgenannten Faktoren auf fast alle Patientinnen der Frankfurter Patientengruppe zu. Die nachfolgenden Anorexien können gerade dann als Vermeidungsreaktionen auf die sexuell-libidinöse Situation mit dem Verführer verstanden werden. Kommt es dann im späteren Leben einer Patientin, d. h. bei den älteren aus der Frankfurter Patientengruppe, zu partnerschaftlichen Beziehungen oder Verheiratung, entwickeln sich Verbindungen, die den von Willi u. Hagemann (1976) als „unvollzogene Ehen" bezeichneten Beziehungen ähneln.

Die Anorexia nervosa ist nicht Domäne einer einzigen medizinischen oder psychologischen Richtung. Sie gehört zu dem Krankengut des Kinderarztes genauso wie zu dem einer psychiatrischen Klinik oder besser einer psychosomatisch und analytisch orientierten Praxis. Mit Recht mag man darauf hinweisen, daß die in der Untersuchung vorgestellten Fälle teilweise keine schweren Anorexien seien. Keine Patientin war so krank, daß sie die Schule abbrechen oder den Beruf aufgeben mußte. Zum Zeitpunkt des Interviews war keine Patientin vom Tod durch Verhungern bedroht. Von 14 Patientinnen befanden sich 6 zum Zeitpunkt der Untersuchung bereits in Remissionsphasen, d. h. der Gipfel der Anorexie war bereits überwunden. Man darf jedoch nicht vergessen, daß eine Frauenklinik nur für ein bestimmtes Krankengut Anlaufstelle sein kann, nämlich für die Patientinnen, die lediglich ihre Amenorrhö präsentieren. Das Angebot einer Bearbeitung der Psychodynamik löst eher Irritation, oft sogar Aggression aus. In diesem Sinne stützen sich die vorliegenden Befunde lediglich auf einmalige Interviews, nicht jedoch auf lange Therapien oder gar Familientherapien (Overbeck 1979). Es sind auch keine Patientinnen, die wegen psychischer Auffälligkeiten in einer psychiatrischen oder psychosomatischen Abteilung oder wegen eines bedrohlichen körperlichen Zustandes mit einer medizinischen Intensivtherapie behandelt werden müssen. Dies traf in der Vergangenheit nur auf 2 Patientinnen dieses Klientels zu.

Doch hinter dem gynäkologischen Symptom der sekundären, nur selten primären Amenorrhö verbirgt sich die Chance des Gynäkologen: In gewissem Sinn entscheidet er darüber, ob eine Patientin, die noch nicht dem typischen anorektischen Bild entspricht, rechtzeitig auf mögliche Ursachen ihrer Amenorrhö hingewiesen wird, bevor sie sich selbst durch ihre Lust am Kontrollieren in einen Teufelskreis von Hungern, oralem Triebdurchbruch und schuldhaft erlebtem Essen bringt, sich sozusagen zu einer anorektischen Persönlichkeit entwickelt, bei der eine Heilung oft nicht mehr erreicht wird.

Zusammenfassung

Untersucht wurden 14 Patientinnen zwischen 14 und 39 Jahren mit einer Anorexia nervosa. Zum Zeitpunkt der Untersuchung dauerte die Erkrankung zwischen 2 und 19 Jahren bei einem Erkrankungsalter zwischen dem 13. und 10. Lebensjahr. In einem halbstrukturierten Interview wurden nach analytischen Gesichtspunkten Daten zur Patientin und ihrer Umgebung erfaßt, die einen Hinweis zur Ursache der nicht somatisch bedingten Amenorrhö und Gewichtsreduktion liefern konnten.
Neben der in der Literatur vertretenen Ansicht, daß die Anorexia nervosa nur durch eine nicht mögliche Identifikation mit der Mutter verursacht sei, zeigen die Ergebnisse der vorliegenden Untersuchung, daß die Patientinnen ebenfalls in der Pubertät an ihren Vätern bzw. später an der intra- oder postpubertären Reaktivierung ungelöster ödipaler Konflikte scheiterten und daran erkrankten.

Literatur

1. Bruch H (1978) Der goldene Käfig. Fischer, Frankfurt
2. Eggers C (1980) Anorexia nervosa und Adipositas. Psychologie des 20. Jahrhunderts, Band X
3. Fleck, Lange, Thomä H (1965) Verschiedene Typen von Anorexia nervosa und ihre psychoanalytische Behandlung. In: Meyer/Feldmann (Hrsg) Anorexia nervosa. Thieme, Stuttgart
4. Massing A, Beckers W (1974) Zur Frage der Manifestationsbedingungen und Häufigkeitszunahme der Pubertätsmagersucht. Z Psychosom Med, 20, 53
5. Overbeck A (1979) Zur Wechselwirkung intrapsychischer und interpersoneller Prozesse in der Anorexia nervosa. Beobachtungen und Interpretationen aus der Therapie einer Magersuchtfamilie. Z Psychosom Med Psychoanal. Juli–Sept. 25 (3), 216–239
6. Vogt-Heyder B (1983) Die magersüchtige Patientin. Sexualmedizin 12, 408–410; 463–466
7. Vogt-Heyder B (1984) Die magersüchtige Patientin. Sexualmedizin 13, 17–21
8. Willi J, Hagemann R (1976) Langzeitverläufe von Anorexia nervosa. Schweiz Med Wochenschr 106, 1459–1465

Motivationen zur Brustrekonstruktion bei Frauen mit Ablatio mammae (Untersuchungen an 110 Betroffenen)

S. GRANITZKA

Die Rekonstruktion der weiblichen Brust nach Mastektomie hat in den letzten Jahren zunehmend an Bedeutung gewonnen. Die Gründe hierfür sind vielfältig, z.B. der Anstieg der Karzinomfrüherkennung, die Anzahl relativ junger Frauen unter den Karzinomträgerinnen und die Abkehr von der Rotter-Halsted-Operation zugunsten modifizierter Verfahren, die eine bessere Ausgangssituation für den späteren Wiederaufbau gewährleisten [5].

Eine wesentliche Rolle für das zunehmende Interesse an der Rekonstruktion nach Ablatio dürfte auch die Zunahme von Emanzipationsbestrebungen der Frau mit dem Bedürfnis nach mehr Information und Mitsprache, einschließlich der Formulierung eigener Wünsche, spielen.

Trotzdem ist der Anteil der Frauen, die einen Brustwiederaufbau vornehmen lassen, insgesamt gering. Dabei sind u. a. Unwissen, Ängste und Fehlinformationen bei Ärzten und Patientinnen (wie z.B. die irrtümliche Annahme einer schlechteren Überwachungsmöglichkeit) ursächlich bedeutsam. Häufig werden die Patientinnen überhaupt nicht über die Möglichkeiten eines Aufbaues informiert!

Dies ist z.T. auf die Annahme mancher Ärzte zurückzuführen, eine formalideale Wiederherstellung sei ja doch nicht möglich. Wer aber die fast ausschließlich positiven Reaktionen der Frauen selbst nach nur mäßigen Rekonstruktionsergebnissen erlebt hat, ihre wiedergewonnene Sicherheit durch die zurückerlangte körperliche Integrität, wird nicht umhinkönnen, die Wiederherstellung der weiblichen Brust aus der Perspektive der Betroffenen zu sehen und sie zu befürworten. Wichtig ist, über die operativen Möglichkeiten schon *vor* der Ablatio mit den Patientinnen zu sprechen [3, 4].

Es ist erstaunlich, wie durch derartige Perspektiven der psychische Schock einer bevorstehenden Ablatio vermindert werden kann.

Höheres Alter, ungünstiger postoperativer Verlauf, vorausgegangene Strahlentherapie oder nur mäßige Prognose sind keine Faktoren, die einen grundsätzlichen Ausschluß der Brustrekonstruktion rechtfertigen würden [5].

Die Bedeutung der Brust für das Selbstverständnis der Frau

Nicht erst die Titelbilder von Magazinen und illustrierten Zeitschriften sind ein Hinweis auf die Bedeutung der weiblichen Brust als sexuelles Organ. Künstler dieses Jahrhunderts wie auch voriger Jahrhunderte haben die weibliche Brust sowohl als

Psychosomatische Probleme in der
Gynäkologie und Geburtshilfe 1984
Hrsg. Jürgensen, Richter
© Springer-Verlag Berlin · Heidelberg 1985

Organ der Sexualität als auch als Sinnbild der Mütterlichkeit dargestellt. Diese doppelte Bedeutung der Brust als erotisches Organ einerseits und als Nahrungsquelle für das Neugeborene andererseits sind untrennbar mit Selbstbild, Selbstgefühl und Selbstverständnis der Frau verbunden [2, 4].
In den letzten Jahren ist zusätzlich die besondere Herausstellung der Brust als Sexualobjekt hinzugekommen mit einer fast unbegrenzten Zurschaustellung in nahezu allen Medien, beliebig verwendbar auch als Blickfang für alle Arten von Konsumgütern. Diese überdimensionale Verwendung der weiblichen Brust ist auch an denen, die sich dagegen wehren, nicht vorbeigegangen. Das „richtige Maß" einer Brust oder deren Wertigkeit für das Bild der Frau hat sich bei manchen bis zur Groteske gesteigert, gipfelnd in der Reduktion der Frau auf 3 Maße: Oberweite (als wichtigstem Parameter), Taille und Hüften, wie als Charakteristika in einigen Zeitschriften zu finden.
Erkrankungen oder Veränderungen der Brüste werden deshalb nicht so hingenommen wie Erkrankungen anderer Organe, die für die Identifikation der weiblichen Persönlichkeit keine oder keine wesentliche Rolle spielen. Erkrankungen der Brust sind häufig gleichbedeutend mit Erkrankungen der ganzen Persönlichkeit.
Frauen mit Brustkrebs sind auf zweifache Art betroffen: einmal durch den potentiell tödlichen Ausgang der malignen Erkrankung und zum anderen in ihrer Persönlichkeit als Frau durch den Verlust eines Teils ihrer weiblichen Ausstrahlung, was oft als eine tiefe Entwertung ihres Körperbildes und ihres Selbstverständnisses empfunden wird. Das bringt oft auch eine starke Veränderung in der Beziehungsfähigkeit zum Partner und zur übrigen Umwelt mit sich. In dieser Angst vor „emotioneller und sozialer Isolation", so schreibt Buddeberg [1], sieht sich die Patientin neben dem physischen auch vom sozialen Tod bedroht. Dieser Vorgang ist bei jungen Frauen verständlicherweise oft besonders ausgeprägt, aber auch im Klimakterium sind diese Reaktionen ähnlich stark.

Reaktionen nach der Mastektomie

Die Reaktionen auf eine bevorstehende Mastektomie sind bei den meisten Frauen schockartig. Vorstellungen, sich lieber umzubringen oder davonzulaufen als sich verstümmeln oder, wie es eine unserer Patientin formulierte, halbieren zu lassen, sind häufig. Nach der Operation fühlen sich viele Frauen wie gelähmt, im Stich gelassen, isoliert. Todesangst, Depressionen, Aggressions- und Schuldgefühle tauchen auf und Gefühle der Scham über die Schande der körperlichen Verstümmelung [6].
Diese Reaktionen sind auch oft nach Jahren noch vorhanden. Der Trost, daß die Zeit alle Wunden heilt, trifft meist nicht zu.
Wenn auch die Reaktionen nach der operativen Entfernung der Brust individuell unterschiedlich sind, so haben wir bisher keine Patientin erlebt, die nicht in ihrem Innersten getroffen war.
Diese Reaktionen brustamputierter Frauen treten oft nach der Krankenhausentlassung in verstärktem Maße auf: Der Auszug aus dem ehelichen Schlafzimmer für einige Zeit – bei manchen Frauen auch für Monate – ist bekannt. Im allmorgendlich wiederkehrenden Entdecken des Amputiertseins, beim Verschließen des Bades, um sich der Sicht der anderen Familienmitglieder zu entziehen, beim abendlichen Aus-

ziehen der Kleider und Ablegen der künstlichen Ersatzbrust zeigt sich immer wieder, wie tief·Frauen in ihrem Körperbild und Selbstwertgefühl getroffen sind. Zu den schweren emotionalen Störungen treten je nach Größe der verbliebenen Brust körperliche Beschwerden wie Gewichtsverlagerung mit Schiefhaltung sowie konsekutiven HWS- und BWS-Syndrome mit unterschiedlich starken Schmerzen auf.

Um so unverständlicher erscheint es, daß dieser Zustand von den allermeisten Frauen so belassen wird, obwohl die Möglichkeit besteht, die Brust rekonstruieren zu lassen. In der Literatur wird die Zahl der mastektomierten Frauen, die sich einer wiederherstellenden Operation unterziehen, mit 5–10% angegeben.

Auch an unserer Klinik, in der in den letzten 7 Jahren bereits vor der Mastektomie auf die mögliche Wiederherstellung der Brust hingewiesen wird, nimmt ebenfalls nur ein relativ kleiner Teil der Patientinnen dieses Angebot wahr.

Ergebnisse einer Befragung bei 110 brustamputierten Frauen

In unserer Befragung von 60 Frauen, die sich einer Brustrekonstruktion unterzogen haben, und 50 Patientinnen, die einen Wiederaufbau nicht vornehmen ließen, wurden sehr unterschiedliche Gründe für die jeweilige Entscheidung angegeben. Die Kollektive unterschieden sich bereits in somatischer Hinsicht wesentlich.

So erscheint hohes Alter als Begründung für den Verzicht auf eine Wiederherstellung der Brust einleuchtend. Für eine 60- bis 80jährige Patientin hat die Brust in erotischer wie mütterlicher Hinsicht eine wesentlich geringere Bedeutung als bei einer jungen Frau in gebärfähigem Alter oder einer Frau, die sich in ihrer erotischen Ausstrahlung beeinträchtigt sieht.

Das Durchschnittsalter der Frauen, die einen Brustaufbau vornehmen ließen, lag in unserem Kollektiv bei 45 Jahren, die jüngste Frau war 27, die älteste 76 Jahre alt. Den Hauptanteil bildeten Frauen zwischen 40 und 50 Jahren (46%). Der Anteil der 50- bis 60jährigen lag bei 28%.

Das Durchschnittsalter der Patientinnen, die auf eine Brustrekonstruktion verzichteten, lag bei 57 Jahren (Anteil der 40- bis 50jährigen ohne Brustaufbau: 34%, der 50- bis 60jährigen: 38%).

Ein erstaunliches Ergebnis fanden wir bei der Auswertung des Körpergewichtes im Verhältnis zur Größe (nach Brocca): über die Hälfte der Frauen mit Brustaufbau (53%) wiesen Idealgewichte auf, 27% Normalgewichte; nur 12 Frauen (20%) waren leicht übergewichtig mit 3–6 kg über der Norm.

Bei den Frauen ohne Brustaufbau ergaben sich nahezu umgekehrte Verhältnisse: Normal- oder Idealgewicht hatten 39%, die übrigen Frauen waren zum größten Teil erheblich übergewichtig.

In der Befragung – es handelte sich um unstrukturierte Interviews – fanden sich mehrfach Bestätigungen für diese Beobachtungen. Bei 68% der Frauen mit rekonstruierter Brust – wobei sich insgesamt mehr als 100% ergaben, weil eine Anzahl von Frauen mehrere Motive zur Brustrekonstruktion als gleichwertig angab – waren ästhetische Gründe entscheidend für die Operation. Eine weitere Begründung für die Rekonstruktion fand sich bei einer Gruppe von Frauen, die sich durch die Amputation in ihrer sportlichen Aktivität behindert sahen (38% von insgesamt ebenfalls mehr als 100% – s. o.), wobei Schwimmen im Vordergrund stand. Saunabesuche und die

Möglichkeit, sich nackt zu bewegen, wurden zusätzlich genannt. Ein Drittel der Patientinnen (32%) gab als wesentlichen Grund für die Operation die Hoffnung an, nach erfolgtem Brustaufbau weniger unter Depressionen zu leiden, da sie der Anblick der amputierten Brust immer wieder an die erlittene Krankheit und Verstümmelung erinnerte. Für 12 Frauen (20% von wieder mehr als 100% aus oben genanntem Grund) sollte der Brustaufbau die Voraussetzung schaffen, sich sexuell wieder wie früher zu fühlen, oder sie wollten, da sie geschieden waren, eine neue Partnerschaft eingehen.

Die Art der Gespräche zeigte wesentliche Unterschiede in beiden Gruppen. Patientinnen mit Brustaufbau schilderten ohne wesentliche Schwierigkeiten relativ offen ihre Wünsche. Diese Gespräche erschienen im wesentlichen unkompliziert.

Wir glauben bei diesen Frauen 2 Gruppen unterscheiden zu können: die, welche sich in ihrer körperlichen Aktivität (hier am Beispiel Sport) behindert sahen und wieder selbst handeln wollten, und diejenigen Patientinnen, die wir in einem Stadium erlebten, in dem sie die Fähigkeit wie früher empfinden zu können, mit Hilfe des Brustaufbaus wiedergewinnen wollten. Dabei waren sie einen Teil dieses Weges aus der Passivität heraus zum eigenverantwortlichen Handeln bereits gegangen.

Bei den Gesprächen mit Frauen, die auf einen Brustaufbau verzichteten, konnten wir ebenfalls verschiedene Gruppen erkennen. Zum einen waren es Frauen über 60 Jahre mit oft relativ starkem Übergewicht (und z. T. ohne Partner), die eine Wiederherstellung der Brust mit Hinweis auf ihr Alter und ihren körperlichen Zustand begründeten. Wesentlich schwieriger war es bei den jüngeren Frauen dieser Gruppe, Antworten zu bekommen. Die Interviews gestalteten sich nur selten zu Gesprächen, Wortkargheit und geringe Dauer überwogen. Es war unschwer zu erkennen, daß die Fragen eher unangenehm aufgenommen wurden. Oft hatte es den Anschein, daß die Tatsache, sich die Brust nicht wieder herstellen zu lassen, Antwort genug war. Die meisten Frauen dieser Gruppe wirkten gedrückt. Diese Tatsache minimierte ebenfalls unser Verlangen, weiterfragen zu wollen. Ein Teil dieser Patientinnen gab an, Angst zu haben vor einer weiteren Narkose und Operation sowie vor der erneuten stationären Aufnahme mit Erinnerung an das Geschehen bei der Brustabnahme. Angst war das beständigste Wort, das diese Frauen immer wieder gebrauchten. Hinzu kamen Erwähnungen, daß z. T. sowohl die Partner als auch andere Personen sowie Ärzte und Patientinnen mit gleicher Erkrankung von dem Wiederaufbau der Brust abgeraten hatten.

Obwohl die Systematisierung beider Kollektive der 110 betroffenen Frauen eine Vereinfachung der oft differenzierten Aussagen beinhaltet, erscheint uns die Aktivität der Frauen, die sich für eine Wiederherstellung der Brust entschieden hatten, gegenüber der ängstlich passiven Haltung derer, die einen Brustaufbau zum Zeitpunkt der Befragung ablehnten, überdeutlich.

Da wir in den 7 Jahren unseres Beobachtungszeitraumes immer wieder sahen, daß einige Frauen mit zunehmendem Abstand zur Mastektomie ihre Entscheidung, die Brust nicht wiederherstellen zu lassen, revidierten, reflektiert die Befragung bei einem Teil der Frauen lediglich den Zustand, in dem sie sich zu diesem Zeitpunkt in ihrer Entwicklung befanden. Als übereinstimmend mit unseren Untersuchungen sahen wir die Beschreibung Buddebergs, daß lediglich für die Patientinnen, die sich in der Phase der „aktiven Anpassung" befinden, die Möglichkeit besteht, den Entschluß zur Brustrekonstruktion zu fassen [1].

Zusammenfassung

Obwohl das Angebot zur Brustrekonstruktion nach Ablatio mammae deutlich gestiegen ist und der Informationsstand bei Patientinnen und Ärzten größer wurde, ist der Anteil der Frauen, die einen Brustaufbau durchführen lassen, relativ gering. Wir haben deshalb 60 Frauen, die einen Brustaufbau nach Ablatio durchführen ließen, und 50 Frauen, welche diese Möglichkeit nicht wahrnahmen, nach ihren Motiven für den Aufbau bzw. dessen Ablehnung befragt. Motive für die Brustrekonstruktion sind das Gefühl der Unvollständigkeit und der Entstellung, Einseitigkeit, Unsicherheit (verrutschende, herausfallende Prothesen), Depressionen aufgrund des Brustverlustes, Bekleidungsprobleme, Partner- und sexuelle Probleme nach Brustamputation, Probleme beim Sport. Die Frauen dieser Gruppe wiesen im Gegensatz zu den Patientinnen ohne Brustrekonstruktion in der Mehrzahl (80%) ideales oder normales Körpergewicht auf. Bei den Patientinnen, die keine Brustrekonstruktion durchführen ließen, waren die Ablehnungsgründe schwerer faßbar: Angst vor einer weiteren Operation, vor Narkose und Krankenhausaufenthalt, Angst vor Rezidiven, Ablehnung der Brustrekonstruktion durch den Partner, Abraten des Aufbaus durch Ärzte, Alter, und Unfähigkeit zur Bewältigung der Krebsangst.

Literatur

1. Buddeberg C (1981) Psychosoziale Aspekte der Mastektomie. Gynäkol Rundsch 21 (Suppl 1): 125–129
2. Eicher W (1984) Chancen der Mamma-Chirurgie. Sexualmedizin 3: 141–144
3. Eicher W (1984) Chancen der Mamma-Chirurgie, Teil II. Sexualmedizin 4: 196–206
4. Frick-Bruder V (1980) Psychische Verarbeitung und sexuelle Probleme bei Mastektomie. Z Allg Med 56: 107–109
5. Granitzka S (1984) Rekonstruktion der Brust nach Mastektomie. In: Schmidt-Matthiesen H, Bastert G (Hrsg) Gynäkologische Onkologie. Schattauer, Stuttgart New York, S 216–221
6. Lewis FM, Bloom JR (1978/1979) Psychosocial adjustment to breast cancer: a review of selected literature. Int J Psychiatry Med 9: 1–17

Konzentrative Bewegungstherapie –
Ein Weg zu mehr psychosozialer Kompetenz

(Einführungsreferat zur Gruppenarbeit)

U. KOST

> *„Warum suche ich den Weg so sehnsuchtsvoll,*
> *wenn ich ihn nicht den Brüdern zeigen soll."*
> (Goethe: Zueignung)

Einleitung

Mein Referat über die Konzentrative Bewegungstherapie (KBT) gliedert sich in 3 Teile. Zunächst möchte ich begründen, warum ich Ihnen diese Behandlungsmethode vorstelle. Als zweites werde ich erläutern, was Konzentrative Bewegungstherapie überhaupt ist. Im dritten Teil möchte ich Möglichkeiten aufzeigen, die Ihnen die Konzentrative Bewegungstherapie für Ihre eigene Person und für die Arbeit mit Ihren Patienten bieten kann.

Ich werde heute Ihre Aufmerksamkeit einmal nicht auf eine Krankheit, nicht auf einen Patienten, sondern auf Sie selbst, meine Kollegen, lenken und Sie ganz persönlich ansprechen.

Es geht mir darum, die *Beziehungsebene* zwischen Arzt und Patient in den Mittelpunkt der Überlegungen zu stellen: die Beziehung zu mir selbst und zu meinem Nächsten.

Im psychotherapeutischen Sprachgebrauch nimmt der Begriff „Beziehungsebene" viel Raum ein. Was ist damit gemeint? Wir drücken damit aus, daß zwischen Arzt und Patient ein Kontakt entsteht, der hinter allem rationalen Diagnostizieren und Therapieren unsere Wahrnehmung und unser Tun bestimmt. Wie Sie wissen, nehmen wir von unserem Gegenüber sehr viel mehr Signale auf, als wir kognitiv registrieren, unser Eindruck vom anderen entsteht über unser Einfühlungsvermögen, unsere Empathie.

Dieses *Einfühlungsvermögen* hängt eng zusammen mit der Eigenwahrnehmung, dem Wissen um unsere eigene Person mit ihren bewußten und unbewußten Anteilen, d. h. mit der Beziehung zu uns selbst.

Wie sind wir nun für die Aufnahme einer solchen Beziehung vorbereitet, welches Rüstzeug haben wir uns angeeignet? Inwieweit kennen wir uns selbst?

Wir besitzen viel Wissen, viel Technik, viel „Kopf". Aber was ist mit dem Rest unserer Person, mit unserem Leib als beseeltem Körper, unseren Gefühlen und Empfindungen? Inwieweit erscheint es uns Ärzten überhaupt wünschenswert, eine empathische Beziehung zu unseren Patienten herzustellen? Denn dies bedeutet ja

Psychosomatische Probleme in der
Gynäkologie und Geburtshilfe 1984
Hrsg. Jürgensen, Richter
© Springer-Verlag Berlin · Heidelberg 1985

auch, uns über fachliches Wissen und Können hinaus als Person zur Verfügung zu stellen. Für mich selbst bedeutet das Einbeziehen meiner Person mit ihren bewußten und unbewußten Anteilen das wichtigste Instrument, die Grundlage meines Arztseins. Um nun dies Ziel, bei mir und beim anderen zu sein, immer besser zu erreichen, hat sich mir in jahrzehntelanger Arbeit die KBT als ein gangbarer und faszinierender Weg erwiesen. Deshalb freue ich mich, hier vor Ihnen über dieses Thema sprechen zu dürfen.

Ich möchte nun nicht abstrakt über eine Erlebnisebene reden, sondern Sie mit einbeziehen. Deshalb stelle ich jetzt die Frage: Was nehmen Sie im jetzigen Augenblick von Ihrer eigeenen Person wahr? (Frage nach Sitzhaltung, Beziehung zum Boden, zum Raum, zu den Nachbarn; u. U. Augen schließen, Gewicht spüren, kleine Veränderungen in der Wirbelsäule, der Atmung wahrnehmen!)

Dies war ein kurzer Versuch, Sie zur bewußten Selbstwahrnehmung hinzuführen. Nun die nächste Frage: Was spüren Sie von sich selbst in Ihrer täglichen Arbeit? Wieviel Nähe ertragen Sie, wieviel Distanz brauchen Sie? Welche Möglichkeiten haben Sie in Ihrer oft belastenden Arbeit, zu spüren, wenn Ihre Atmung immer oberflächlicher wird, Ihr Magen, Ihr Herz, Ihr Kopf schmerzt? Welche Möglichkeiten haben Sie entwickelt, um freundlich mit Ihrer eigenen Person umzugehen? Oder könnte es sein, daß Sie eine gewisse berufliche Überlastung brauchen zur Stabilisierung Ihres eigenen Selbstwertgefühls?

Einführung in die Methode

Unsere Arbeit geht auf Elsa Gindler zurück und wurde von Helmuth Stolze vor etwa 25 Jahren in der Bundesrepublik bekannt gemacht, zunächst über Kurse, die bei den Lindauer Psychotherapiewochen alljährlich abgehalten wurden, und eine Reihe von Vorträgen und Veröffentlichungen. Der Grundgedanke von Elsa Gindler war, die Bewegung als Erfahrung und Erlebnis in den Mittelpunkt zu rücken, im Gegensatz zu der auch heute noch weit verbreiteten Oberflächenbetrachtung der Bewegung als eines von außen beobachtbaren und meßbaren Phänomens, das in seinem räumlich-zeitlichen Verlauf registriert werden kann. Innerhalb der letzten 20 Jahre haben wir mit dieser Methode an verschiedenen Orten gearbeitet und sie weiter ausgebaut und entwickelt. Wir haben 1975 den „Deutschen Arbeitskreis für Konzentrative Bewegungstherapie" gegründet, um die Erfahrungsmethode auch theoretisch zu durchleuchten und einen Weiterbildungsgang für angehende Therapeuten zu entwickeln. Noch stecken wir mitten in dieser Arbeit.

Unser Ziel ist es, dem Menschen zunächst zu ermöglichen, sich ganzheitlich zu erfassen, und ihm zu einer veränderten, erweiterten Wahrnehmung der eigenen Person in ihrer Beziehung zum Selbst und zur Umwelt zu verhelfen. Dies bedeutet, daß unsere Arbeit sowohl als Therapie wie auch als pädagogisches Angebot gleichermaßen geeignet ist. Wir haben die Erfahrung gemacht, daß im konzentrativen Arbeiten mit der Bewegung aus unseren Angeboten jeweils das gemacht und erlebt wird, was für den einzelnen zum jeweiligen Zeitpunkt wichtig und notwendig, aber auch möglich ist. Das Erleben der eigenen Mitte, des eigenen Lebensraumes außen und innen, das Akzeptieren von Grenzen, die nicht verändert werden können, aber auch die Erfahrung, immer wieder die Grenze nach außen verschieben zu können, ist Ziel unserer Arbeit: Die bewußte Wahrnehmung der gegenwärtigen Möglichkeiten führt dazu, Gegenwart als das zu Gestaltende zu erleben, Ängste, die Vergangenheit oder Zukunft betreffen, zu relativieren, Vorstellungen sehr häufig negativer Art als solche zu erkennen, Neues zu wagen und zu erproben. Die Arbeit im Jetzt und Hier bedeutet aber nicht, daß wir ahistorisch vorgehen.

Häufig werden durch die Arbeit an der Bewegung Inhalte aus dem Unbewußten mobilisiert, die dann auch bearbeitet werden, und das Ziel, auf das wir zugehen, liegt in der Zukunft.

Ein Beispiel sei angeführt: Eine junge, sehr erfolgreiche Ärztin, welche die Ausbildung für Konzentrative Bewegungstherapie durchläuft, erlebt bei der Arbeit mit dem Mundraum und der Zunge, v. a. aber mit den Lippen, eine große Angst, die sie zunächst nicht recht fassen kann. Ein heftiges Weinen erschüttert sie. Dann kommt eine Erinnerung, die vollkommmen verlorengegangen war: Der liebe Onkel Teddy, schön, gepflegt, von den Eltern sehr gerne gesehen, befreundet sich mit dem kleinen Mädchen, nimmt es auf den Schoß und spielt mit ihm das Häschenspiel. Dabei muß das Kind mit den Lippen ein Hasenschnäuzchen bilden. Einmal nimmt der Onkel das Kind mit in den Wald, zieht es aus, betastet es. Es erleidet massive Ängste. Die Androhung von Strafe, falls es etwas berichten sollte, und das Gefühl völliger Hilflosigkeit kommt nun wieder hoch: Die Eltern würden mir doch niemals glauben. Die Schwierigkeiten, unter denen diese junge Frau in ihren Partnerbeziehungen seit Jahren leidet, auch verschiedene gynäkologische Erkrankungen, werden verstehbar und können im Gespräch bearbeitet werden. Allerdings ist eine äußerst problematische Vaterbeziehung als Grundlage vorhanden, sonst wäre dies Erlebnis nicht so gravierend gewesen.

Dies war ein Beispiel für die vielfach gemachte Erfahrung, daß die bewußte Wahrnehmung der taktilen wie der kinästhetischen Reize zu Erlebnissen von großer emotionaler Intensität führt, die bis zur Erschütterung gehen kann. Frühe, manchmal früheste Erinnerungen, häufig angstbesetzt, tauchen wieder auf, aber manchmal auch sehr lustvolle Erlebnisse. Im Gespräch können und müssen solche Inhalte dann weiter bearbeitet werden. Der KBT-Therapeut muß damit rechnen, daß jedes Erfahrungsangebot die Möglichkeit enthält, bei einzeln Übenden zu intensiver Regression zu führen.

Ebenso muß er wissen, daß, wie in anderen gruppentherapeutischen Methoden auch, massive Übertragungs- und Gegenübertragungserlebnisse einfließen. Das gleiche gilt für den Widerstand, der sehr verschiedenartig aussehen kann und oft nicht gleich als solcher zu erkennen ist. Daß durch unsere verschiedenartigen Erfahrungsangebote verschiedene entwicklungspsychologische Phasen angesprochen werden, ist bekannt; Liegen z. B. führt häufig in ganz frühe Stufen zurück, ebenso Vom-Platz-Rollen oder -Kriechen, während Arbeit am Sitzen in der analytischen Terminologie den analen Bereich anspricht. Die ödipale Problematik wird in der KBT vor allem bei Partner- und Gruppenübungen mobilisiert, ebenso wie der sexuelle Bereich.

Die von uns verwendeten Übungsobjekte wie Ball, Stab, Seil, Kugel, aber auch Gegenstände aus dem täglichen Leben wie Steine, Hölzer, Früchte, ein Plüschball sowie ein Teddybär haben nicht nur ihren spezifischen Aufforderungscharakter, sondern auch eine symbolische Bedeutung, der Stab z. B. als Stecken, Waffe, erigierter Penis, Turnstange, Schlagstock, die Kugel als weibliches Symbol, Urbild der Vollkommenheit. Sie vermittelt Gefühle von Ganzheit, Geborgenheit, wird dynamisch, frei, beweglich, labil, fließend ohne Anfang und Ende erlebt. Die Kugel, ebenso wie der Ball auch Symbol der Mutterbrust, führt an ganz frühe Schichten heran. Die Identifizierung mit ihr wird oft sehr stark erlebt. Dies kann dazu führen, daß einzelne Kursteilnehmer eine Kugel über 5 Tage hinweg bei sich tragen oder aber große Schwierigkeiten haben, sie beim Tauschen an einen anderen abzugeben. Sowohl der Stab als auch die Kugel kann aber auch aggressiv verwendet werden, ebenso zur Kontaktaufnahme mit anderen Menschen. Die verschiedene Symbolik wie auch der andersartige Aufforderungscharakter dieser Gegenstände führt zu vollkommen verschiedenartigen Abläufen innerhalb des Gruppengeschehens. Außerdem werden ganz persönliche Erinnerungen wachgerufen durch konzentrativen Umgang mit dem eigenen Leib, mit Gegenständen oder anderen Menschen. Der direkte Zugang zum emotionalen Bereich über den Leib bedeutet, daß sonst funktionierende Abwehrmechanismen unterlaufen werden können, was zu sehr starken Angstreaktionen führen kann, uns aber dadurch die Möglichkeit der Bearbeitung ganz früher Ängste bietet.

In Anlehnung an Helmuth Stolze möchte ich das hier beschriebene Geschehen in verschiedene Ebenen aufteilen und anhand eines Beispiels verdeutlichen.

Der Gruppenleiter macht folgendes Angebot: auf dem Rücken liegen, Kontakt zum Boden aufnehmen, den ganzen Körper erspüren, dann beide Arme zur Senkrechten führen, mit den Fingerspitzen der rechten und linken Hand abwechselnd, später mit den Fingerspitzen beider Hände gleichzeitig in Richtung der Decke ziehen, dann die Arme zurücksinken lassen und nun im eigenen Tempo mit diesen verschiedenen Möglichkeiten arbeiten, wahrnehmen, wo die Bewegung beginnt, was alles daran beteiligt ist, und dann durch Öffnen der Augen und Strecken zum Ende kommen.

Die erste Ebene war die Erfahrung des Bewegungsablaufes, die von vielen Teilnehmern sehr deutlich wahrgenommen wurde. Es entsteht ja eine Streckung in der Brustwirbelsäule, die ihrerseits auch Einfluß auf das Atemgeschehen nimmt. Die zweite Ebene war bei zwei Kursteilnehmern eine Empfindung von Trauer, Sehnsucht und Zärtlichkeit, bei einer anderen Teilnehmerin Beklemmung, Angst, Lähmung, und Wut, die dritte Ebene das Auftauchen eines Bedeutungsgehaltes. Bei den beiden erstgenannten Gruppenmitgliedern kam die Mitteilung: Ich habe mich gefühlt wie ein Säugling, der aufgenommen werden will, während bei der Teilnehmerin mit dem Wut- und Lähmungserlebnis die Erinnerung an sehr belastende politische Erlebnisse (Deutscher Gruß!) in ihrer Kindheit kam. Die nächste Ebene wäre damit das Wahrnehmen eines Bedeutungsgehaltes, was auch als Einsicht bezeichnet werden könnte.

In einem weiteren Schritt können sich Assoziationsketten anschließen, und zuletzt kann darüber gesprochen werden – oder auch nicht. In jedem Falle ist hier das Bewußtwerden dessen, was durch die Bewegung angestoßen wurde, deutlich.

Was haben diese Erlebnisse zu bedeuten? Im ersten Falle bot das emotionale Erleben eines durch Analyse bekannten Tatbestandes eine neue Möglichkeit, mit der Urangst umzugehen und sie damit ein Stück weit zu bearbeiten. Im zweiten Fall fand das Gruppenmitglied eine eigene Lösungs- und Bearbeitungsmöglichkeit: Durch Ballung der Hand zur Faust wurden Angst und Lähmung überwunden, während die latente Aggression deutlich nach außen gebracht und auch verbal geäußert werden konnte.

Klientel

An welchen Personenkreis richtet sich unsere Methode? Ich denke, an alle, die mit anderen Menschen zu tun haben und sich selbst nicht nur besser kennenlernen, sondern ein möglichst erfülltes, lebendiges Leben wollen, an alle Pädagogen und in Heilberufen Tätige, natürlich auch an alle Eltern. Wir haben deshalb immer wieder einmal überlegt, ob wir das Wort „Therapie" herausnehmen könnten, haben bislang aber noch keinen Ersatz gefunden.

Auch wir sogenannten Gesunden haben durch die Zivilisation Einengungen und Entfremdungen erlitten, die zum Verlust der bewußten Wahrnehmung des eigenen Leibes führen. Wir müssen ja, um mit dem Übermaß an Reizen leben zu können, auswählen. Arnold Gelen sagt, daß wir mit Verkürzungen, Andeutungen und Symbolen leben; erst durch das Übersehen zahlloser möglicher Wahrnehmungen gibt es Übersicht. Es wird biologisch in erster Linie auf die Wahrnehmung von Situationen, auf Gesamtfelder von Umweltandeutungen ankommen, und nur in Einzelsituationen ist es möglich, Einzelheiten konzentriert wahrzunehmen. Dies bedeutet, daß wir bei der Arbeit mit KBT wieder neu lernen, Dinge zu erfahren, zu erfühlen, schauend wahrzunehmen, zu hören, zu schmecken und damit ganz neue Dimensionen unseres täglichen Lebens zu erschließen.

Dies ist mit ein Grund, warum wir häufig mit geschlossenen Augen arbeiten und damit den distanzierenden Umgang mit der Welt aufgeben, aber auch die Vorstellungen, die uns häufig hindern, eine direkte Beziehung zu Dingen und Menschen zu bekommen, beiseite lassen. Es ist überaus eindrucksvoll zu erleben, wie Menschen mit geschlossenen Augen miteinander umgehen, vollkommen neue Wahrnehmungen und Verhaltensweisen werden möglich, Vorurteile können abgebaut werden.

Die Möglichkeit, emotional noch einmal sehr weit zurückzugehen in der eigenen Biographie, u.U. bis in den präverbalen Bereich, bedeutet, daß wir mit dieser Therapieform sehr frühe Störungen behandeln können und ein Personenkreis therapierbar wird, der für eine Analyse ungeeignet erscheint. In psychiatrischen Kliniken, die mit dieser Methode arbeiten, hat sich das Patientengut dadurch inzwischen verändert.

Wie J.E. Meyer schon 1961 nachweisen konnte, bewirkt die konzentrative Hinwendung auf einen bestimmten Körperteil anders als beim Autogenen Training Veränderungen der Eigenreflexe nicht im Sinne einer Abschwächung oder Aufhebung, z.B. des Achillessehnenreflexes, sondern einer Steigerung. Dies kann als Hinweis auf gesteigerte Aktionsbereitschaft gewertet werden. Untersuchungen von G. und H. Harrer über den Einfluß von Musik auf die Psychomotorik weisen gleichfalls darauf hin, daß emotionale Abläufe Reaktionen im Muskelsystem in Gang setzen. Nehmen wir nun die Erkenntnisse von Jacobson aus den 30er Jahren hinzu, daß Muskeltätigkeit zu psychischen Abläufen führt, so schließt sich der Kreis, d.h. Veränderungen im Leiblichen bewirken Veränderungen im Psychischen und umgekehrt. Der alte Satz von Paracelsus: „Was innen ist, ist außen und was außen ist, ist innen" bewahrheitet sich hier.

Untersuchungen auf dem Gebiet der pränatalen Psychologie weisen darauf hin, daß ganz frühe Engramme Bewegung mit Empfindung verbinden. Die sinnlich wahrgenommene sinnvolle Bewegung (KBT) ist deshalb in vielen Bereichen einzusetzen: in der psychosomatischen Medizin, in der Vor- und Nachsorge bei Karzinomerkrankung, bei der Rehabilitation nach Herzinfarkt, aber auch bei den immer häufiger festzustellenden Grundstörungen im Sinne Balints. Immer mehr werdende Mütter gehören zu diesem Personenkreis. Nachdem die mütterliche Beziehung zum eigenen Leib sich ebenso wie das vorhandene oder nicht vorhandene Urvertrauen auf die Entwicklung des Kindes deutlich auswirkt, ist auch hier ein Aufgabenfeld, in das die KBT eingeführt werden sollte. Zunehmend mehr wird in psychiatrischen Kliniken mit dieser Methode gearbeitet, allerdings in einer sehr strukturierten Form, häufig als Teil eines Therapieplans, in dem die Gesprächsgruppe daneben geführt wird. Alle Neuroseformen sind geeignet; schwere Depressionen sowie Depersonalisationserscheinungen sollten aber nicht mit KBT behandelt werden!

Die Bedeutung der Sprache in der KBT

Das Erfahrungsangebot des Gruppenleiters wird mit der großen Bildhaftigkeit der Sprache und der Art seiner Formulierung die Entwicklung des Gruppenprozesses und der jeweiligen Sitzung formen. Es gibt hier allerdings die verschiedenartigsten Erfahrungen; manchmal gibt es Gruppenabläufe, die sich aus der Zusammensetzung der Gruppe und dem Angebot von Material so entwickeln, daß innerhalb einer Stunde ein bis zwei Interventionen des Gruppenleiters erforderlich sind. Andere Erfahrungsangebote wiederum erfordern ein ständiges verbales Begleiten durch den Therapeuten, etwa, wenn bestimmte Bewegungsabläufe beabsichtigt sind. Der Gruppenleiter hat die Aufgabe, ein möglichst weites Feld der Erprobung zu schaffen, so viel Sicherheit wie nötig und so viel Freiheit wie möglich für jeden einzelnen anzubieten. Das anschließende Gespräch ist notwendig, weil Bewegungshandlung immer vieldeutig ist und es für den Therapeuten, aber natürlich ebenso für den Beteiligten, wichtig ist, die Bedeutung eines Verhaltens zu verstehen.
Fragen des Therapeuten, auch vorsichtige Deutungen, helfen dem Patienten, zuerst nur Empfundenes klarer zu erkennen, ermöglichen ihm, Gefühle und Empfindungen zu formulieren und auszusprechen, so daß die zunächst oft nur halb bewußte Erfahrung begreifbar wird. Biographisches Material kann so bearbeitet werden, Übertragungsphänomene können abgebaut, neue Gedanken und Verhaltensweisen gewagt werden. Nicht selten sind Erlebnisse so stark und reichen so weit zurück, daß zunächst eine Art von Sprachlosigkeit eintritt, u. U. muß dann eine gestalterische Phase als eine Art von Zwischenebene eingeschaltet werden, z. B. Malen mit Fingerfarben, Bauen mit den verschiedenartigsten Elementen, um erst später ein Formulieren zu ermöglichen. Dieser Teil unserer Arbeit, die Körpersprache zu enträtseln, sie zu verstehen und durch das helfende, eventuell deutende Gespräch dem Ich-Bewußtsein zugänglich zu machen, unterscheidet die KBT von anderen leibnahen Methoden. Sie ist deshalb eine ganzheitliche Psychotherapie.

Beispiele

Ein großer, kräftiger Kollege arbeitet innerhalb einer Selbsterfahrungsgruppe am Stehen. Es treten Angstgefühle bei ihm auf, Schwäche in den Beinen, Schwanken, ein Sturz kann gerade noch vermieden werden. Im Gespräch kommt eine Erinnerung hoch, die ihm vollkommen verlorengegangen war: Als Kind sitzt er auf dem Fahrrad der Mutter, die in den schlimmen Jahren nach Kriegsende zum Lebensmittelhamstern fahren muß. Die Mutter hat ein steifes Bein. Eine Behelfsbrücke mit zwei dicken Balken muß überquert werden. Dabei erlebt der Junge jedesmal Todesängste. Die Folgen dieser Angsterlebnisse in der frühen Kindheit sind in verschiedenen Persönlichkeitsbereichen wirksam, in der Analyse bisher aber nicht verstehbar. Besonders deutlich wird ihm jetzt seine Schwierigkeit, nicht auftreten zu können.

Im zweiten Beispiel möchte ich Ihnen zeigen, wie die Arbeit mit Erwachsenen sowohl zum Verständnis eigener Störungen als auch zum Verständnis von Störungen bei Kindern verhelfen kann. Eine kleine Elterngruppe arbeitet mit dem Stuhl, das beinhaltet Erleben verschiedener Möglichkeiten zu sitzen, aber auch vieles, was mit einem Stuhl – nicht nur als Sitzmöbel – möglich ist. Früher verbotene Dinge sind erlaubt:auf der Lehne sitzen, schaukeln, daraufstehen, ihn umwerfen – der Phantasie sind keine Grenzen gesetzt.

Eine junge Mutter entdeckt, wie befreit und lebendig sie sich fühlt, nachdem sie es wagen konnte, über das „schöne, anständige" Sitzen hinauszugehen und anderes zu probieren.

„Da ist mein Kleiner ja gar nicht krank", sagt sie. „Ich wollte in den nächsten Tagen mit ihm zum Doktor gehen, um ihm Beruhigungspillen verschreiben zu lassen. Der Kerl will und will nicht stillsitzen mit seinen 3 Jahren, obwohl ich mir so viel Mühe mit ihm gebe. Das geht doch nicht, daß er in der kleinen Wohnung ständig hin und her rennt. Aber jetzt habe ich gespürt, was das heißt, stillsitzen zu müssen. Ich geh' jetzt lieber jeden Tag mit ihm auf den Spielplatz."

Anwendungsmöglichkeiten

Ich möchte noch einmal zum *Beziehungsaspekt* zurückkehren, von dem wir ausgegangen sind, und die Frage vom Beginn, etwas anders formuliert, wiederholen: *Wer bin ich, und wie gehe ich mit mir um?* Welche ganz persönlichen Erfahrungen, zum Großteil längst vergessener Begebenheiten, färben mein Empfinden, mein Handeln, meine Ängste und Hoffnungen? Wie weit kenne ich mich selbst?

Zum Thema „Umgang mit der eigenen Person" will ich einige ganz kleine Hinweise geben: Wenn Sie bereit sind, etwas für sich selbst zu tun, so müßte der erste Schritt eine Verbesserung Ihrer Selbstwahrnehmung sein. Nutzen Sie die Stunden, die Sie in den nächsten Tagen hier im Raum sitzend verbringen werden dazu, sich immer wieder einmal zu fragen, wie geht es mir, wie sitze ich, wo habe ich Kontakt zum Boden, wo ist mein Gewicht, wo enge ich mich ein, wo bekomme ich Luft? Versuchen Sie, die jeweils beste Möglichkeit für sich zu finden. Aber auch bei der Arbeit, wenn Sie sich unwohl, eingeengt, überlastet fühlen, nehmen Sie Kontakt zum Boden auf, verlagern Sie Ihr Gewicht nach unten, lassen Sie die Schultern fallen, richten Sie die Wirbelsäule vom Becken her ein wenig auf und atmen Sie einmal kräftig durch!

Darüber hinaus besteht vielleicht für den einen oder anderen von Ihnen die Möglichkeit, etwas mehr für sich selbst zu tun, etwa in Form eines Kurses in Konzentrativer Bewegungstherapie. Ich bin gerne bereit, Ihnen Informationen über entsprechende Möglichkeiten zu geben.

Die nächste Frage ist: *Wer ist mein Gegenüber?* Welche Ängste, Hoffnungen, Sehnsüchte stecken hinter den vorgetragenen Symptomen? Wo werden Zusammenhänge zwischen Lebenssituation und Krankheit deutlich – bei dem magersüchtigen Mädchen, der Schwangeren mit ihren vielfältigen Symptomen, der überlasteten, nervösen Mutter, dem Paar, das kaum wagt, über seine sexuellen Probleme zu reden, oder der alternden Frau, die immer wieder in die Sprechstunde kommt, um nicht allein zu sein mit ihrer Angst vor Alter und Tod?

Was nehme ich wahr von den zahlreichen Signalen, die mein Gegenüber aussendet? Welcher Teil meiner Person reagiert auf die Angst, die Unsicherheit, das Vertrauen, die Riesenerwartung, die Aggression meines Gegenübers? Was löst in mir Angst aus oder Zuversicht, Mut und Selbstvertrauen oder Resignation und Müdigkeit? Wo können wir die Mütter verstehen, die ihrem Kind das so notwendige Urvertrauen nicht vermitteln können, weil sie selbst zu wenig davon mitbekommen haben? Wo werden wir ärgerlich oder ungeduldig? Wie gehen wir mit den überforderten Vätern und Ehemännern um, die mit dem veränderten Rollenverständnis nicht zurechtkommen? Wo können wir die jungen Mädchen verstehen, die durch eine Vielzahl von Symptomen auf ihre Schwierigkeiten in unserer Welt hinweisen müssen? Und wie schützen wir uns selbst vor einer Überschwemmung durch all diese Probleme?

Als letztes die Frage: Wie kann eine Beziehung aussehen zwischen einem Frauenarzt, der sich selbst als Ganzheit auch leiblich wahrnimmt und akzeptiert und dadurch seinen Patienten mit Empathie entgegenkommen kann?

Ich denke, er wird dadurch, daß der Sinn vieler Krankheiten sich ihm allmählich entschlüsselt, Angst vermindern – Angst bei sich selbst, aber auch Angst bei den Frauen und ihren Männern. Er kann Hinweise auf Möglichkeiten zur Ermutigung und Stabilisierung geben durch die Teilnahme an Selbsterfahrungs- und Therapiegruppen, durch die Aufnahme einer Psychotherapie, durch eigene Patientengruppen. Er kann Frauen darauf hinlenken, daß sie eigene Bedürfnisse zu befriedigen lernen und von daher auch besser in der Lage sind, anderen das zu geben, was sie brauchen. Nicht Egoismus meine ich damit, aber ein Annehmen der eigenen Person und daraus entstehend die Möglichkeit, auch den anderen zu akzeptieren.

Zusammenfassung

1. Die Wahrnehmung unseres eigenen Erlebens und Empfindens kann das Einfühlungsvermögen unseren Patienten gegenüber vergrößern. Sie kann aber auch dazu führen, daß wir mit uns selbst anders umgehen lernen.
2. Aufgrund dieses ersten Schrittes können wir unseren Patienten einen entsprechenden Zugang zu ihrer eigenen Person und zu mehr Lebensmut ermöglichen.
3. Werdende Mütter, die keine positive Beziehung zur eigenen Mutter erlebt haben, können wir ermutigen, solche Erfahrungen in einer Konzentrativen Bewegungstherapie nachzuholen, soweit dies möglich ist, um dadurch zu lernen, ihre Kinder besser zu verstehen.

In der Kürze der Zeit konnte ich nur einige Punkte aus dem ganzen weiten Gebiet der konzentrativen Bewegungstherapie herausgreifen. Ich hoffe, es ist mir gelungen, Sie dazu zu ermutigen, nicht nur an Ihre Patienten zu denken, sondern auch etwas für sich selbst zu tun.

Literatur

1. Gindler E (1926) Die Gymnastik des Berufsmenschen Gymnastik 1. In: Die Konzentrative Bewegungstherapie, Mensch und Leben, Berlin
2. Meyer J E (1961) Konzentrative Entspannungsübungen nach Elsa Gindler und ihre Grundlagen: Z. psychotherapeutisch-medizinische Psychologie 11. In: Die Konzentrative Bewegungstherapie, Mensch und Leben, Berlin
3. Stolze H Konzentrative Bewegungstherapie in Psychologie des 20. Jahrhunderts. In: Die Konzentrative Bewegungstherapie, Mensch und Leben, Berlin

*Psychosomatik
der gynäkologischen Endokrinologie*

Zur Organisation und Technik der In-vitro-Fertilisation

R. Baumann

Die Idee, Eizellen von Säugetieren außerhalb des Mutterleibes zu befruchten, ist nicht neu. Der Österreicher Schenk berichtete 1878 zum ersten Mal von solchen Versuchen, 1930 experimentierte Pincus mit extrakorporal befruchteten Kanincheneizellen. Shettles erwähnte 1955 die Möglichkeit, durch In-vitro-Fertilisation, Eizellkultur und Embryotransfer Frauen mit gestörter Tubenfunktion zu einer Gravidität zu verhelfen. Das erste Säugetier, das nach extrakorporaler Fertilisation und Embryotransfer geboren wurde, war ein Kaninchen. Dieses Experiment gelang Chang 1959. Edwards und Steptoe blieb es vorbehalten, 1978 – genau 100 Jahre nach den Überlegungen von Schenk – über die erste erfolgreich ausgetragene Schwangerschaft beim Menschen nach In-vitro-Fertilisation (IVF) und Embryotransfer (ET) zu berichten.

Vor dem technischen Ablauf von IVF und ET möchte ich zuerst die Auswahlkriterien für Patientinnen aufführen, die für ein IVF-Programm in Frage kommen. Eine Indikation besteht bei:

- Frauen, deren Eileiter durch vorausgegangene Erkrankungen irreversibel zerstört sind, bei denen also die Eileiterfunktion durch eine mikrochirurgische Operation nicht mehr hergestellt werden kann,
- Frauen nach fehlgeschlagener wiederherstellender Operation,
- Frauen mit Spermaantikörpernachweis,
- Frauen mit schlechtem Zervixfaktor.

Frauen, die in das Programm aufgenommen werden, sollten nicht älter als 38 Jahre sein. Diese Obergrenze gilt nur für unsere Gruppe, an anderen Zentren wird eine solche Altersbegrenzung nicht gemacht. Die Ehemänner sollten nicht älter als 55 Jahre sein.

Neben den genannten „harten" Indikationen sind in jüngerer Zeit zwei sog. weiche Indikationen hinzugekommen:

- Fertilitätsstörung der Ehemänner im Sinne einer Oligozoospermie.
- Andere, unklare Sterilitätsursachen bei langjährigem Kinderwunsch.

Die Durchführung der Behandlung umfaßt folgende Schritte:
1. Festlegung des Ovulationszeitpunktes,
2. Gewinnung der vorhandenen reifen Eizellen durch Punktion der sprungreifen Follikel,
3. Gewinnung und Vorbehandlung der Spermien,

Psychosomatische Probleme in der
Gynäkologie und Geburtshilfe 1984
Hrsg. Jürgensen, Richter
© Springer-Verlag Berlin · Heidelberg 1985

4. Fertilisation der Eizellen und Kultur der frühen Embryonalstadien,
5. Rückübertragung des Embryos bzw. der Embryonen in den Uterus.
Jeder dieser Schritte birgt Risiken, die zum Mißerfolg führen können. Im folgenden
soll daher etwas näher auf den Ablauf der Behandlung eingegangen werden, wie sie
an unserem Zentrum durchgeführt wird.

Festlegung des Ovulationszeitpunktes

Die Stimulation der Ovarien bzw. des Follikelwachstums erfolgt mit Clomiphen bzw.
mit Gonadotropinen. Das Wachstum der Follikel wird mit Ultraschall sowie der
täglichen Bestimmung von Östradiol (E_2) und LH überwacht. Hat ein Follikel 18–20
mm Durchmesser erreicht und entsprechen die E_2-Werte im Serum diesem Befund,
wird zur Festlegung des Ovulationszeitpunktes HCG verabreicht. Etwa 34 Stunden
nach der Verabreichung von HCG werden alle erreichten Follikel laparoskopisch
abpunktiert.
Nicht alle Arbeitsgruppen arbeiten mit stimulierten Zyklen. Die Festlegung des
Ovulationszeitpunktes durch Stimulation und Ovulationsauslösung bietet jedoch
einige Vorteile: Man hat meist mehrere punktionswürdige Follikel, d. h. die Auffin-
dungsrate ist besser, der Punktionstermin kann so terminiert werden, daß er in das
normale Operationsprogramm fällt. Als Nachteile müssen genannt werden: Die
abpunktierten Eizellen sind möglicherweise nicht „reif", eine zu große Anzahl von
Embryonen stellt ein Problem für die Rückübertragung dar: Wie viele Embryonen
sollen rückübertragen werden, und nach welchen Kriterien soll man die Auswahl
treffen? Was geschieht mit den „überzähligen" Embryonen?
Dagegen hat man im natürlichen Zyklus meist nur einen sprungreifen Follikel. Das
Follikelwachstum ist nicht durch exogene Einflüsse gestört. Nachteilig ist, daß der
Punktionszeitpunkt nur mit sehr aufwendigen Überwachungsmethoden festgelegt
werden kann. Weiter muß ein ganzes Operationsteam rund um die Uhr einsatzbereit
sein.

Gewinnung der Eizellen

Die Punktion der sprungreifen Follikel erfolgt in Vollnarkose durch Laparoskopie.
Es werden alle erreichbaren Follikel abpunktiert. Die Eiauffindungsrate beträgt
80–90%. Es ist selbstverständlich, daß dabei die Erfahrung des Operateurs eine
wesentliche Rolle spielt.
Neben der Punktion durch Laparoskopie wird heute von einigen Arbeitsgruppen
auch die transvesikale Punktion in Lokalanästhesie unter Ultraschallkontrolle durchgeführt. Daneben wurde auch schon von Punktionen durch das hintere Scheidenge-
wölbe berichtet.

Gewinnung der Spermien

Für die Fertilisation entscheidend ist u. a. die Qualität der Spermien bzw. die Gewinnung qualitativ guter Spermien aus einem insgesamt schlechten Ejakulat. Desgleichen muß durch Präinkubation in entsprechenden Medien die Kapazitation der Spermien herbeigeführt werden, die in vivo bei der Aszension der Spermien im weiblichen Genitaltrakt stattfindet.

Wir gehen so vor, daß wir vor der Aufnahme des Paares in unser IVF-Programm ein Spermiogramm des Ehemannes anfertigen. Im Punktionszyklus wird der Ehemann mit Tetrazyklinen vorbehandelt. Das Sperma wird durch Masturbation gewonnen. Danach wird es zur Kapazitation mehrfach in Inkubationsmedium (Inra-Menezo B_2) gewaschen und zentrifugiert. Zur Inkubation mit den Eizellen wird das Sperma so eingestellt, daß 1 ml etwa $1 \cdot 10^5 - 10^6$ gut bewegliche Spermien enthält.

Fertilisation

Nach der Punktion des Follikels wird das Punktat sofort im Labor durchgemustert und die Eizelle aufgesucht. Dies ist nicht immer leicht, insbesondere bei blutigem Punktat. Danach wird die Qualität der Eizelle nach Größe und Cumulus beurteilt. Entsprechend dieser Einstufung sowie der Vorbehandlung wird die Eizelle, bevor sie mit dem Sperma zusammengebracht wird, vorinkubiert. Danach wird sie mit dem Sperma inseminiert. Wir benutzen als Inkubationsmedium Inra-Menezo B_2. Die Gaszusammensetzung im Brutschrank ist 5% O_2, 5% CO_2 und 90% Stickstoff. Nach ca. 12 h trennen wir Eizelle und Spermien und schauen nach, ob eine Fertilisation stattgefunden hat. Spätestens nach 48 h sollte sich die fertilisierte Eizelle in einen Zwei- bzw. Vierzeller geteilt haben.

Rückübertragung

Der bzw. die Embryos werden ohne Narkose in den Uterus rückübertragen. Die Patientin wird lediglich sediert. Bei anteflektiertem Uterus erfolgt der Transfer in Knie-Ellenbogen-Lage, bei retroflektiertem Uterus in Rückenlage. Der Zervikalkanal sollte beim Transfer möglichst atraumatisch passiert werden. In einem speziellen Transferkatheter werden in wenig Medium bis zu maximal 3 Embryonen aufgenommen und transferiert. Danach wird die Patientin angehalten, 24 h Bettruhe einzuhalten.

Es muß noch einmal betont werden, daß der oben beschriebene Ablauf nur eine sehr grobe Skizzierung der Realität darstellt. Im Rahmen dieser Übersicht kann jedoch nicht näher auf Einzelprobleme eingegangen werden. So wurde bewußt die gesamte Problematik der Überwachung der Eireifung mit Hilfe von Hormonbestimmungen (LH, E_2) nicht diskutiert. Der optimale Zeitpunkt zur Gewinnung der Eizelle steht noch längst nicht fest. Ebenso wird noch über unterschiedliche Vorinkubationsmethoden der gewonnenen Eizellen diskutiert, bevor diese mit – auch unterschiedlich vorbehandeltem – Sperma zusammengebracht werden. Insgesamt gesehen sind die Dinge noch sehr im Fluß. Noch verfügt keine Arbeitsgruppe über entsprechend große

Erfolgszahlen, um allgemein gültige Richtlinien für die Durchführung der In-vitro-Fertilisation und des Embryotransfers angeben zu können.

Leider sind bei den in Frage kommenden Ehepaaren durch sensationelle Pressemeldungen – was bei der Thematik nur zu leicht verständlich ist – allzugroße Erwartungen geweckt worden. Die Erfolgsrate der extrakorporalen Befruchtung nimmt zwar laufend zu; die Zahl der geborenen Kinder, bezogen auf die in das Programm aufgenommenen Patientinnen, liegt jedoch weltweit noch unter 20%. Aus grundsätzlichen biologischen Gründen ist eine Erfolgsrate, die 30% überschreitet, in naher Zukunft nicht zu erwarten. Über diese Zahlen muß man sich im Klaren sein, wenn man einem Ehepaar zu IVF und ET rät.

Abkürzungen

E_2 = Östradiol
HCG = Human Chorion-Gonadotropin
LH = Luteinisierungshormon

Literatur

Chang MC (1959) Fertilization of rabbit ova in vitro. Nature 184: 466
Pincus G (1930) Observations of the living eggs of the rabbit. Proc R Soc Lond. [Biol] 107: 132
Schenk SL (1878) Das Säugetierei künstlich befruchtet außerhalb des Mutterleibes. Mitt Embryol Inst Univ Wien 107
Shettles LB (1955) A morula stage of human ovum developed in vitro. Fertil Steril 6: 287
Steptoe PC, Edwards RG (1978) Birth after re-implantation of a human embryo. Lancet 366

Extrakorporale Fertilisation – psychosomatische Aspekte

M. Stauber, V. Maassen, C. Dincer, H. Spielmann

Als am 25. Juli 1978 Louise Brown – das erste extrakorporal gezeugte Kind – in England zur Welt kam, war die Reaktion der Öffentlichkeit zweigeteilt. Auf der einen Seite gab es „Bewunderung über den medizinischen Fortschritt", auf der anderen Seite aber auch Skepsis bis hin zur Ablehnung dieser Methode.

Die Bedenken richteten sich nicht nur gegen den Aufwand dieser Methode, sondern v. a. gegen das Unkontrollierbare des technisch Machbaren in der Medizin. Die Angst vor dem möglichen Mißbrauch schien ein Unbehagen auszulösen.

Das in Abb. 1 gezeigte Bild von Myriam Munsky paßt in die Vision einer Fremdbestimmung, wie sie für unser Jahr George Orwell angedeutet hat. Es löste in uns Unbehagen vor einer zu betont technisierten Medizin aus. Diese Darstellung übertreibt natürlich, da die extrakorporale Fertilisierung nichts mit einem Kind aus der Retorte zu tun hat. Es handelt sich ja hierbei lediglich um ein außerkörperliches Zusammenbringen von Eizelle und Samenzelle im Reagenzglas, da der natürliche Weg über die Eileiter gestört ist.

In unserer Fertilisationssprechstunde sahen wir damals keinen Ansatz für eine Einführung dieser Methode – der plötzliche Sprung von einer psychosomatisch orientierten Sterilitätsbetreuung zum sog. Retortenbaby schien uns zu groß. Es war für uns mehr ein emotionales Problem, das sich immer wieder in folgenden Fragen ausdrückte:

– Wo sind die Grenzen des technisch Machbaren?
– Ist ein Mißbrauch dieser Methode nicht schon vorprogrammiert?
– Sollte man Patientinnen mit dem Wunsch nach einer extrakorporalen Fertilisierung nicht besser auf den tiefenpsychologischen Hintergrund ihres überwertigen Kinderwunsches zurückführen?

Wir hatten früher an vielen – allerdings ausgesuchten – Fällen zeigen können, daß der überwertige Kinderwunsch oft neurotische Ursprünge hat. So kann der Kinderwunsch z. B. als Substitut für eigene uneingestandene Wünsche der Eltern stehen. Mit einem Kind will manche Frau auch einen Lösungsversuch ihrer inneren desolaten Situation machen.

In den folgenden Jahren wurden wir fast täglich in unserer Fertilitätssprechstunde nach dieser neuen therapeutischen Methode gefragt. Manchmal kamen wir uns in unserer Zurückhaltung etwas realitätsfremd vor – v. a. dann, wenn ein isolierter organischer Grund vorlag, z. B. bei Frauen, die beide Eileiter verloren hatten, etwa nach Extrauteringraviditäten oder nach Entzündungen.

Psychosomatische Probleme in der
Gynäkologie und Geburtshilfe 1984
Hrsg. Jürgensen, Richter
© Springer-Verlag Berlin · Heidelberg 1985

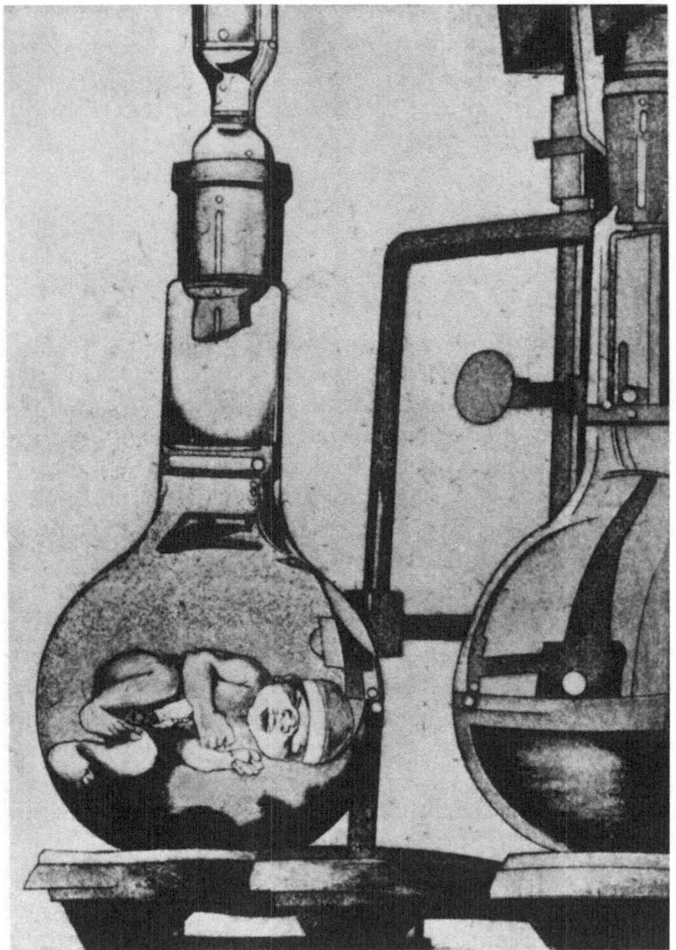

Abb. 1.   Munsky, M. M.: „Homunkulus". (Original beim Verfasser)

Wir sprachen in solchen Fällen die Adoption an, verhielten uns aber neutral, wenn diese Paare den Weg in die Arbeitsgruppe um Steptoe und Edwards wünschten. Da es z. Z. kaum Adoptivkinder gibt, war der Vorschlag zur Adoption nur in etwa 10% der Fälle realisierbar.

Die Frage nach dem sog. Retortenbaby steigerte sich 1982, nachdem auch im deutschen Sprachraum (Erlangen, Wien, Lübeck) erfolgreich extrakorporal fertilisiert wurde. Unsere betonte Zurückhaltung dieser Methode gegenüber vermehrte manchmal unser Gefühl, wir würden vorbei an den berechtigten Wünschen mancher Paare behandeln.

Wir erinnerten uns wieder an unser Ziel einer patientenorientierten Medizin. Von dieser Überlegung gingen wir aus, als wir die Patientinnen selbst um ihr Urteil über diese Methode befragten. Wir haben es uns einfach gemacht und die letzten 500 in unserer Kinderwunschsprechstunde aufgenommenen Paare angeschrieben. Wir fragten nach einer absolut positiven, bedingt positiven, bedingt negativen und absolut negativen Einstellung zur sog. Retortenschwangerschaft. Das Ergebnis kam für uns unerwartet: Bei 43,9% der Kinderwunschpaare zeigte sich eine absolut positive Einstellung zur extrakorporalen Fertilisierung, bei 34,2% war die Einstellung bedingt positiv, 11,2% entschieden sich eher dagegen und 10,7% der Kinderwunschpaare lehnten diese Methode völlig ab. Die Meinung der betroffenen Patientinnen war somit eindeutig: 78,1% unserer Kinderwunschpaare stehen dieser Methode positiv gegenüber, d. h. 3 von 4 Kinderwunschpaaren würden eine extrakorporale Fertilisierung in Anspruch nehmen, wenn eine Indikation dafür bestünde. Wir mußten uns also darauf einstellen, daß wir über die Wünsche unserer Patienten hinweg handelten, wenn wir diese Methode in unserer doch sehr großen Kinderwunschsprechstunde nicht berücksichtigten.

Unser Entschluß fiel dann auch nach 4jähriger Bedenkzeit zugunsten einer extrakorporalen Fertilisierung unter engen ethischen Rahmenbedingungen. Die Mitglieder unserer Arbeitsgruppe informierten sich ausgiebig in erfolgreichen Zentren über alle Schritte des Verfahrens. Dies ermöglichte einen schnelleren Einstieg und ließ eine kürzere, patientenschonendere Aufbauphase erwarten. Anfang letzten Jahres begannen wir routinemäßig mit unserem IVF-(In-vitro-Fertilisation)-Programm, wobei wir den Akzent unserer bisherigen Verfahrensweise in der Fertilitätssprechstunde (Stauber 1979) etwas mehr auf die erweiterten Laparoskopien verlagerten.

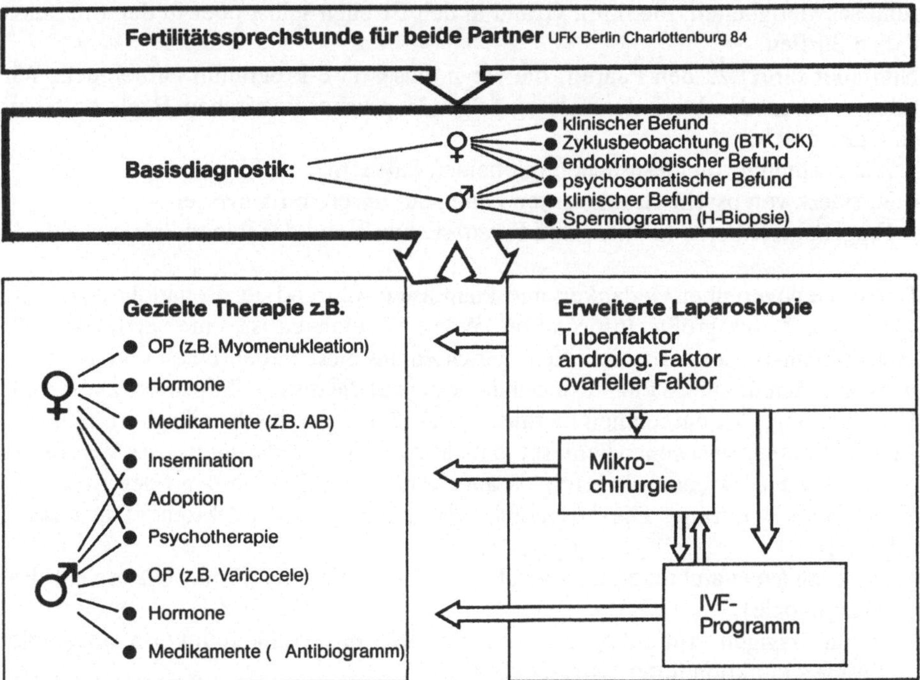

Abb. 2. Routinemäßige psychosomatische Voruntersuchung bei jedem Paar. *BTK* = Basaltemperaturkurve, *CK* = Cervikalfaktor, *H-Biopsie* = Hodenbiopsie, *Op* = Operation, *AB* = Antibiotika, *IVF* = In-vitro-Fertilisation

Die in diesem Schema (Abb. 2) integrierte psychosomatische Voruntersuchung erfolgt routinemäßig bei jedem Paar. Sie enthält ein Gespräch, eine Testuntersuchung, eine Beschwerdenliste und einen speziellen Fragebogen.

Kontraindikationen aus psychosomatischer Sicht für eine Aufnahme in das IVF-Programm sehen wir z. Z. in den folgenden Fällen:
– wenn ein Partner psychotisch ist,
– bei schwerer neurotischer Depression eines Partners,
– bei ambivalentem Kinderwunsch eines Partners,
– wenn das gewünschte Kind die Partnerschaft aufrechterhalten soll,
– bei funktioneller („idiopathischer", psychogener) Sterilität.

Zu erwähnen ist hier noch, daß wir Patientinnen mit dem Verdacht auf eine funktionelle Sterilität nicht in unser IVF-Programm aufnehmen. Da es sich allerdings gezeigt hat, daß auf der ovariellen und andrologischen Ebene noch Sterilitätsursachen bestehen, die bisher nicht ausreichend berücksichtigt wurden, paßten wir unser Konzept dem jetzigen Wissensstand an. Um nicht bei Frauen vorschnell die Diagnose „organisch gesund" zu stellen, akzeptieren wir bei langjährigem Kinderwunsch die Durchführung einer einmaligen erweiterten Laparoskopie. Dies heißt, daß wir zu einer Follikelpunktion bereit sind. Wie sich gezeigt hat, findet man hierbei nicht selten atretische Follikel, versteckte Endometriosen oder Funktionszysten als Ursache einer Sterilität. Beim Auffinden von Eizellen würden wir auch bei dringendem Wunsch beider Partner eine Fertilisierung vornehmen, da auch dieser Schritt mit organischen Hindernissen behaftet sein kann. Es zeigen sich immer wieder Fertilisierungsschwierigkeiten, die ihren Grund in den Eizellen selbst oder in den Spermien haben dürften.

Nun aber direkt zu den Paaren, die wir in unser IVF-Programm aufnehmen: Wir führen neben der Voruntersuchung folgende psychosomatischen Begleituntersuchungen durch:
– Aufzeichnung von Gesprächen mit beiden Partnern,
– Vermerk von psychisch relevanten Daten auf unserem Laufzettel,
– Fragebogen über Gedanken und Phantasien während der Behandlungsschritte.

Der Fragebogen über Gedanken und Phantasien während der Behandlungsschritte gibt uns z. Z. die größte Information. Wenn es gelungen ist, eine vertrauensvolle Arzt-Patient-Beziehung zu schaffen, berichten uns diese Patientinnen und ihre Partner sehr offen über ihre Phantasiewelt in bezug auf die durchgeführte extrakorporale Fertilisierung. Wir entnehmen hieraus, wie groß ihre psychischen Begleitreaktionen sind. Wir haben einstweilen bemerkt, daß die *psychische Belastung* dieses Verfahrens – v. a. wenn es wiederholt erfolglos angewendet wurde – weit größer ist als die körperliche Belastung. Die *körperliche Belastung* besteht im Moment in unserer Klinik in
– einer täglichen ambulanten Kontrolle vor der Ovulation (Klinik, Ultraschall, Endokrinologie),
– einem 1tägigen Aufenthalt zur Laparoskopie mit Follikelpunktion oder einer direkten Punktion unter Ultraschallsicht,
– einer ambulant durchgeführten Replantation mit 3stündigem Aufenthalt in der Klinik.

Die Mehrzahl unserer Paare berichtet uns in den Fragebögen kaum von größeren organischen Belastungen durch diese Eingriffe. Aus übermäßiger organischer Belastung ist auch bisher keine Patientin aus diesem Programm ausgeschieden.

Stärker allerdings wirkt sich die psychische Belastung aus. Bei der Auswertung von nun 30 Fragebögen über Gedanken und Phantasien während dieser Behandlungsschritte ergaben sich in Einzelfällen durchaus Hinweise, die uns bewegten, eher vorsichtig bei einer erneuten Indikation bei diesen Paaren zu sein. Wir haben auch schon einige Paare von einer weiteren extrakorporalen Fertilisierung aus psychischen Gründen zurückgestellt (z. B. ein Paar mit Partnerbeziehungsstörungen nach Mißerfolg, ein Paar, in dem der Mann vermehrt Suchttendenzen entwickelte, oder Auftreten psychogener Ejakulationsprobleme).

Die Frauen berichteten uns durchweg, daß der Zeitraum vor der laparoskopischen Follikelpunktion als große Anspannung erlebt wurde. Es bestanden meist Ängste, das Follikelwachstum könnte insuffizient sein oder der Follikel könnte vorzeitig springen.

Die Männer berichteten oft von Schuldgefühlen ihren Frauen gegenüber, die eine so große Zahl von Untersuchungen über sich ergehen lassen mußten. Sie selbst erlebten jedoch auch große Ängste vor einer möglichen Impotentia coeundi oder Impotentia generandi zum wichtigen Zeitpunkt der notwendigen Fertilisierung der Eizellen. Diese Ängste haben durchaus einen realen Anteil. Vor allem fiel uns auf, daß die Spermiogramme – anscheinend durch die Anspannung im Diagnostikzeitraum der Partnerin – Qualitätsminderungen gegenüber den Basisbefunden aufwiesen.

Bei positiver Eizellgewinnung und v. a. bei erfolgter Replantation verwandeln sich die Ängste meist in übergroße Hoffnung. Wir versuchen, diese Hoffnungen durch den Hinweis auf die wahrscheinlich eintretende Menstruation realitätsgerecht zu halten. „Sie dürfen sich nun wenigstens 14 Tage – bis zur möglichen Monatsblutung – schwanger fühlen", so lautet unser Standardhinweis. Die abrupte Enttäuschung wird meist aber schon vorweggenommen durch vorher durchgeführte β-HCG-Bestimmungen.

Diese einfache Methode des gezielten Fragebogens und der gleichzeitigen ärztlichen Beobachtung von psychosomatischen Phänomenen scheint uns z. Z. auszureichen, größere Probleme bei der extrakorporalen Fertilisierung zu erkennen und aufzufangen.

Für Arbeitsgruppen, die sich neu mit diesem Thema befassen, würden wir für die psychosomatische Führung solcher Paare die folgenden allgemeinen Empfehlungen geben:

1. Zur Vorbereitung:
   - ausgiebige Aufklärung über Gefahren und Komplikationen der Methode,
   - Hinweis auf starke körperliche und psychische Belastung der Methode,
   - Hinweis auf realistische Behandlungserfolge, damit die Hoffnung nicht zu groß wird.
2. Bei der Behandlung:
   - gleichbleibende Ärzte (möglichst nur 1–2 Ansprechpartner),
   - vertrauensvolle Arzt-Patient-Beziehung („holding function"),
   - individualisierte (patientenorientierte) ärztliche Führung,
   - erklärende und realitätsgerechte Mitteilung der Befunde,
   - Vermeidung einer überdimensionalen psychischen Belastung.

3. Für die Nachsorge:
   – Bereitschaft zur Hilfe bei frustraner Fertilisierung (z. B. Adaption, Verarbeitung des unerfüllten Kinderwunsches).

Zum Schluß soll noch ein Wort zur *ethischen Seite* dieses Verfahrens gesagt werden. Innerhalb unserer Arbeitsgruppe haben wir vor der Einführung der extrakorporalen Fertilisierung einen Konsens erreicht, an den sich jedes Mitglied hält. Im einzelnen sind dies folgende Regeln:
– IVF nur innerhalb der Familienstruktur,
– IVF nur ohne Manipulation am Embryo,
– IVF nur dann, wenn alle anderen Embryos in die Mutter zurückgehen,
– IVF nur dann, wenn keine Kontaindikationen von psychosomatischer Seite bestehen.

Von existentieller Bedeutung scheint es uns für die Zukunft dieser Methode zu sein, daß klarere Indikationskriterien und allgemein gültige ethische Rahmenbedingungen erarbeitet werden. Dieses Verfahren kann nicht der Eigenmächtigkeit und Experimentierlust einzelner Wissenschaftler unterliegen. Es drohen sonst vorschnell unausgewogene Maßnahmen wie:
– verbrauchende Experimente an menschlichen Embryonen,
– Heraustreten aus der Familienstruktur (Leihmütter, -väter),
– Einfrieren von Embryonen (Embryobanken).

Es könnte damit eine Richtung eingeschlagen werden, die schwer korrigierbar ist. Es geht also darum, Richtlinien für den Gebrauch dieser Methode zu schaffen. Wege hierzu könnten sein:
– Rahmenvorschläge der Ethikkommissionen (sie fehlen bisher),
– Rahmenvorschläge der zuständigen Fachgesellschaften (sie fehlen ebenfalls),
– übersichtliche und gut kontrollierbare Dokumentationen der einzelnen Arbeitsgruppen (unsere Arbeitsgruppe bemüht sich, dies zu tun).

Anmerkung

Die diesem Beitrag folgende Diskussion war sehr ausgiebig und lebendig. Sie schloß mit der Aufforderung an den Referenten Stauber als derzeitigem Vorsitzenden der DSPGG, die aufgezeigten Rahmenbedingungen weiterhin zu konkretisieren und sie aktiv für betroffene medizinische Gesellschaften sowie für die Öffentlichkeitsarbeit einzusetzen.

Literatur

Diedrich K, Hasani S, Ven H van der, Lehmann F, Krebs D (1983) Ovarielle Stimulation in einem In-vitro-Fertilisationsprogramm. Geburtshilfe Frauenheilkd 8: 486
Edwards RG, Purdy JM (1982) Human conception in vitro. Academic Press, London New York
Stauber M (1979) Psychosomatik der sterilen Ehe. Grosse, Berlin
Wuermeling HB (1983) Verbrauchende Experimente mit menschlichen Embryonen. MMW 51: 1189

Wunschangst und Fruchtbarkeit – klinische Beobachtungen zur Psychodynamik anläßlich von Bitten um Refertilisierung

W. Dmoch

Vor einigen Jahren hat Frau Hermann auf diesem Kongreß davon berichtet, daß nur 4% der sterilisierten Frauen auf Dauer unzufrieden mit der Sterilisation sind und daß nur 2% um Refertilisierung bitten. Die internationale Literatur nennt zu diesem Gesichtspunkt Zahlen von 5 bis nahezu 10% [1, 2, 4, 6, 7, 10, 22], so daß aus solch niedrigen Zahlen geschlossen werden kann, daß die psychologische Beratung vor Sterilisation sorgfältig und gründlich vorgenommen wird.

Winston vermutete schon 1980 [24], daß mit einem Anstieg der Refertilisierungen zu rechnen sein werde. Als Hauptgrund für dieses Phänomen führte er die Verfügbarkeit der Methode an: Je mehr Mikrochirurgen vorhanden seien, welche die Methode anbieten könnten, desto mehr Operationen würden auch ausgeführt; aber auch der Bekanntheitsgrad der Methode, der durch Presse und Fernsehberichte gefördert werde, werde zu einer Zunahme der Wünsche nach Refertilisierung führen. Hierzu trage auch die Tendenz bei, schon bei der kontrazeptiven Beratung die Möglichkeit einer Tubensterilisation unter dem Aspekt der Reversibilität zu erwähnen.

Als weiterer Umstand mag hierzu die von Stauber [20] beschriebene Tendenz hinzukommen: Das Alter der Patientinnen mit einem Sterilisationswunsch hat sich in den letzten Jahren deutlich nach unten verschoben. Seine jüngste Patientin, die um eine freiwillige Sterilisation nachsuchte, war 19 Jahre alt; in diesem Alter ist in vielen Fällen die endgültige Einstellung zur eigenen Sexualität und Fruchtbarkeit noch nicht gefunden, so daß kaum angenommen werden kann, daß schon jetzt ein Abschied von der Zeit der Prokreation in ausgewogener Weise möglich ist.

Wie von Frantzen und Schlösser [19] mitgeteilt wurde, steigt nicht nur die Zahl der Frauen, die nach inkonsequenter Beratung sterilisiert wurden und dann um Refertilisierung bitten, sondern auch die Zahl derer, die von vornherein eine ausdrücklich als reversibel bezeichnete Tubensterilisation verlangen [19]. Ähnliches wird von Brosens aus Leuven [3] und von Roy aus Montreal [18] berichtet. Es liegt der Verdacht nahe, daß hier ein psychisches Problem zu einem technischen umdefiniert wird, wie dies vor Jahren von Friedrichs am Beispiel des kontrazeptiven Verhaltens beschrieben wurde. Diese Entwicklung könnte darauf hinweisen, daß die in den letzten 15 Jahren erschienenen wichtigen Arbeiten zu Fragen von Kinderwunsch und Kontrazeption [6, 7, 10, 11, 14, 17, 22] bisher keine genügende Berücksichtigung in der Gestaltung der kontrazeptiven Beratung und des präoperativen Klärungsgesprächs gefunden haben.

Psychosomatische Probleme in der
Gynäkologie und Geburtshilfe 1984
Hrsg. Jürgensen, Richter
© Springer-Verlag Berlin · Heidelberg 1985

Einige Bemerkungen über diese Studie

Dieser Bericht gibt klinische Beobachtungen wieder, die in nahezu 7 Jahren der Zusammenarbeit mit mikrochirurgisch tätigen Frauenärzten zustande kamen. Dabei folgten wir der Auffassung von Sullivan [21], daß der Forscher nicht „die Natur an und für sich" beschreibt, sondern die der menschlichen Beobachtung ausgesetzte Natur. Ferner verstehen wir mit ihm die Rolle des Forschers im Bereich der interpersonalen Psychiatrie als die eines teilnehmenden Beobachters. Dieser beobachtet und reflektiert auch, wie er selbst als Teil des untersuchten Feldes ebenfalls verändert wird. So wurde die Aufmerksamkeit mit der klinischen Erfahrung an diesem Patientengut allmählich geschärft, und die eigene Einstellung zu den vorliegenden Problemen um die Entfaltung von Fruchtbarkeit und Mütterlichkeit – und „Väterlichkeit" – unterlag einem Wandel.

Aber auch die überweisenden Kollegen veränderten sich und ihre Haltung allmählich. Dies wurde u. a. erkennbar an der Auswahl der Fragen, die an den Konsiliarius gestellt wurden, aber auch an der Auswahl der Patientinnen.

Auch die Art der Protokollierung veränderte sich während dieser Zeit: Aus der Anfangszeit sind überwiegend konsiliarische Arztbriefe und Befundmitteilungen vorhanden; im Lauf der Zeit aber nehmen die zusätzlichen Notizen zu Einzelheiten des Gesprächsverlaufs, zu speziellen Aspekten der jeweiligen Persönlichkeit der Patientin oder ihres Lebensschicksals an Häufigkeit und Umfang zu, die in Ordnern unter dem Stichwort „Sterilisation und Refertilisierung" abgeheftet wurden.

Ich teile also Beobachtungen mit, die unsystematisch gesammelt wurden und die so mancher gängigen Vorstellung von Wissenschaftlichkeit nicht entsprechen. Dennoch haben sie sich im klinischen Alltag bei ärztlichen Entscheidungen, bei Beratungen von Patientinnen und im kollegialen Konsiliar-Verhalten als hilfreich erwiesen.

Veränderungen der Fragestellung und der Überweisungsgründe

Am Anfang des Beobachtungszeitraumes (Herbst 1976 bis Sommer 1977) sahen wir nur wenige Patientinnen primär wegen der Beurteilung der Refertilisierungsbitte, sondern vorwiegend Frauen, bei denen nach der Sterilisation funktionelle Störungen wie Unterleibsschmerzen ohne Organbefund oder funktionelle Sexualstörungen aufgetreten waren, wie sie häufig als Folgen oder Korrelate einer Depression zu beobachten sind. Zunehmend wurden uns dann Frauen mit der Frage nach den prognostischen Aspekten überwiesen, da unsere Mikrochirurgen mehrfach Patientinnen gesehen hatten, die nach der Refertilisierung wieder kontrazeptive Maßnahmen ergriffen hatten.

Schließlich gab es regelmäßige Überweisungen von Patientinnen, die besonders drangvoll nach Operationen verlangten oder dem Gynäkologen psychisch auffällig erschienen waren. Auch wurden immer häufiger präzise Fragen hinsichtlich der Indikation oder Kontraindikation aus psychiatrischer Sicht gestellt oder die Frage aufgeworfen, ob eine psychotherapeutische Behandlung notwendig sei. In den letzten Jahren (1980 bis Herbst 1983) wurden uns vermehrt Frauen überwiesen, bei denen der Gynäkologe kein Zweifel an der Indikation zur Refertilisierung sah, bei denen er jedoch die psychische Verfassung der Patientin als ungünstig für eine Operation einstufte, so daß er eine vorherige psychiatrische Behandlung, etwa wegen einer Depression, wünschte. Auch wurden einige Patientinnen nach Ablehnung des Refertilisierungswunsches bei Vorliegen ungünstiger somatischer Vorbedingungen zur Behandlung zu uns geschickt, weil sie eine unerwartet große Enttäuschung in Reaktion auf die Ablehnung ihres Operationswunsches gezeigt hatten. Gelegentlich wurde auch die Frage aufgeworfen, ob es sich um einen neurotischen Kinderwunsch handele. Auch hier schärfte die kollegiale Diskussion das klinische Denken: Es wurde eine Tendenz deutlich, den Wunsch dieser Frauen weniger ernst zu nehmen als bei Patientinnen, die nach Sterilisation von unvorhersehbaren Schicksalsschlägen betroffen waren, wie dies z. B. der Unfalltod eines Kindes ist.

Leicht hätte es geschehen können, daß Patientinnen mit sog. neurotischem Kinderwunsch der Zugang zur präoperativen Warteliste unter Bevorzugung anderer erschwert worden wäre.

Hier ist zu sagen, daß es durchaus nützlich ist, zweifelhafte oder diagnostisch unklare Fälle exspektativ zu handhaben, um für beide Teile die Kriterien des Handelns zu klären. Zu einem solchen wohldosierten Umgang mit dem Faktor Zeit hat ja auch schon Stauber [20] beim fraktionierten Vorgehen zur Klärung des Sterilisationsbegehrens geraten. Wir müssen uns andererseits darüber klar sein, daß wir es nur in der Abstraktion mit „*dem* neurotischen Kinderwunsch" zu tun haben; im klinischen Alltag sitzen uns Frauen gegenüber, deren Erleben und Verhalten auch hinsichtlich des Kinderwunsches neurotisch verzerrt sein kann. Es ist nicht die Aufgabe des Arztes und auch nicht nützlich, über den Kinderwunsch einer Frau nach Kriterien von richtig oder falsch urteilen zu wollen; vielmehr ist seine Aufgabe, sich um die Einschätzung zu bemühen, inwieweit ein Nachteil für die Patientin behoben, Leiden gemindert und verhütet und Schaden von ihr abgewendet werden kann.

Eine Frau mit Kinderwunsch zieht naturgemäß Solidarität und Symphatie auf sich. Aus diesem Grunde hatten manche gynäkologischen Kollegen, vorwiegend aber die Krankenschwestern, die Neigung, Kontakte und Gespräche mit dem Psychiater nicht gerade zu fördern, da sie Befürchtungen hatten, er könne seine Aufgabe etwa darin sehen, der Patientin die Refertilisierung auszureden.

In mancher Diskussion, noch mehr aber in den informellen Gesprächen im klinischen Alltagsbetrieb, wurde erkennbar, in welch hohem Maße dieses Feld von Projektionen beherrscht sein kann: Die Mitarbeiter erkannten und beschrieben, wie sie bei gewissen Patientinnen die Neigung hatten, deren Kinderwunsch fast eifersüchtig zu hüten und zu unterstützen, während sie bei gewissen anderen sich eher ärgerlich zurückhielten und insgeheim die Frage stellten, ob es ein etwaiges Kind bei der jeweiligen Patientin wirklich guthaben würde. (Bei einer privaten Diskussion während einer Kaffeerunde, wie sie für die sozialen Beziehungen und das emotionale Klima einer Klinik oft sehr förderlich sind, platzte eine Schwester mit der Bemerkung heraus: „Bei *der* möchte *ich* jedenfalls nicht Kind sein müssen". Über eine andere Patientin fiel die Bemerkung „wie diese Frau sich in ihrer Lebenssituation auch noch ein Kind anschaffen kann, ist einfach unbegreiflich".)

Die Nachvollziehbarkeit des Kinderwunsches und das Sicheinfühlenkönnen spielen in der eigenen Stellungnahme eine unübersehbare Rolle, so daß erkennbar wird, wie nötig es ist, die eigene emotionale Reaktion auf die Patientin, deren Kinderwunsch und deren Operationsbegehren zu beachten und zu bedenken.

In den letzten Monaten vor Abfassung dieses Vortrags waren die Überweisungen von seiten der Mikrochirurgen seltener geworden; dies war offensichtlich im Zusammenhang mit personellen Veränderungen in der Frauenklinik zu sehen: Eine erfahrene Mikrochirurgin hatte das Haus verlassen und neue Operateure arbeiteten sich in das Gebiet ein. Der dienstälteste Mikrochirurg des Hauses überwies nur noch wenige Patientinnen, was wir als Folge des jahrelangen mündlichen und schriftlichen Gedankenaustauschs interpretierten, der dazu geführt hat, daß der Gynäkologe in seinem klinischen Alltag die psychischen und sozialen Aspekte mit den biologischen Gesichtspunkten integriert. Auch hier hatte sich also die Realität des Beobachtungsfeldes mit der Zeit gewandelt. So wird erkennbar, daß auch die Auslesekriterien bei der Überweisung einem Wandel unterlagen.

Einige Daten über die Patientinnen

Insgesamt handelt es sich um 96 Patientinnen, die in der psychosomatischen Abteilung der Universitätsfrauenklinik Düsseldorf vorgestellt wurden, weil sie sich mit der Bitte um Refertilisierung an ihren Gynäkologen gewandt hatten. Die meisten von ihnen kamen aus der gynäkologischen Ambulanz des Hauses, während ein kleinerer Teil von niedergelassenen Gynäkologen überwiesen wurde.

Zum Zeitpunkt des ersten Interviews bei uns lag das Alter der Frauen zwischen 23 und 39 Jahren, im rechnerischen Mittel bei 28,5 Jahren.

Das Sterilisationsalter lag zwischen 21 und 38 Jahren, das rechnerische Mittel bei 25 Jahren und 2 Monaten.

Das Intervall zwischen Durchführung der Sterilisation und Bitte um Refertilisierung betrug mindestens 3 Monate und maximal 9 Jahre, durchschnittlich 3 Jahre und 3 Monate.

In diesem Zusammenhang ist darauf hinzuweisen, daß zwischen dem Auftreten von Reue und der ersten Aktivität hinsichtlich einer Refertilisierung oft Jahre vergingen. Die häufigste Angabe über Reue wurde in den Zeitraum unmittelbar nach der Operation bis etwa 18 Monate danach angegeben. Bei Frauen, die nach der Sterilisation ein oder mehrere Kinder verloren hatten, wurde für diesen Zeitraum zwar ein gewisses Bedauern beschrieben, Reue und Schuldgefühle aber erst nach dem schweren Schicksalsereignis angegeben.

In dieser Aufstellung ist eine Patientin nicht enthalten, die mit 16 Jahren auf Begehren ihrer Eltern unter Hinweis auf eine Minderbegabung sterilisiert worden war. Wir müssen annehmen, daß in diesem Sonderfall die Sterilisation nicht aufgrund einer eigenen Auseinandersetzung mit der Problematik zustande gekommen war. Als die Patientin später heiratete und in stabilen sozialen Verhältnissen lebte, betrieb sie selbst ihre Refertilisierung. Offenbar ist das bloße Vorhandensein einer geistigen Behinderung keine ausreichende Begründung für eine definitive Kontrazeption, sondern es sind das Ausmaß der Behinderung und seine prognostische Valenz neben den aktuellen Schwierigkeiten (wie etwa eine erhebliche Triebhaftigkeit und Promiskuität) zu berücksichtigen.

Tabelle 1. Anzahl vorausgegangener Abtreibungen

Abtreibungen (n)	Patientinnen (n)
0	30
1	24
2	5
3	3
Unklare Angaben	13
Keine Angaben	21

Abtreibungen

Anamnestisch wurden von den Patientinnen Angaben zu Abortereignissen und Abtreibungen gemacht, die in Tabelle 1 wiedergegeben werden:

Fehlgeburten

15 Patientinnen gaben an, daß sie eine Fehlgeburt erlitten hätten, während 10 weitere von 2 solchen Ereignissen berichteten; 4 Frauen gaben an, 3 Fehlgeburten erlitten zu haben.

Wenn man diese Zahlen – methodisch etwas fragwürdig – summiert, so werden in diesem Kollektiv insgesamt 41 Abtreibungen und 47 Fehlgeburten angegeben, wobei einerseits zu berücksichtigen ist, daß so manche Abtreibung nachträglich zur Fehlgeburt „umdefiniert" wird, andererseits, daß in der Literatur bis zu 50% der Fehlgeburten als psychogen verursacht beurteilt werden.

Diese Zahlen allein weisen schon darauf hin, daß in diesem Kollektiv eine große Zahl von Frauen enthalten ist, die hinsichtlich ihres Kinderwunsches und ihrer Fruchtbarkeit äußerst konflikthaft sein müssen.

Diese lenken die Aufmerksamkeit auf die Frage, inwieweit die Patientinnen ihren Kinderwunsch verwirklicht hatten (Tabelle 2).

Begründung der Sterilisation

4 Frauen gaben an, daß sie ihr Leben prinzipiell kinderlos geplant und schon im Alter von 22–24 Jahren – in fester Partnerschaft lebend – die Sterilisation durchgesetzt hätten; 4 weitere waren aus medizinischer Indikation sterilisiert worden (21–25 Jahre). Hier lagen dialysepflichtige Niereninsuffizienz oder ein Zustand nach Nieren-Transplantation sowie einmal ein zerebrales Anfallsleiden vor.

Tabelle 2. Anzahl lebender Kinder zum Zeitpunkt der Sterilisation

Kinder (n)	Frauen (n)
0	19
1	24
2	25
3	14
4	7
5	4
6	3[a]

[a] Unter diesen 3 Patientinnen war eine, die 3 eigene und 3 adoptierte Kinder hatte

5 Frauen gaben an, daß sie nach jahrelangem Schwanken über ihren Kinderwunsch oder den ihres Partners trotz starken Bemühens nicht schwanger geworden seien. 2 von ihnen waren sogar längere Zeit in Sterilitätsbehandlungen gewesen. Sie alle berichteten, daß ihr Motiv zur Sterilisation darin bestanden habe, endlich einen Schlußstrich unter all diese frustranen Bemühungen zu machen. So erhebt sich schon hier die Frage, warum bei so deutlich manifestierter Sterilität eine Indikation zur Tubensterilisation bestanden hatte.

Die Mehrheit der Frauen gab an, daß zum Zeitpunkt der Tubensterilisation die Familienplanung abgeschlossen gewesen sei. 35 Frauen schilderten, daß sie im Zusammenhang mit einer Niederkunft oder Sektio, 23 nach einer Abruptio oder einem Abort und 11 während einer aus anderen Gründen notwendigen chirurgischen Maßnahme sterilisiert worden seien. Bei 17 Frauen wurde bei gezielter Befragung erkennbar, daß sie zum Zeitpunkt des Entschlusses zur Sterilisation durchaus noch ein Kind gewünscht hätten, der Partner sich jedoch dagegen ausgesprochen habe. 18mal wurde angegeben, daß gravierende äußere Umstände wie Verschuldung oder ungünstige Wohnverhältnisse gegen ein weiteres Kind gesprochen hätten, obwohl bei Eintritt einer Schwangerschaft diese grundsätzlich erwünscht gewesen wäre.

Allen Frauen stellten wir die Frage, ob entgegen vorhandenen Vernunftgründen und rationalen Argumenten eine gefühlsmäßige Strebung nach einem (bzw. einem weiteren) Kind damals fühlbar gewesen sei, und knapp die Hälfte der Frauen mit Kindern und 10 der kinderlosen Frauen bejahten diese Frage. Dabei machte sich eine Tendenz bemerkbar, die eigene Zwiespältigkeit über den Kinderwunsch mit der Aussage zu verdeutlichen, daß eine Meinungsverschiedenheit zwischen den Ehepartnern bezüglich des Kinderwunsches bestanden habe. Diese Angaben sind recht schwierig zu beurteilen, da es sich ja um eine Befragung zum Zeitpunkt des Wunsches nach Refertilisierung handelt. Es muß damit gerechnet werden, daß eine retrospektiv wirksamgewordene Tendenz im Sinne einer Rechtfertigungs*unz*ufriedenheit vor Refertilisierung erkennbar wird; dies ist ein Phänomen, wie es die oft festzustellende Rechtfertigungszufriedenheit [17] kurz nach einer Sterilisation oder etwa auch nach einer Abruptio darstellt. Molinski hat hinsichtlich des Schwangerschaftskonflikts dargelegt [13], daß der bewußte Wunsch nach einer Abtreibung den unbewußten Wunsch nach einem Kind nicht ausschließt und umgekehrt; analog schließt das bewußte Streben nach Sterilisation den unbewußt wirksamen Wunsch nach einem Kind ebenfalls nicht aus. So wird es leicht verständlich, daß gerade die scheinbar „ganz klaren" und drängend vorgetragenen Gedankengänge eher auf ungünstige oder ausgebliebene Verarbeitungen hinweisen: Die Widersprüche sind ja gerade nicht bewußt, sondern ein Aspekt ist zugunsten des anderen verdrängt bzw. hervorgehoben. Gerade dies aber ist eine Voraussetzung für eine spätere ungünstige Verarbeitung, wie immer die konkrete Entscheidung aussieht.

Reaktionen auf die Sterilisation

Erleichterung, Entspannung, ungewohnte Munterkeit und intensiveres sexuelles Erleben wurde anamnestisch von mehr als der Hälfte der Patientinnen zumindest für eine unterschiedlich kurze Zeit angegeben. Kurzfristige Reaktionen waren aber auch innere Unruhe, Schwunglosigkeit, Mißmut und Verstimmungen, Enttäuschung über erwartete Freiheitsgefühle, Resignation und milde Trauer.

In *körperlicher Hinsicht* wurden retrospektiv berichtet:

- Verlust oder Minderung des sexuellen Verlangens und Erlebens (n = 67);
- Kältegefühle und Frösteln, generalisiert oder umschrieben in Körperteilen (n = 61);
- insbesondere Kältegefühle im Bereich des Unterbauches (n = 25);
- Unterleibsschmerzen ohne Organbefund (n = 35);
- Störungen der Periode in Form von Hyper- und/oder Polymenorrhö (n = 45) sowie in Form von Oligo-/Amenorrhö (n = 20).

Wie von gynäkologischer Seite mitgeteilt wurde, sind dysfunktionelle Blutungen oder menstruale Störungen in etwa 30% der Fälle nach Tubensterilisation zumindest vorübergehend zu erwarten.

Weitere Angaben betrafen quälenden Harndrang bei geringen Urinportionen (n = 15) sowie Kopfschmerzen und abnorme Kopfsensationen, Hyperventilationssyndrom, Herzneurose und andere phobische Symptombildungen.

Unterleibsschmerzen ohne Organbefund, dysfunktionelle Blutungen und funktionelle Sexualstörungen, aber auch Fluor und Pruritus vulvae ohne Organbefund und Schmerzen beim Verkehr sind psychosomatische Symptome, die häufig bei verleugneten Depressionen auftreten [12].

Psychische Symptomatik

Bei 47 Frauen war zur Zeit des Interviews eine deutliche, jedoch nicht psychotische Depression festzustellen, wie sich schon anhand der körperlichen Symptomatik vermuten ließ. Bei den Patientinnen, deren Kinder verstorben oder verunglückt waren, lagen z. T. schwere protrahierte Trauerreaktionen vor; mit zunehmender Dauer waren Schuldgefühle und Selbstanklagen hinzugekommen, so daß eine sich daraus entwickelnde Selbstwertproblematik die Trauerreaktion im Sinne einer Depression veränderte. Diese Reaktion trat auch bei denjenigen Frauen auf, die angesichts der Erfüllung ihrer Familienplanung aus wohlüberlegten Gründen die Tubensterilisation hatten durchführen lassen und anschließend durchaus zufrieden gewesen waren; in Reaktion auf den Tod eines Kindes jedoch reagierten sie mit dem Gefühl, durch ihre Handlung das Schicksal provoziert zu haben und nahmen eine depressive Entwicklung.

Anzumerken ist hier, daß wir auch schwere Trauerreaktionen sehr wohl von Depression unterscheiden, indem wir auf den Bereich des Selbstwerterlebens achteten. Depressive Patientinnen fühlten sich im narzißtischen Erlebensbereich beeinträchtigt und in ihrem Selbstverständnis erniedrigt; sie gaben vermehrt an, daß sie ihre Sexualorgane als sinnlos empfanden und ihre Existenz als Frau entwertet, oder sie schilderten ein analoges Erleben. Ähnlich sind auch die geschilderten Kältegefühle einzuschätzen: Es handelt sich um narzißtische Symptombildungen, wie sie von Molinski und Rechenberger am Beispiel plastischer Brustoperationen beschrieben worden sind [13]. Der zentrale pathogenetische Mechanismus der Depression besteht ja in einer Minderung des lebensnotwendigen Narzißmus, dem Erlebensfeld von Stolz, Selbstachtung, angemessener Selbstliebe und der Übereinstimmung mit dem individuellen Wertsystem.

Andere Frauen zeigten zusätzliche Symptombildungen hypochondrischer Art in Reaktion auf solche Beeinträchtigungen; es handelte sich um allgemeine oder umschriebene Besorgnisse um die eigene Gesundheit als Reaktion auf narzißtische Irritationen. Besonders fiel uns die Häufigkeit des Auftretens von Karzinophobien auf, welche uns im Zusammenhang mit einem konflikthaften Kinderwunsch zu stehen scheinen. Ähnliches ist von Molinski im Zusammenhang mit oraler Kontrazeption beschrieben worden [11].

Die Angst, durch einen von innen wachsenden Prozeß gleichsam aufgefressen zu werden, stellt das optimale Bild für einen wegen oraler Fixierung abgewehrten Kinderwunsch dar. Bildhaft verdichten sich hier alle Ängste und versteckten Hoffnungen in einer angstbesetzten Phantasie: der Nidationsvorgang, das quasi parasitäre Wachstum des Embryos und im übertragenen Sinne die „fressenden" Eigenschaften des kommenden Kindes, welches der Mutter manche Möglichkeiten der Existenz schmälert oder nimmt.

Diejenigen Frauen, bei denen eine mehr zwanghaft gefärbte Persönlichkeitsstruktur vorlag, berichteten über eine längere Zeit ambitendenten Schwankens vor dem Entschluß zur endgültigen Kontrazeption und strebten diese an, um sich selbst damit vor vollendete Tatsachen zu stellen und so der eigenen Unentschlossenheit ein Ende zu bereiten. Sie reagierten jedoch mit dem Gefühl ärgerlicher Enttäuschung und mit dem Empfinden, nun nicht mehr über sich selbst verfügen zu können, nachdem sie über ihre Fruchtbarkeit definitiv verfügt hatten. In Reaktion darauf strebten sie die Refertilisierung an, um ihre Selbstbestimmung als einen wichtigen Bereich des Selbstgefühls wiederzugewinnen. Sie wirkten eher ärgerlich gereizt als depressiv und stellten die Mehrheit unter den Frauen mit vermehrtem Harndrang.

Beweggründe für die Refertilisierung

Frauen mit verstorbenen Kindern wünschten die alsbaldige Refertilisierung, um die ursprüngliche Familiengröße wieder herzustellen. Andere mit einer Problematik um die Selbstbestimmung benötigten die bloße Möglichkeit einer Schwangerschaft für ihr Selbstgefühl. Unter ihnen waren solche, die nach der Operation andere kontrazeptive Möglichkeiten erwogen.

Überwiegend depressiv stukturierte Frauen suchten die Möglichkeit, wieder ein Kleinkind zu versorgen und mit ihm symbiotische Nähe zu erleben. Bei ihnen regte sich der Kinderwunsch gleichzeitig mit der zunehmenden Selbständigkeit des jüngsten Kindes.

Andere Motive waren Änderungen in der bestehenden Partnerschaft im Sinne einer Erneuerung der Ehe oder bei Scheidung oder Trennung häufig erneuter Kinderwunsch in bezug auf den neuen Partner.

Bei einigen Frauen hatte die erfolgte Sterilisation eine Auseinandersetzung mit früheren Abruptiones wieder in Gang gesetzt, so daß sich ihre Strebungen nun wieder auf ein Kind richteten. Bei ihnen und bei den Frauen, die wegen medizinischer Begründung sterilisiert worden waren, wurden besonders klar Gefühle des Unlebendigseins beschrieben. Gerade die Frauen, die aus gravierender medizinischer Indikation – aus Sorge um die Gesundheit und ihr Leben – in die Sterilisation eingewilligt hatten, suchten nun zum Beweis ihrer biologischen Intaktheit und ihrer weiblichen

Kompetenz die Möglichkeit, Leben hervorzubringen und strebten Refertilisierung und Schwangerschaft auch um den Preis eines erheblichen Risikos wieder an.

Bei der Mehrzahl dieser Patientinnen war auf unterschiedlichen Wegen und weitgehend unabhängig von der Zahl vorhandener Kinder eine ausgeprägte Ambitendenz hinsichtlich des Kinderwunsches wirksam. Dieser Angst-Wunsch-Komplex betraf unterschiedliche Erlebensbereiche und implizierte immer eine narzißtische Problematik; die Art des Umgangs damit hing jedoch in gewissem Ausmaß von der jeweils vorliegenden Persönlichkeitsstruktur ab.

Bei *depressiv strukturierten* Frauen ging es um eine Widersprüchlichkeit zwischen den Wünschen nach großer emotionaler Nähe in einer Mutter-Kind-Symbiose und andererseits um die Furcht, zu kurz zu kommen und von den Bedürfnissen des Kindes zu sehr beeinträchtigt zu werden. Einige dieser Frauen schilderten auch die Furcht, vom Drängen des eigenen Wunsches nach Kindern besessen zu sein und sich selbst darin keine Grenzen setzen zu können.

Bei überwiegend *zwanghaft strukturierten* Frauen ging es vorwiegend um einen Konflikt zwischen der Entfaltung des eigenen Willens und um die Angst vor einer Beeinträchtigung der Freude am Planen und Machen sowie der Freude am eigenen Funktionieren. Diese Patientinnen sahen sich in einem Konflikt zwischen der Möglichkeit, selbst zu bestimmen und der Möglichkeit, durch andere oder durch Umstände bestimmt zu werden. Sie gaben die Angst an, durch Schwangerschaft und Kinder in ihrer Selbstverfügung beeinträchtigt zu werden. Manche von ihnen schilderten diese Problematik in einer durch die gängigen Vorstellungen von weiblicher Emanzipation gefärbten Terminologie: Sie sahen sich durch das Bestimmtsein in der Mutterrolle und die daraus resultierenden Beeinträchtigungen in ihrer freien Willensentfaltung und in ihrem Selbstwerterleben erschüttert.

Bei überwiegend *hysterisch strukturierten* Frauen ging es weitgehend um die Probleme des Geltungsdranges und des Beachtetwerdens. Einerseits sahen sie durch ein Kind diese Strebungen in Frage gestellt, andererseits glaubten sie, nur mittels eines Kindes diese Strebungen verwirklichen zu können.

Bei all dieser Vielfalt handelt es sich unabhängig von der Persönlichkeitsstruktur um die Schwierigkeit, mit widersprüchlichen Impulsen abwägend umzugehen. So haben diese Frauen in Sterilisation und Refertilisierung ihre Ambitendenz ausagiert, da sie nicht in der Lage waren, ihre möglichen emotionalen Reaktionen vorweg auszuphantasieren. Diese Eigenschaft war auch bei den 12 Frauen erkennbar, die durch unvorhergesehene Krankheits- und Schicksalsschläge ein oder mehrere Kinder verloren hatten: Selbstanklagend schilderten sie, daß sie nicht im geringsten an eine solche Möglichkeit gedacht hatten und bei Konfrontation damit solche Möglichkeit auch für sich kaum in Betracht gezogen hätten. Aus den zahlreichen Beratungsgesprächen mit Frauen, die um Sterilisation nachsuchen, ist diese Unfähigkeit, gedanklich mit der Möglichkeit eines solchen Schicksalsschlages umzugehen, immer wieder festzustellen. Ähnliche Reaktionen waren auch bei Patientinnen zu erkennen, die nach der Sterilisation eine neue Partnerschaft begonnen hatten, die ihnen vor der Sterilisation völlig ausgeschlossen erschien. Bei manchen von ihnen war der Eindruck zu gewinnen, daß sie erst unter der Voraussetzung einer definitiven Kontrazeption eine Entwicklung nahmen, in der sie eine neue Partnerschaft beginnen konnten; aufgrund der dynamischen Entwicklung in dieser Partnerschaft wurde der Wunsch nach einem eigenen Kind aus dieser Beziehung erneut lebendig.

Ein weiterer Bereich des Erlebens berührte alle diese Frauen, wenngleich auch in unterschiedlicher Stärke: Die Entscheidung zu definitiver Kontrazeption führt zu einer Konfrontation mit der Begrenztheit des eigenen Lebens und in Reaktion damit auch zu einer Stärkung des Lebenswillens. Nach der Sterilisation fühlten sich viele Patientinnen von der Möglichkeit eigener Fruchtbarkeit abgeschnitten und von der Möglichkeit, Leben hervorzubringen und weiterzugeben, definitiv ausgeschlossen. Die führte einerseits zu einem verstärkten Bewußtwerden darüber, daß die Weitergabe des Lebens nun einer jüngeren Generation überlassen werden mußte, andererseits zu dem Erleben des „Nun-erst-recht". Andere Patientinnen beschrieben, daß dieses Erleben in einem Zusammenhang mit Vorstellungen und Bildern von den eigenen Vorfahren kam: Sie entwickelten das Gefühl, angesichts ihrer Mütter und Großmütter voreilig und unter ihren Fähigkeiten resigniert zu haben. Hier deutet sich eine gewisse Loyalitätsempfindung der eigenen familiären Herkunft gegenüber an. Die trotzige Wiederbelebung des Kinderwunsches war besonders deutlich bei den Frauen, die mit schwerwiegender medizinischer Indikation sterilisiert worden waren, aber auch bei denjenigen, bei denen ein unterschiedlich starker Druck von ärztlicher Seite und vom Lebenspartner her ausgeübt worden war.

Kinderwunsch und Kinderzahl

Da in der Literatur die Zahl der lebenden Kinder zum Zeitpunkt der Sterilisation immer wieder als ein Kriterium für oder gegen die Durchführung der Sterilisation angeführt wird, soll auf diesbezügliche Verhältnisse in unserem Patientengut eingegangen werden. Zunächst ist darauf hinzuweisen, daß darunter eine beträchtliche Zahl von Frauen ist, die von vornherein ihr ganzes Leben kinderlos geplant hatten und dennoch nach der Sterilisation – die meist in erstaunlich jungen Jahren stattfand – eine unerwartete Entwicklung nahmen. Die 12 Patientinnen, bei denen der Verlust eines Kindes zu Restitutionsphantasien Anlaß gab, scheinen die Bedeutung der Kinderzahl zunächst indirekt zu bestätigen. Gerade in dieser Teilgruppe von Frauen, deren Familienplanung zum Zeitpunkt der Sterilisation ganz sicher abgeschlossen war, deutet sich die Tendenz an, die ursprüngliche Familiengröße wieder herzustellen. Dies ist sicher richtig, jedoch unvollständig wiedergegeben.
Bei der Familienplanung spielen mehr als nur kognitive, bewußte Gründe eine Rolle. Oft sind äußerliche Faktoren wie Begrenzungen von Wohnraum und Einkommen Rationalisierungen, die eigene Strebungen und Gehemmtheiten plausibel machen sollen. Bei der Frage der Kinderzahl geht es nicht um eine mathematische Größe, sondern um eine psychologische Dimension: Wenn man diese Patientinnen über die Frage nach der geplanten Familiengröße hinausführt, indem man sie nach dem Alter des Puppenspiels und den damaligen Phantasien und Tagträumereien über die Familie befragt, so stellt sich eine mehr oder weniger deutliche, manchmal nur vage vorhandene Phantasie heraus, die sich als ungeheuer mächtig und wirksam im späteren Leben erweist. An anderer Stelle [6] wurde diese Phantasie als „Familientraum" bezeichnet. In dieses Phantasiegebilde gehen das Bild von der eigenen Mutter und Erinnerungen an familiäre Situationen aus der Kindheit ebenso ein wie aktive Tagträumereien aus Anlaß des kindlichen Puppenspiels und Veränderungen, Ausgestaltungen und Korrekturen dieses Phantasiebildes, die in der Pubertät und Adoleszenz

daran vorgenommen werden. Wenn man diesen „Familientraum" als einen emotionalen Ladungsfaktor für den Kinderwunsch mitberücksichtigt, kann man alle rational betonten „Familienplanungen" in ihrer Bedeutung für die emotionale Befindlichkeit der Frau besser einschätzen.

Hinzu kommt ein ganzer Komplex von Assoziationen, die sich um das abgetriebene, durch Abort verlorene, um das immer noch gewünschte, aber nie genügend gewollte Kind ranken, das immer ersehnt – oft auch zugleich gefürchtet – wurde und das dann doch nie kommen durfte. Dieser Komplex um den nicht verwirklichten Kinderwunsch spielt in der Auseinandersetzung mit abschließender Kontrazeption und in der rückblickenden Lebensbilanz der klimakterischen Frauen leitmotivisch eine erhebliche Rolle.

Wie mir nach diesem Vortrag durch Hornig unter Hinweis auf seine eigene Publikation [9] deutlich gemacht wurde, spielt nicht nur das Alter, sondern auch die Kinderzahl insofern eine Rolle, als der erfüllte Kinderwunsch indirekt mit den beiden genannten Zählgrößen in Verbindung steht. Ferner tragen das Bild von der eigenen Mutter und die damit in Verbindung stehende Vorstellung von Mütterlichkeit, also die erreichte psychosexuelle Identitätsstufe (Molinski) zu der Bewertung bei, welche die Frau in der Auseinandersetzung mit ihrem Streben nach Fruchtbarkeit und ihrem Wunsch nach Begrenzung ihrer Fruchtbarkeit erreicht.

Aus der Kompliziertheit der hier nur kurz angerissenen Zusammenhänge wird erkennbar, daß ein einmaliges Aufklärungsgespräch im Zusammenhang mit der Beratung vor Sterilisation bei weitem nicht ausreicht, sondern daß mittels eines langfristig angelegten fraktionierten Gesprächs der Prozeß einer Selbstfindung angeregt werden sollte. Die Determinanten dieses Gesprächs sind von Nijs [14], Stauber [20] und Hornig [9] beschrieben worden.

Abschließend möchte ich keine Zusammenfassung der verschiedenartigen Aspekte versuchen, sondern lediglich darauf hinweisen, daß die heftigsten Reaktionen auf die Sterilisation in Form von multiplen Symptombildungen bei denjenigen Frauen auftraten, die im Zusammenhang mit einer Abtreibung, nach einem Abort, im Wochenbett oder auf drängenden Rat anderer Personen sterilisiert worden waren.

Beim stufenweisen Aufklärungsgespräch sind nicht nur die kognitiven und rationalen Denkbewegungen und die äußeren Determinanten der Familienplanung, sondern auch die emotionalen und imaginativen Beweggründe in den Erwägungen der Patientin anzuregen. Wie in den Gesprächen mit refertilisierungswilligen Frauen zu erfahren ist, spielt zuweilen nicht nur ein Dissens zwischen den Eheleuten über die Familienplanung, sondern auch eine Diskrepanz zwischen den kognitiven Entscheidungen und dem Idealbild von der Größe der eigenen Familie („Familientraum") eine nicht zu unterschätzende Rolle.

Literatur

1. Adams TW (1964) Female sterilization. Am J Obstet Gynecol 89: 395–401
2. Barnes AC, Zuspan F (1958) Patient reaction to puerperal surgical sterilization. Am J Obstet Gynecol 75: 65–71
3. Boeckx W, Bronsens I (1980) Reversibility of female sterilization. In: Nijs P, Bronsens I (eds) Reversibility of sterilization. Leuven (Acco), pp 21–35

4. Chosson J, Ruf H, Emran J (1966) Suites éloignées des stérilisations par ligature ou section tubaire. Rev Fr Gynécol Obstet 61: 637–645
5. Dmoch W (1980) Regretted sterilization. Psychodynamik aspects of refertilization. In: Nijs P, Bronsens I (eds) Reversibility of sterilization. Leuven, pp 163–170
6. Ekblad M (1961) The prognosis after sterilization on social-psychiatric grounds. Acta Psychiatr Scand [Suppl 161] 37
7. Greve W (1969) Die psychische Verarbeitung der Sterilisation. In: Kepp/Koester (Hrsg) Empfängnisregelung und Gesellschaft. Thieme, Stuttgart
8. Hertz DG, Molinski H (1980) Die Psychosomatik der Frau. Springer, Berlin Heidelberg New York
9. Hornig H (1983) Das Dreiergespräch. Sexualmedizin 12: 241–246
10. Kaij L, Malmquist T (1965) Prognosis after sterilization in connection with parturition. Acta Psychiatr Scand 41: 204–217
11. Molinski H (1978) Psychische Auswirkungen kontrazeptiver Maßnahmen, Frauenarzt 19: 432–437
12. Molinski H (1978) Larvierte Depression in Geburtshilfe und Gynäkologie. Geburtshilfe Frauenheilkd 38: 199–202
13. Molinski H, Rechenberger I (1977) Psychische und körperliche Reaktionen nach kosmetischen Brustoperationen. Fortschr Med 95: 1129–1130
14. Nijs P (1972) Psychosomatische Aspekte der oralen Antikonzeption. Enke, Stuttgart
15. Nijs P (1978) Arzt, Patient und Pille. Sexualmedizin 7: 794–800
16. Petersen P (1977) Chirurgische Kontrazeption der Frau und ihre seelischen Folgen. Sexualmedizin 2: 100–110
17. Petersen P (1978) Seelische Folgen nach endgültiger Kontrazeption. Dtsch Ärztebl 695–701
18. Roy DJ (1980) Reversible sterilization. Need we pause for thought? In: Nijs/Bronsens (eds) Intern. Sympos. on Reversibility of Sterilization. Leuven (Acco)
19. Schlösser HW, Frantzen C, Mansour N, Verhoeven H (1983) Sterilisation-Refertilisierung. Geburtshilfe Frauenheilkd 43: 213–216
20. Stauber M (1978) Der Wunsch nach Refertilisierung. Therapiewoche 28: 9553–9534
21. Sullivan HS (1953) The interpersonal theory of psychiatry. Norton, New York
22. Thompson B, Baird D (1968) Follow-up of 186 sterilized women. Lancet 1023–1027
23. Winston R (1977) Why 103 women asked for reversal of sterilization. Br Med J 2: 305–307
24. Winston R (1980) Women with reversibility request-clinical experience and follow-up. In: Nijs/Bronsens: Internat. Sympos. Reversibility of Sterilization. Leuven (Acco)

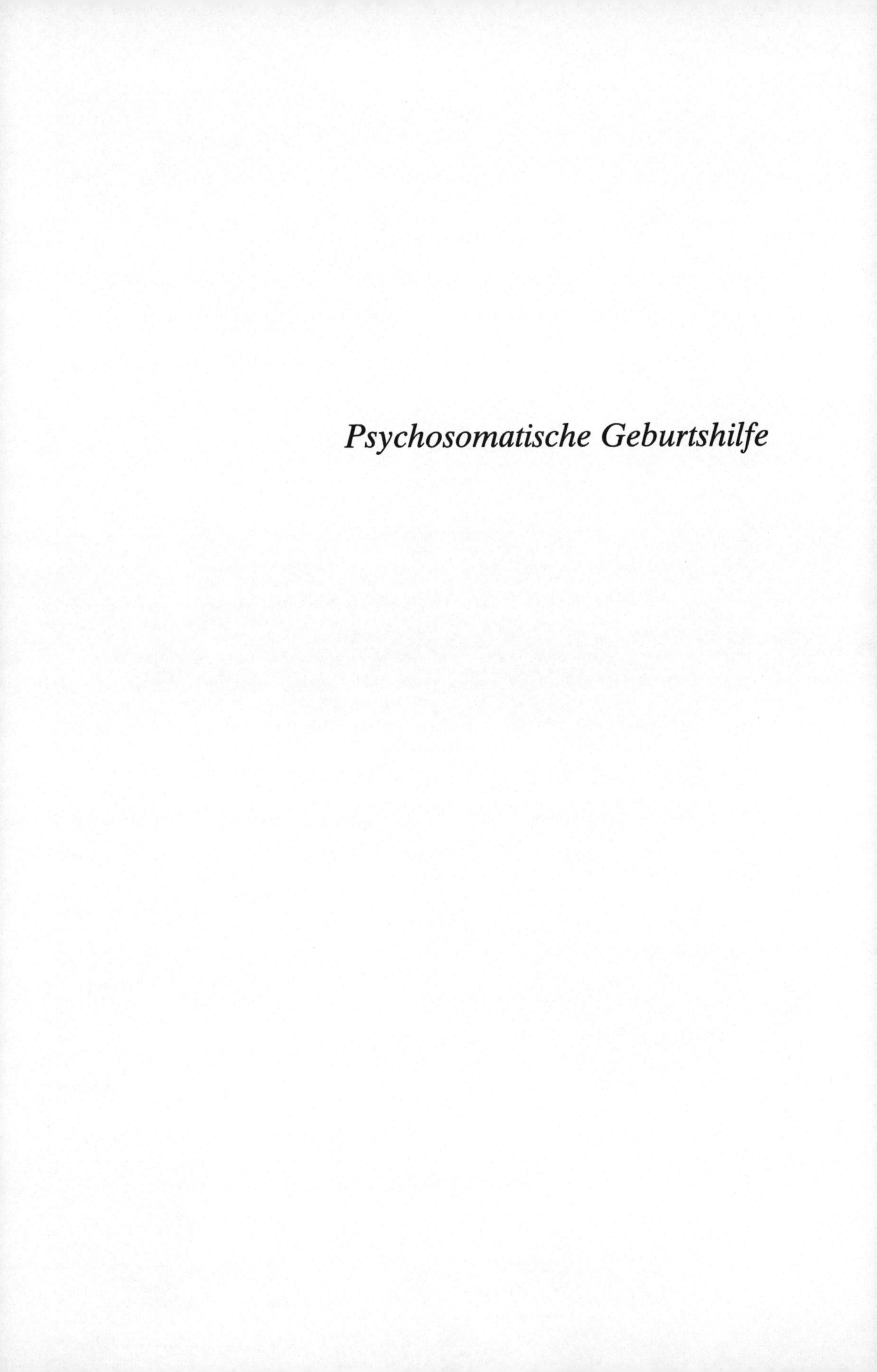

Psychosomatische Geburtshilfe

Zur Psychosomatik der EPH-Gestose

R. Berger-Oser, D. Richter

Die EPH-Gestose ist eine schwangerschaftsspezifische Erkrankung, welche für Mutter und Kind auch heute noch ein ganz erhebliches Risiko darstellt. Sie gehört zu den häufigsten schwangerschaftsspezifischen Todesursachen. Im Zentrum des Krankheitsgeschehens stehen der Spasmus der mittleren bis kleinsten arteriellen Gefäße und die Wasser- und Salzretention. Auf diesen Vorgängen beruhen die der Krankheit namengebenden Hauptsymptome: Bluthochdruck, Wassereinlagerung in die Gewebe und Eiweißverlust durch die Niere. Treten diese Erscheinungen erstmals im Verlaufe einer Schwangerschaft auf, so spricht man von „essentiellen Gestosen", die etwa 70–80% aller EPH-Gestosen ausmachen.

Die Ursachen des von seinen Symptomen her vielgestaltigen und nicht einheitlichen Syndroms sind organmedizinisch betrachtet bis heute unbekannt. Es existieren verschiedene Hypothesen zur Pathogenese: Diskutiert werden vom Kind bzw. der Plazenta gebildete Toxine, eine primäre Nierenfunktionsstörung, Ernährungsanomalien, anaphylaktische Reaktionen oder Blutplasmaveränderungen, Durchblutungsanomalien von Uterus und intervillösem Raum. Bisher konnte keine dieser Theorien bewiesen werden. Einer von psychosomatisch orientierten Geburtshelfern immer wieder betonten psychosomatischen Genese – oder zumindest Mitbedingung – dieser Erkrankung wird weitgehend noch Verständnislosigkeit oder Ablehnung entgegengebracht, obwohl sich in der Literatur immer wieder Hinweise darauf finden.

Literaturübersicht

Aus den 40er und 50er Jahren stammen die ersten Arbeiten, in denen nach psychologischen Zusammenhängen bei der EPH-Gestose gesucht wurde. Neben Auffassungen, wie daß die prädisponierte Patientin eine „zum Männlichen" neigende Konstitution hätte, gab es eine Untersuchung von Wiedorn (1954), die aufzeigte, daß ein hoher Prozentsatz schizophrener Mütter in den Jahren vor Psychoseausbruch eine EPH-Gestose entwickelt hatte. Im Jahre 1959 beschrieb Soichet zum erstenmal nicht nur allgemeine psychologische Phänomene, sondern untersuchte auch psychodynamische Zusammenhänge. Er wies darauf hin, daß die Patientinnen sich als Frauen beweisen müßten, sich wegen ihrem zu hohen Ideal aber minderwertig und dem Kind gegenüber schuldig fühlten, was ihre latenten destruktiven Kräfte stimuliere. Es ist zu bedauern, daß diese Arbeit in Vergessenheit geriet und die meisten sogenannten psychosomatischen Untersuchungen der 60er und 70er Jahre bei allgemeinen Fakto-

Psychosomatische Probleme in der
Gynäkologie und Geburtshilfe 1984
Hrsg. Jürgensen, Richter
© Springer-Verlag Berlin · Heidelberg 1985

ren wie Umwelteinflüssen, Statistiken und psychologischen Testverfahren stehen blieben. Diese Autoren äußerten resigniert, das Krankheitsbild der EPH-Gestose bleibe rätselhaft. Dies war – zusammenfassend betrachtet – auch das Schicksal der 1971 gegründeten internationalen Arbeitsgruppe „Organisation Gestose" (Aresin, Eicher, Labhardt, Lethinen, De Senarclens, D. Siedentopf, A. G. Siedentopf, Zichella 1975). Als tiefgründigere Arbeiten sind nur eine von De Senarclens dargestellte Krankengeschichte mit Therapieverlauf (1974) sowie Untersuchungen von Berger et al. (1976) und von Müller-Tyl u. Wimmer-Puchinger (1982) bekannt. Wo Psychosomatik nur aus dem Sammeln und Anhäufen von Statistiken und allgemeinen Phänomenen besteht, ist sie seelenlos und somit keine Psychosomatik. Von der psychologischen Seite der Psychosomatik her geht es darum, nicht nur die bewußten, sondern auch v. a. die verdrängten, also unbewußt wirksamen psychodynamischen Zusammenhänge aufzudecken. Das Krankheitsbild der EPH-Gestose von dieser Seite her zu erhellen war unser Anliegen.

Untersuchungsmethode

Es wurde eine zufällige Stichprobe von 10 Patientinnen untersucht, die im Kreiskrankenhaus Bad Säckingen im Zeitraum vom August 1982 bis Juni 1983 wegen EPH-Gestose erstmals stationär behandelt wurden (Tabelle 1). Die Untersuchung erfolgte mittels einer psychoanalytisch-diagnostischen Anamnese. Darunter versteht man eine spezielle, meist mehrere Stunden dauernde Untersuchungstechnik des tiefenpsychologisch geschulten Psychotherapeuten zur diagnostischen und prognostischen

Tabelle 1. Klinische Daten von 10 EPH-Gestose-Patientinnen

Alter	Para gravida	1. Aufnahme in SSW	Diagnose bei Aufnahme	Gestose-Index nach Goecke	Geburtsmodus	Kind
27	I	30.	EH	5	Einleitung, Spontangeburt	dystroph.
33	II/II	36.	EH	4	Einleitung, Spontangeburt	dystroph.
26	I/II	31.	EH	3	spont. Wehenbeginn VE	eutroph.
32	IV/IV	29.	EH	5	Spontangeburt	eutroph.
26	I	37.	EPH	4	Einleitung, Sectio	eutroph.
22	I	31.	EPH	6	Einleitung, Sectio	eutroph.
25	I	36.	EPH	6	spont. Wehenbeginn VE	dystroph.
42	II/II	33.	EH	3	prim. Sectio	euthroph.
48	III/III	20.	EH	4	prim. Sectio	dystroph.
28	II/II	39.	EH	3	Einleitung, VE	dystroph.

Beurteilung psychosomatischer und seelischer Störungen. Neben einem umfassenden psychoanalytischen Fachwissen benötigt der Untersucher dazu persönliche Erfahrungen über die Wirkung unbewußter Prozesse durch eine eigene Analyse, damit er ungezielte Suggestivfragen vermeiden, sich selbst als Fehlerquelle für die Interaktion kontrollieren und Projektionen eigener seelischer Abläufe in die Aufnahme und Auswertung verhindern kann.

Primordial- und Begleitsymptomatik

Bei der Erhebung der tiefenpsychologischen Anamnese fiel auf, daß gewisse Symptome vergleichsweise gehäuft vorkamen. So hatten fast alle Patientinnen schon in der Kindheit Störungen im oralen Bereich. 6 Patientinnen hatten schweres Über- oder Untergewicht, 5 litten chronisch an Obstipation und 4 hatten regelmäßig schwere Kopfschmerzen. Während der Schwangerschaft klagten 7 Patientinnen über Sodbrennen. Die meisten litten außerdem an zunehmenden schweren Schlafstörungen und Ängsten (Abb. 1).

Genese

Bei den tiefenpsychologischen Explorationen spielten die Mütter aller Untersuchten eine zentrale Rolle. 8 Patientinnen hatten das Bedürfnis, immer wieder zu unterstreichen, was für außerordentlich gute und selbstaufopfernde Mütter sie besaßen. „Mutter hat alles für mich gemacht" und „Mutter war immer für mich da", waren typische Standardsätze. Wurden diese Schilderungen durch Nachfragen auf die Realität hin überprüft, so ergab sich ein ganz anderes Bild. In Wirklichkeit standen die Mütter den Patientinnen nur sehr beschränkt zur Verfügung: 9 Mütter hatten den Hauptteil der Betreuung ihrer Töchter – meist im Gegensatz zu deren Geschwistern – an andere Frauen, vornehmlich an die Großmütter abgetreten. Die Mütter der Patientinnen waren also – im groben Widerspruch zu dem von den Patientinnen gezeichneten idealen Bild – Frauen, die in ihrer Mütterlichkeit beschränkt und auf Hilfe angewiesen blieben. Alle 10 Patientinnen berichteten, daß ihre Mütter insbesondere während der Schwangerschaft und Kleinkindzeit mit ihnen ein schweres Leben gehabt hätten, indem die Patientinnen eine zusätzliche Belastung bedeutet hätten. Den Umstand,

Primordialsymptomatik		Begleitsymptomatik	
Obstipation	■ ■ ■ ■ ■	Sodbrennen	■ ■ ■ ■ ■ ■ ■
Adipositas	■ ■ ■ ■	Schlafstörungen	■ ■ ■ ■ ■ ■
Kopfschmerzen	■ ■ ■ ■	diffuse Ängste	■ ■ ■ ■
anorekt. Reaktion	■ ■	Kopfschmerzen	■ ■ ■
chron. Sinusitis	■	Hyperorexie	■
Morbus Crohn	■	allg. Erschöpfung	■
allergische Diathese	■	Rückenschmerzen	■

Abb. 1. Häufigkeit und Zusammensetzung der Primordial- und Begleitsymptomatik bei 10 EPH-Gestose-Patientinnen

daß und warum sie als Kinder für ihre Mütter eine Belastung waren, durften sie nicht hinterfragen. Sie konnten dabei immer nur den Aspekt der Aufopferung und grenzenlosen mütterlichen Liebe in ihrem bewußten Erleben zulassen, nicht aber die Frage, ob sie möglicherweise unerwünscht waren.

Daß hinter der Betonung der Aufopferung latent ablehnende Regungen standen, durften weder die Mütter noch die Patientinnen bewußt erleben. Die Mütter und die Patientinnen mußten und müssen – als Abwehr von latent ablehnenden Impulsen – gemeinsam die Mutterschaft an sich idealisieren. Diese für beide notwendige Idealisierung konnte nur dadurch aufrechterhalten werden, daß die Patientinnen sich während ihrer ganzen Entwicklung nie aus der Abhängigkeit von und der Ausgerichtetheit auf die Mutter befreien konnten. 8 Patientinnen hatten ihre Mutter bis zur Verheiratung nie verlassen und wollten weiterhin in nächster Nähe von ihr wohnen. Mehrere behaupteten, vor ihrer Mutter keine Geheimnisse zu haben und sie notfalls auch ihrem Gatten vorzuziehen. Auch jene 2 Patientinnen, denen das enge Verhältnis mit ihren Müttern mißfiel und die argwöhnten, ob ihre Mütter sie nicht weitgehend mißbraucht hätten, brachten keine echte Ablösung, sondern lediglich vehemente Reaktivität gegenüber den Müttern zustande.

Von ihren Vätern konnten die Patientinnen kein konturiertes, lebendiges Bild zeichnen. Die Väter wirkten farblos und „ungreifbar" dem Einfluß der Mütter unterworfen oder sich der Familie entziehend. Die Patientinnen hielten sie bedeutungslos, nicht erwähnenswert, zum Teil auch als nicht vorhanden. Auch die Männer der Patientinnen wirkten farblos und blaß, ohne ausgeprägte Individualität und Männlichkeit. Sie schienen keine großen Bedürfnisse von Eigenständigkeit, Selbständigkeit und Durchsetzungswillen anzumelden und ließen sich von ihren Frauen und/oder deren Müttern bestimmte Funktionen zuteilen oder absprechen.

Keine der Patientinnen hielt ihre sexuelle Entwicklung oder andere Bereiche der Weiblichkeit für erwähnenswert. Die Patientinnen hatten es mit Müttern zu tun, die selbst innere und äußere Not litten und die Kinder im Grunde nicht wollten, außer wenn sie diese zur persönlichen Aufwertung und Verstärkung brauchten. Die Mütter waren unfähig, ihren Töchtern zu geben, was ihnen selbst fehlte. Die Töchter ihrerseits konnten ebensowenig die mütterlichen Erwartungen befriedigen.

Von Anfang an entwickelte sich darum die Mutter-Kind-Einheit in einer Atmosphäre des Ungenügens und Zukurzkommens und der Furcht, sich opfern zu müssen oder den anderen durch seine Bedürfnisse zu überfordern. Die beidseitig daraus resultie-

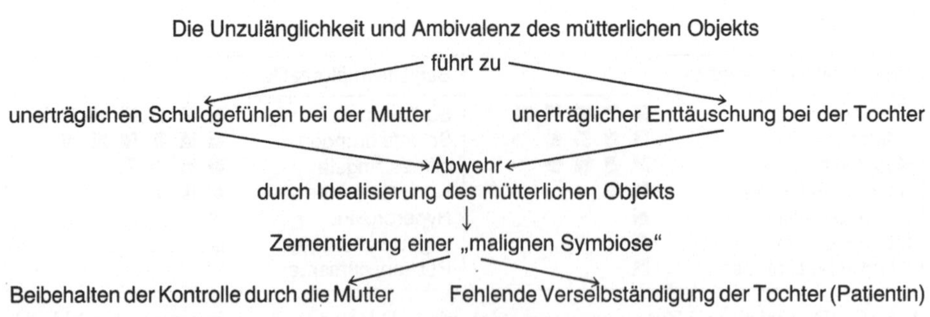

Abb. 2.   Schema des Mutter-Tochter-Beziehungsmusters bei EPH-Gestose-Patientinnen

renden massiven aggressiven Impulse mußten aber unterdrückt bleiben, weil in einer solchen Einheit jeder Angriff gleichzeitig eine Selbstzerstörung bedeuten würde. Diese Dynamik führt notgedrungen in eine *maligne Symbiose:* Die Mütter müssen ihre Töchter dauernd abhängig und unter Kontrolle halten, um zu verhindern, daß diese sie entidealisieren und durch die freiwerdenden massiven Vorwürfe und Aggressionen in ihrem Selbstwertgefühl in Frage stellen. Dies ist auch für die Töchter zu bedrohlich. Indem sie abhängig bleiben, die Mütter permanent idealisieren und sich – auf Eigenes verzichtend – an den Müttern festhalten, schützen sie sich vor ihrer massiven Wut und Traurigkeit.

In Übereinstimmung mit den Gedankengängen der „pensée opératoire" sind diese Patientinnen so in dem engen Beziehungsmuster mit ihren Müttern und deren Ersatzfiguren verhaftet geblieben, daß sie keine eigene Identität und Individualität ausformen konnten, sondern sich und andere nur unter dem Aspekt von Redublikationen verstehen. Die unglückliche Symbiose mit der Mutter konnte nicht durch eine dritte Person für andersartige Phantasien und Erfahrungen aufgebrochen werden, denn die Väter blieben draußen und bedeutungslos, ohne als Personen in ihrer Andersartigkeit wahrgenommen werden zu können.

Ähnlich verhält es sich mit den Ehemännern, die sich in dieses Beziehungsgefüge einschleusen lassen, indem sie sich anpassen oder die Funktion der Schwiegermutter übernehmen (Abb. 2).

Persönlichkeitsstruktur

Die Patientinnen lassen sich – auf ihre Grundgestimmtheit bezogen – in 2 Gruppen einreihen: die erste umfaßt die eher passiven, hilflosen und bedrückten, die leise weinen, wo sie wütend und enttäuscht sein müßten. Diese Frauen waren übrigens von Kindheit an immer übergewichtig. Die zweite Gruppe umfaßt Patientinnen, die zwar leicht verstimmt reagieren, aber erregt, gespannt und ängstlich werden, anstatt in adäquater Weise Wut und Trauergefühle zuzulassen. Diese Patientinnen erscheinen beruflich sehr tüchtig und selbständig. Wo es aber um persönliche Bedürfnisse geht oder sich private und berufliche Belange mischen, können beide Gruppen eigene Interessen nicht mehr vertreten, sondern müssen sich verleugnen und andere begünstigen, was sich auch in den folgenden 2 Beispielen darstellt.

Eine Patientin ließ sich beispielsweise, nachdem sie ein totes Kind zur Welt gebracht hatte, von ihrer Mutter dazu überreden, alle Kraft und Energie für ihre Gaststätte einzusetzen. Unter viel Mühe brachte sie diesen Betrieb zum Florieren, um ihn dann der jüngeren Schwester zu vermachen.

Eine andere Patientin behielt, ihrem Mann zu Gefallen, dessen junge Geliebte auf dem Hof und pflegte deren Kind. Beide trauten sich nicht, ohne diesen Bezug zu Mutter oder Mann auszukommen. Sie machten darum deren Ansprüche zu ihrem eigenen überhöhten Ideal, wobei sie sich selbst immer wertlos, unzufrieden und latent aggressiv fühlen mußten. Diese Dynamik zeigte sich auch bei allen anderen Patientinnen.

Sexualität spielt im Leben der EPH-Gestose-Patientinnen eine unbedeutende Rolle. Sie haben nicht gelernt, ihren Körper libidinös zu besetzen. Die Entwicklung zur erlebnisfähigen Geschlechtspartnerin gelingt nicht, da die Frauen in der engen Symbiose mit der Mutter hängengeblieben sind.

Einstellung zu Schwangerschaft und Kind

Alle Patientinnen hielten Schwangerschaft und Kinder für das, was eine „wirkliche Frau" und eine „gute Ehe" haben müsse. Mehrere waren lange Zeit infertil gewesen oder hatten schon ein Kind verloren. Für fast alle kam die aktuelle Schwangerschaft unerwartet und ungelegen. Alle hatten die Schwangerschaft nicht geplant, hatten sie weder zu verhindern noch herbeizuführen versucht. Sie hatten ihre Schwangerschaft ungenau oder ungewöhnlich spät wahrgenommen und sie z. T. anfänglich als lebensbedrohliche Krankheit – z. B. als Krebserkrankung – mißdeutet.
Nach einem auf das Kind bezogenen Traum befragt, berichteten 5 Patientinnen, daß ihr Kind darin lebensuntüchtig oder mißgebildet gewesen sei. Gedankenverknüpfungen mit Tod und Sterbenden spielten eine ungewöhnliche, in einigen Fällen zwanghafte Rolle. Wiederum ging es dabei oft um wuchernde und auffressende Gebilde wie Krebs. Die Angst vor dem Aufgefressen- und Zugrundegerichtetwerden bezog sich aber nicht nur auf die Schwangerschaft. Auf die Frage, was ihnen denn beim Aufziehen der Kinder besonders am Herzen liege, fiel den meisten als erstes die Sorge ein, daß ihr Kind vereinnahmend, ausbeuterisch und rücksichtslos werden könnte. Sechs der Frauen hatten vor, ihr Kind nach einem halben Jahr tagsüber einer anderen Person zur Versorgung zu geben, fünf davon der eigenen Mutter. Keine dieser Frauen mußte sich aber aus finanzieller Not ihrem Kind entziehen.
Ein Kind zu haben, bekommt für die Patientinnen – durch das Vorbild ihrer Mutter – eine ganz wesentliche Bedeutung im Sinne des Nachweises von eigenem Wert, von Weiblichkeit und Ganzheit. Aber gerade die Sehnsucht nach Weiblichkeit und Ganzheit muß in ihnen lebensbedrohliche Angst auslösen, weil diese nur durch einen Loyalitätsbruch mit der Mutter, nur um den Preis des Beziehungsabbruchs zu erreichen ist. Das könnte erklären, daß sich in den Anamnesen gehäuft langjährige Infertilität, Aborte und Totgeburten finden.
Die Schwangerschaft wird für die brüchige Identität der Patientinnen zu einer Belastungsprobe und Bedrohung. Sie sind ja darauf angewiesen, sich nach ihren Vorbildern, den Müttern, auszurichten. Versuchen sie nun, auf ihre Erfahrung mit den realen Müttern zurückzugreifen, so stoßen sie, statt auf wirkliche Mütterlichkeit, auf emotionale Leere, was in ihnen Hilflosigkeit, Trauer und Wut mobilisieren muß und sie ihren Kindern gegenüber zu „minderwertigen" Müttern machen würde. Halten sie sich aber an das Bild ihrer unrealistisch idealisierten Mütter, so müssen sie wiederum das Gefühl haben, vor ihren Kindern und Müttern kläglich zu versagen. Wie immer sie es anpacken, sie können es nicht gut machen. Und so muß jedes Bedürfnis, das ihr Kind anmeldet, für die von ihrem überhöhten Ideal und von ihrem eigenen Zukurzgekommensein bedrängte Patientin eine Bedrohung bedeuten. Solange der Fötus ein kleines Etwas ist, mag dies noch gehen. Aber wenn er sich im Leib der Patientin breitmacht und rücksichtslos auf ihre Kosten zu leben und zu wuchern scheint, so muß das in diesen Frauen unerhörte Ängste auslösen und sie unwillkürlich dazu treiben, die Kinder klein zu halten und ans „Wenigkriegen" zu gewöhnen. Eindrücklich ist, daß alle Frauen diese Angst und diesen Vorsatz auch auf die Zeit nach der Geburt bezogen und formuliert haben. Auch ihr Plan, die Kinder bald den eigenen Müttern abzutreten, ist nicht nur als ein Versöhnungsgeschenk an diese zu verstehen, sondern auch als die beste Garantie, daß auch diese Kinder durch eine feste Hand kurzgehalten werden.

Auslösende Situationen für Schwangerschaftseintritt und EPH-Gestose-Erkrankung

Bei allen Betroffenen fiel die Schwangerschaft in einen Zeitabschnitt, wo ihre Mütter und/oder ihre Männer sie schwer enttäuscht hatten, ihnen emotional fremd waren oder verloren zu gehen drohten. Die von ihren Müttern abhängig gebliebenen Patientinnen vermochten Situationen, die nach einer inneren Trennung und Verselbständigung verlangten, nie zu bewältigen. Der Wegfall ihrer Beziehungsperson ist für sie nicht einfach ein schwerer Verlust, um den sie trauern. Er bedeutet die Zerstörung der Symbiose, ohne welche sie nicht zu leben gelernt haben. Sie müssen sich somit verlassen fühlen und um die Stabilität ihrer brüchigen Identität fürchten, es sei denn, sie finden etwas, das eine neue Symbiose (im alten Sinn), neuen Wert und neue Ganzheit verspricht. Nichts eignet sich hierzu besser als eine Schwangerschaft. Sie verspricht eine neue Symbiose, die Patientinnen werden damit wie ihre Mütter. Und wenn sie selbst wie die Mütter sind, brauchen sie diese vielleicht nicht mehr. Zudem versprechen sie sich durch die Schwangerschaft eine Aufwertung ihrer eigenen Person und Weiblichkeit. Damit hoffen sie, in den Augen ihrer Mütter und Männer wertvoller und liebenswerter zu werden und die verlorengegangene Beachtung wiedergewinnen zu können.

Neben diesen an eine Schwangerschaft gekoppelten Hoffnungen bestehen aber die vorausgehend beschriebenen Ängste vor der Mutterschaft. Und während sich die Hoffnungen mit zunehmender Schwangerschaft als Täuschung und illusionäre Erwartungen zerschlagen, wachsen die Ängste, die latenten Aggressionen und Schuldgefühle: Die Kinder ersetzen in der neuen Symbiose nicht das verlorengegangene Anlehnungsobjekt, sondern fangen im Gegenteil an, durch ihr Wachsen und „Ausbeuten" bedrohlich zu werden und sogar das Körperschema und Identitätsgefühl der Patientinnen aus den Fugen zu bringen. Auch der ersehnte Zuwachs an Zuwendung und die erneute Verbundenheit mit den Müttern trifft nicht ein. Zudem fühlen sich die Frauen nun auch von ihren Männern im Stich gelassen, denn sie haben sich ja mit Männern zusammengetan, die sich lieber aus allem heraushalten oder sich anpassen, als da zu sein und ihren Mann zu stehen. Statt dem dringend nötigen Zuwachs an Selbstachtung und Selbstwert fühlen die Frauen Minderwertigkeit, Enttäuschung und Desorientierung. Sie bekommen Schuldgefühle einerseits, weil sie sich dem Kind gegenüber als unfähige Mütter fühlen, und andererseits, weil sie sich ihren Müttern gegenüber für unloyale Töchter halten.

Das von Anfang an nur halbherzig gewünschte Kind verstärkt somit die innere Not, anstatt zu helfen. Mit der Schwangerschaft ist keine psychische Stabilität zu erreichen

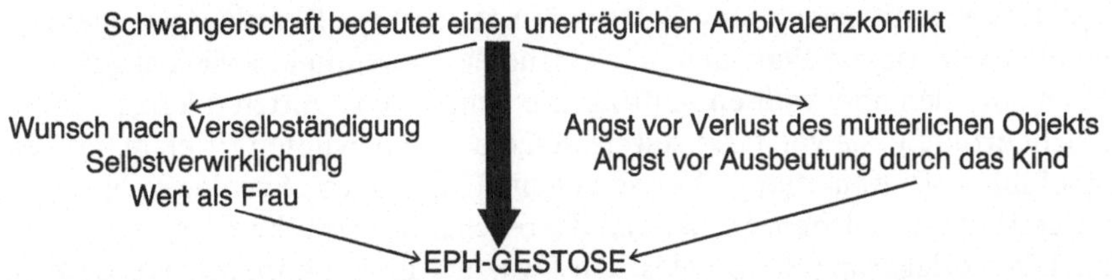

Abb. 3. Schwangerschaft als Aktualisierung und Zuspitzung widersprüchlicher, unvereinbarer Bedürfnisse bei EPH-Gestose-Patientinnen

– im Gegenteil: diese gerät noch mehr ins Wanken. Daß die Patientinnen dies nicht ändern können, muß sie unbewußt unerträglich verzweifelt machen; es muß sie in selbstzerstörerischer Form krank machen (Abb. 3).

In der EPH-Gestose schlägt sich die Summe der Faktoren nieder, die sich mit dem Selbstbild und dem Erleben der Patientin nicht vereinen lassen und welche die Patientin in ihrer brüchigen Persönlichkeit überfordern würden, wenn sie ihrem Erleben zugänglich wären. Enttäuschung darüber, daß der (alte) Ambivalenzkonflikt zwischen Wunsch nach starker Bindung an die Mutter und Wunsch nach Loslösung von dieser durch eine Schwangerschaft eben nicht weggefallen ist, sondern sich noch verstärkt hat spielt hier eine wesentliche Rolle; ebenso Verzweiflung über die innere Verlassenheit und Unvollkommenheit, Angst vor der eigenen Orientierungslosigkeit und dem eigenen, durch das Kind bedrohlich verstärkten Ungenügen sowie Schuldgefühle und Aggressionen dem Kind, der Mutter und z. T. dem Mann gegenüber.

Zusammenfassung

Unsere tiefenpsychologischen Untersuchungen an 10 EPH-Gestose-Patientinnen zeigen beachtenswerte Gemeinsamkeiten: Als *Primordialsymptomatik* haben die Patientinnen in der Kindheit auffällige, ihr Körper-Ich labilisierende Störungen im oralen Bereich wie gravierendes Über- und Untergewicht. Später leiden viele an Obstipation und schweren Kopfschmerzen. Als *häufige Symptome während der Schwangerschaft* treten auf: Sodbrennen, Schlafstörungen, Ängste.

Alle Genesen zeigen, daß zwischen den Patientinnen und ihren real mangelhaft verfügbaren, aber stark idealisierten Müttern eine „maligne Symbiose" entstanden ist, die durch die schwachen Väter – und später die Ehemänner – nicht aufgelöst werden konnte. Die Patientinnen befinden sich darum immer noch in diesem frühen Beziehungsmuster zu ihren Müttern.

Zur *Persönlichkeitsstruktur* der Frauen fällt auf, daß sie sich Interessen und Ansprüche ihrer Bezugspersonen zu eigen machen, um von diesen nicht verlassen zu werden. Sie stellen dadurch unerfüllbare Erwartungen an sich selbst, was sie sich minderwertig, unzufrieden und latent aggressiv fühlen läßt. Alle Patientinnen haben einen schlechten Zugang zur eigenen Körperlichkeit und zur Sexualität.

Die *Einstellung zu Schwangerschaft und zu einem Kind* ist äußerst ambivalent. Zum einen halten sie Mutterschaft für die erstrebenswerte Erfüllung jeder Frau, zum anderen entspricht eine eigene gelungene Mutterschaft nicht ihrem inneren Bild einer abhängigen Tochter. Zudem ängstigt sie die Phantasie, vom Kind zu sehr in Anspruch oder gar „ausgenommen" zu werden. Der Eintritt der Schwangerschaft steht in Zusammenhang mit bestimmten Enttäuschungen in ihren Beziehungen oder mit dem drohenden Verlust von Personen, auf welche die Patientin innerlich angewiesen ist. Sie kann aber den unbewußten Auftrag, die Symbiose zu retten oder zu kompensieren, nicht erfüllen. Sie verstärkt stattdessen die vom bewußten Erleben ferngehaltenen Gefühle – Enttäuschung, Verlassenheit, Ungenügen, Schuldgefühle und ohnmächtige Wut – in solchem Maße, daß die psychische Abwehr zusammenzubrechen droht. Die Verlagerung der psychischen Dynamik in den körperlichen Bereich verhilft zur seelischen Entlastung und Stabilisierung, schlägt sich aber somatisch in der EPH-Gestose nieder.

Sowohl für das Zustandekommen der Schwangerschaft als auch für die Entwicklung der EPH-Gestose scheinen also – psychodynamisch betrachtet – gleiche Konflikte mitverantwortlich zu sein.

Die tiefenpsychologischen Untersuchungen zeigen die Notwendigkeit, die EPH-Gestose zukünftig vermehrt unter psychosomatischen Gesichtspunkten zu behandeln. Dabei müßte den psychischen Gegebenheiten der Patientinnen besonders während des Schwangerschaftsverlaufs vermehrt Aufmerksamkeit entgegengebracht werden.

Literatur

Aresin L (1972) Das psychoorganische Syndrom, die Persönlichkeitsstruktur und die affektive Situation bei EPH-Gestose. In: Rippmann ET, Rippert C (Hrsg) EPH-Gestosis, Diagnose und Resultate. Gruyter, Berlin New York

Aresin L, Eicher W, Labhardt F, Lethinen T, Senarclens M de, Siedentopf D, Siedentopf HG, Zichella L (1975) Psychosomatische Aspekte der EPH-Gestose. Fortschr med 93118: 1975

Berger F, Rauskolb R, Schütz H, Stephanos S (1976/1977) Gestosis and the psychosomatic phenomenon – an empirical investigation. Psychother Psychosom 27

Eicher W, Lammers H, Heinz F (1972) Untersuchungen zur Persönlichkeitsstruktur bei EPH-Gestose-Patientinnen. In: Rippmann ET, Rippert C (Hrsg) EPH-Gestosis, Diagnose und Resultate. Gruyter, Berlin New York

Hau TF, (1979) Psychosomatische Aspekte der prä-, peri- und postnatalen Situation, Therapiewoche 29: 12

Marty P (1980) Die „allergische Objektbeziehung". In: Brede K (Hrsg) Einführung in die Psychosomatische Medizin. Syndikat, Frankfurt am Main

McNeile LG, Page EW (1939) The personality type of patients with toxemias of late pregnancy. Am J Med Sc 197: 1939

Müller-Tyl E, Wimmer-Puchinger B (1982) Psychosomatic aspects of toxemia. J Psychosom Obstet Gynaecol 1: 3/4

Richter D (1982) Schwangeren- und Elternberatung aus der Sicht des ungeborenen Kindes. In: Hau TF, Schindler S (Hrsg) Pränatale und perinatale Psychosomatik. Hippokrates, Stuttgart

Senarclens M de, Eicher W (1975) The psychotherapeutic Interview during pregnancy: its specificity in gestosis. The family. 4th Int Congr of Psychosom Obstet and Gynec. Tel Aviv 74. Karger, Basel

Soichet S (1979) Emotional factors in toxemia of pregnancy. Am J Obstet Gynecol 77

Stephanos S (1976) Sexualobjekt, libidinöses Objekt und Übertragungsprozeß. Jahrbuch der Psychoanalyse. Huber, Bern

Wiedorn WS (1954) Toxemia of pregnancy and schizophrenia. J nerv ment Dis 120: 1

Die Aufgabe der Hebamme
in Schwangerschaft, Geburt und Wochenbett
Situation in der BRD im internationalen Vergleich

M. HIPP

Obwohl der Hebammenberuf uralt und bekannt ist, haben in jüngerer Zeit gesellschaftlicher Wandel und eine Fülle medizinischer Erkenntnisse in der Geburtshilfe die Rolle der Hebammen ins Wanken gebracht. In der Bundesrepublik befinden wir uns z. Z. in der überfälligen Neuordnung des Hebammenwesens, denn noch immer ist das Hebammengesetz von 1938 in Kraft, das von der Hausgeburt als Regelfall ausgeht.

Seit Jahren wird die Neufassung des Gesetzes beraten, das von der heutigen Situation in der Geburtshilfe, also der Klinikentbindung, ausgehen soll. Wir hoffen sehr, daß in dieser Legislaturperiode das neue Hebammengesetz zustandekommt. Dieses Gesetz muß kommen – die Bundesregierung befindet sich im Zugzwang –, denn aufgrund der EG-Richtlinien haben wir seit 1. Januar 1983 endlich die Verlängerung der Hebammenausbildung auf 3 Jahre erreicht. Schon seit 1970 hatten die Hebammenverbände dies gefordert, verbunden mit einer Anhebung der Zugangsvoraussetzungen zur Hebammenausbildung.

So muß die Bewerberin, ebenso wie der heute auch zugelassene männliche Bewerber, eine 10jährige Schulbildung mit Abschluß – also die Mittlere Reife – aufweisen und mindestens 17 Jahre alt sein. Dieses Mindestalter, das wir lieber wie bisher auf 18 Jahre angesetzt hätten, spielt im gesamten EG-Bereich überhaupt keine Rolle, da in Frankreich und Dänemark die Hochschulreife verlangt wird, die allerdings in schon 12 Jahren zu erreichen ist. In den übrigen Ländern: Belgien, Großbritannien, Irland, den Niederlanden, auch Italien und Griechenland ist die 3jährige Krankenpflegeausbildung obligatorische Zugangsvoraussetzung für die Hebamme, sie erhält dann das Hebammendiplom nach 1jähriger Ausbildung. Jetzt fordern die EG-Richtlinien mindestens 18 Monate bis 2 Jahre für Krankenschwestern oder eine spezielle 3jährige Hebammenausbildung, was in der BRD überwiegend der Fall ist.

In der zu kurzen 2jährigen Ausbildung ergab sich nahezu zwangsläufig eine Einengung der Hebamme auf die Kreißsaaltätigkeit, waren doch eine Menge technischer Fertigkeiten zu erlernen und zu bewältigen. Die Hebamme wurde v. a. danach beurteilt, ob sie mit den Überwachungsgeräten umgehen und alles betriebsbereit halten konnte. So verlor sie den Bezug zur Schwangerschaft, sah die Frauen kaum mehr als Wöchnerinnen, da sie nur im Kreißsaal eingesetzt wurde. Ihre Hilfe beim Stillen war nicht mehr gefragt, die Freude am Gedeihen des Säuglings ging verloren, das Anleiten der Mutter war ihr verwehrt, sie hatte nur noch im Kreißsaal zu funktionieren. Jahraus, jahrein versorgte sie routiniert im Wechselschichtdienst die ihr meist ganz fremde Gebärende. Häufig reichten ihre psychischen Kräfte nicht aus,

Psychosomatische Probleme in der
Gynäkologie und Geburtshilfe 1984
Hrsg. Jürgensen, Richter
© Springer-Verlag Berlin · Heidelberg 1985

den Frauen in ihrer jeweiligen Situation gerecht zu werden, dazu kam die Überbewertung der Geburtsmedizin von seiten des Arztes, der ihr auch jegliche Verantwortung abnahm.

Die Atmosphäre in den Kreißsälen wurde langsam für die Frauen zum Alptraum und eine tiefe Unzufriedenheit ergriff viele Hebammen; sie strebten in Scharen heraus aus ihrem Beruf. Die freiberufliche Hebamme verlor mehr und mehr die Hausgeburten, auch war sie frustriert und verlor zunehmend ihre Existenzgrundlage. Sie sah nicht, wie sie sich der Entwicklung anpassen sollte, wenn sie nicht in einer Belegklinik arbeiten konnte. Aufgrund der Geburtspauschale als Vergütungsgrundlage richtete sich ihr Augenmerk verständlicherweise nur auf die Geburt. Zwar sah sie die Schwangere meist einmal, wenn diese sich bei ihr zur Geburt anmeldete. Das geschah häufig in der Belegklinik. Aber nur selten führte die Hebamme einen Hausbesuch bei der Frau durch. Niemand kannte mehr das soziale Umfeld der Schwangeren und so rutschte auch die Hebammenhilfe in die Anonymität ab. Meist besuchte sie die Frau im Wochenbett, doch für die Anleitung der Mutter zum Stillen und zur Pflege des Neugeborenen waren andere zuständig, wie z. B. die Kinderkrankenschwester. Die großen Möglichkeiten, die in der Geburtsvorbereitung liegen, haben viele Hebammen nicht rechtzeitig erkannt und blieben unbeachtet. Ich brauche dies nicht weiter auszuführen, da manche von Ihnen diese Zeit noch kennen werden.

Richten wir nun den Blick auf die Veränderungen der letzten Jahre: Die Geburtsvorbereitung gewann an Boden; die Frauen, die mit den Verhältnissen unzufrieden waren, brachten durch ihre kritische Haltung Bewegung in unsere geburtshilfliche Landschaft. Die Hebammen entdeckten zögernd, wieviel besser doch eine vorbereitete Frau durch die Geburt kommt und begannen, sich kritisch mit unserer „Geburtsphilosophie" auseinanderzusetzen. Oft wurde recht heftige Kritik an der technischen Überwachung und an der Klinikgeburt in ihrer starren Form laut. „Zurück zur Natur!" riefen einige wenige Ärzte – fast hätte ich „Apostel" gesagt; eine kleine Zahl von Hebammen folgte ihnen willig, und sie sahen die Hausgeburtshilfe wieder aufblühen, trotz aller ihnen bekannten Risiken.

Die Wende ging nicht in diese Richtung, immer noch werden nur 1% der Kinder zu Hause geboren.

Das Umdenken brach, wenn auch langsam, die verkrusteten Klinikstrukturen auf: Der Vater kann bei der Geburt anwesend sein, mehr und mehr wird er in das Geschehen mit einbezogen. Er informiert sich in der Geburtsvorbereitung, er nimmt aktiv am Säuglingspflegekurs teil. Das Kind wird schon im Kreißsaal angelegt, es bleibt bei seiner Mutter in den Mutter-Kind-Einheiten und wird nach Bedarf gestillt. Sie lernt bereits in der Klinik, es zu wickeln und zu beobachten und wird dort von den Schwestern angeleitet. Leider haben wir viel zu wenig Hebammen, um diese im Wochenbett voll einsetzen zu können. Aber nach der Entlassung am 6. Tag oder früher, falls die Mutter dies wünscht und kein ärztlicher Einwand besteht, sollte die Hebamme die weitere Betreuung der Wöchnerin bis zum 10. Tag zuhause übernehmen. Leider ist uns dies zur Zeit noch nicht flächendeckend möglich, da wir nicht über genügend Hebammen verfügen und ihre Vergütung nicht ausreicht. Es werden zur Zeit große Anstrengungen gemacht, die Ausbildungskapazität der bestehenden Hebammenlehranstalten zu erhöhen. Mehrere Neugründungen von Hebammenschulen sind zu verzeichnen und weitere sollen noch folgen. Darüber sind wir glücklich, denn sie sind notwendig, um die verlängerte Ausbildung auszugleichen

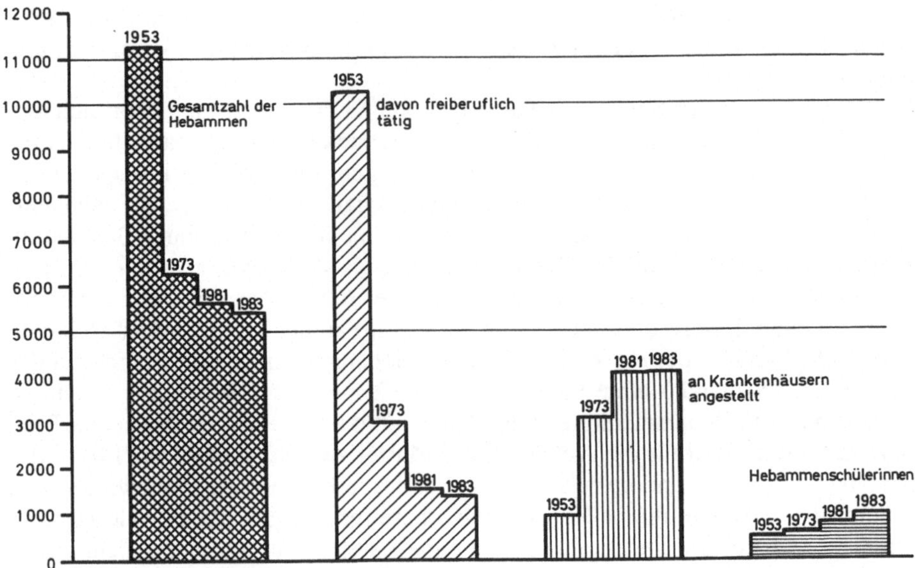

Abb. 1. Die Entwicklung der Hebammenzahlen von 1953–1983 in der BRD im freiberuflichen sowie im Angestellten- und Ausbildungsbereich (nach Stat. Bundesamt für 1983; Schätzung des Bundes Deutscher Hebammen)

sowie der Überalterung des Berufsstandes entgegenzuwirken und den z. Z. gravierenden Hebammenmangel zu mindern. Eine Überzahl an Bewerbungen liegen bei allen Lehranstalten vor, davon haben ca. 50% als Vorbildung das Abitur. Wir werden also in naher Zukunft eine besser ausgebildete Hebamme mit grundsätzlich höherer Vorbildung zur Verfügung haben (Abb. 1).

Auf lange Sicht wollen wir Hebammenhilfe nicht nur bei der Geburt, sondern auch schon in der Schwangerschaft leisten und möglichst kontinuierlich nach der Entlassung aus der Klinik die Mutter zu Hause nachbetreuen. Kennt die Frau bereits ihre Hebamme von der Schwangerschaft her, so wird die Nachbetreuung für beide leichter und sicher effektiver sein.

Ist die Hebamme für all diese Aufgaben gerüstet?

In der neuen Ausbildungs- und Prüfungsordnung für Hebammen vom 3. September 1981 wird großer Wert darauf gelegt, daß die Hebamme die Geburtshilfe im Gesamtzusammenhang der Gesundheitspflege sieht; dies gilt im besonderen Maße auch für den Säugling. So nimmt die Gesundheitserziehung, das Vorsorgeverhalten im theoretischen und praktischen Unterricht, breiten Raum ein. Um diese aber auch vermitteln zu können, lernt die Hebamme Grundlagen der Psychologie, Soziologie und Pädagogik kennen und ihre gezielte Anwendung während Schwangerschaft, Geburtsvorbereitung, Geburt und nicht zuletzt in der Mutter-Kind-Betreuung. Diese Fächer ermöglichen eine sinnvolle Ergänzung der anatomischen, physiologischen, geburtshilflichen und pädiatrischen Kenntnisse, einschließlich aller technischen Fertigkeiten, die zu unserem überwiegend praktischen Beruf gehören.

Dies ist in einem gut gegliederten bundeseinheitlichen Lehrplan für alle Ausbildungs-
stätten verbindlich festgelegt. Dort sind auch die Praxiseinsätze während der 3jähri-
gen Ausbildung gesetzlich verankert. Die Einsätze auf Wochen- und Neugeborenen-
stationen wurden verlängert, wobei das Rooming-in-System in den geburtshilflichen
Abteilungen favorisiert wird. Wir wollen die angehenden Hebammen motivieren, die
Beratung der Frauen in der Schwangerschaft und Nachbetreuung aufzunehmen.
Diese kann im häuslichen Milieu unter Einbeziehung der psychosozialen Situation
der Schwangeren weit effektiver gestaltet werden. Die bisherige Ausbildung der
Hebammen weist hier ein deutliches Defizit auf, doch beobachten wir einen erfreuli-
chen Bewußtseinswandel, v. a. bei unseren jungen Kolleginnen. Mit Hilfe von Fort-
bildungsveranstaltungen wollen wir bestehende Lücken ausfüllen.

Ein ganz wesentlicher Anstoß zur kritischen Betrachtung unserer Geburtshilfe ist die
Säuglingssterblichkeit. Die Zahlen sind Ihnen bekannt. Die Bundesrepublik liegt im
Vergleich zu unseren europäischen Nachbarn weiterhin im Mittelfeld, immer noch
sterben 10–11 von 1000 Säuglinge im 1. Lebensjahr; nach Professor Saling könnte
diese Zahl nahezu halbiert werden – so wie dies in Schweden der Fall ist (Abb. 2). Wir
wissen, daß 70–90% der Säuglingssterblichkeit auf das untergewichtige Kind, also die
Früh- und Mangelgeburt, zurückzuführen sind (Schmidt 1974, 1978).
Wir wissen auch, daß bei Frauen, die mindestens 10 Untersuchungen während der
Schwangerschaft nachweisen können, eine wesentlich geringere Säuglingssterblichkeit zu beobachten ist, als bei Frauen mit weniger Schwangerschaftsvorsorgeuntersu-
chungen. Bei Frauen mit bis zu 4 Vorsorgeuntersuchungen verdreifacht sich die
Säuglingssterblichkeit (Collatz 1978).
Dies bestätigt die bayrische Perinatalstudie wie auch die Niedersachsenstudie. Sie
zeigen übereinstimmend einen kausalen Zusammenhang zwischen dem Vorsorgever-

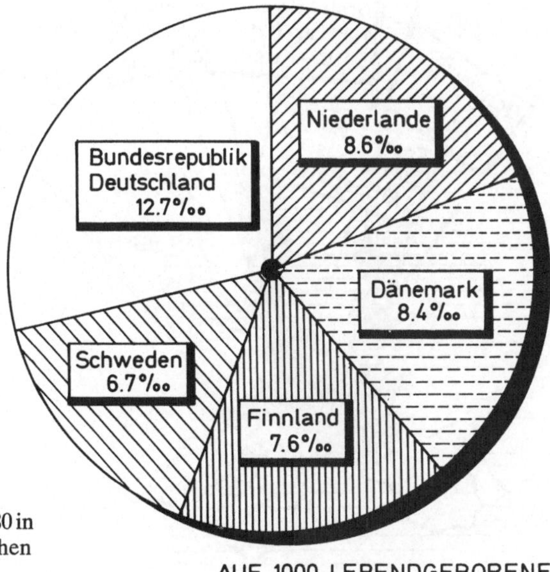

Abb. 2.   Die Säuglingssterblichkeit 1980 in
der BRD und in ausgewählten europäischen
Ländern

halten der Schwangeren und der Säuglingssterblichkeit auf. Doch nur etwas mehr als 50% aller Schwangeren nehmen 10 und mehr Vorsorgeuntersuchungen wahr (Selbmann 1977, 1980; Collatz 1978).

In Schweden, Finnland, Holland und Dänemark gehen mehr als 90% aller Frauen früher zur Schwangerenberatung und erhalten 10–15 Vorsorgeuntersuchungen. Warum verhalten sich in diesen Ländern die Schwangeren weit gesundheitsbewußter als unsere Frauen? In Holland und in Schweden sucht die Frau, wenn sie glaubt schwanger zu sein, zunächst die Hebamme auf. In diesen beiden so verschiedenen Gesundheitssystemen ist die Hebamme in die Überwachung der Schwangerschaft verantwortlich integriert. Zusammen mit dem Hausarzt betreut sie die Frau kontinuierlich und sucht, wenn nötig, säumige Schwangere zuhause auf.

Auch die französische Hebamme ist vorwiegend an der Überwachung der Schwangerschaft beteiligt, zusammen mit dem Hausarzt oder dem Spezialisten (Abb. 3, 4).

In England sind es die Hebamme, der Hausarzt und die Entbindungsklinik, welche die Schwangerschaft überwachen; dasselbe gilt für Dänemark, wo Hebamme, Arzt und Klinik partnerschaftlich zusammenwirken.

Die Schwangerenvorsorge in der Bundesrepublik Deutschland wird seit Jahren allein durch den Arzt durchgeführt, zu einem geringen Teil vom Hausarzt, sprich vom niedergelassenen Allgemeinarzt, überwiegend jedoch vom niedergelassenen Gynäkologen. Sie wird also vom Spezialisten in meist sehr gut eingerichteten Praxen durchgeführt, die mit Kardiotokographen und oft auch mit Ultraschallgeräten ausgerüstet sind. Nur in der BRD sieht die Mutterschaftsvorsorge kostenlos zweimal eine

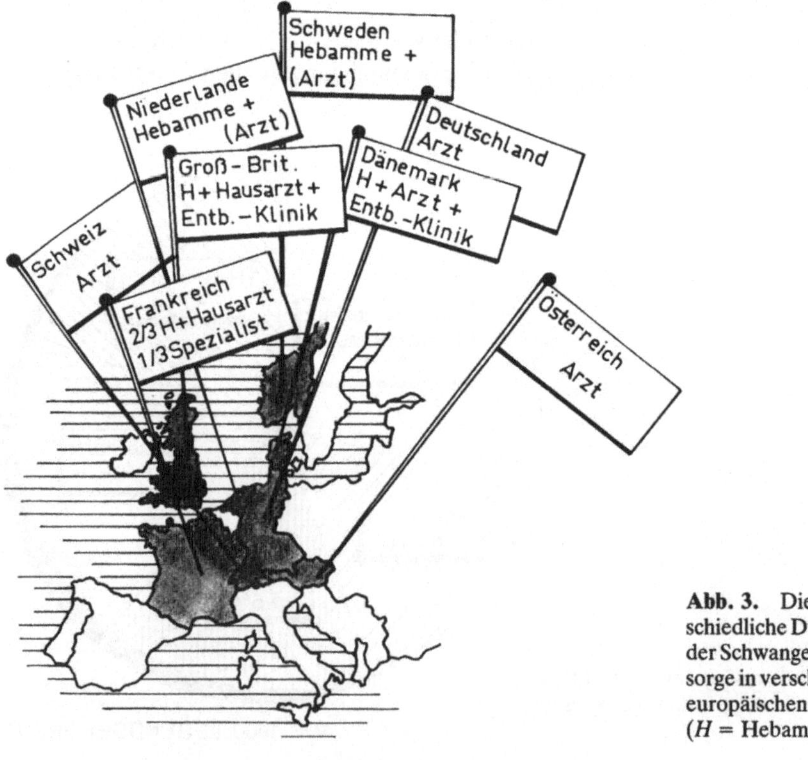

Abb. 3. Die unterschiedliche Durchführung der Schwangerschaftsvorsorge in verschiedenen europäischen Ländern (H = Hebamme)

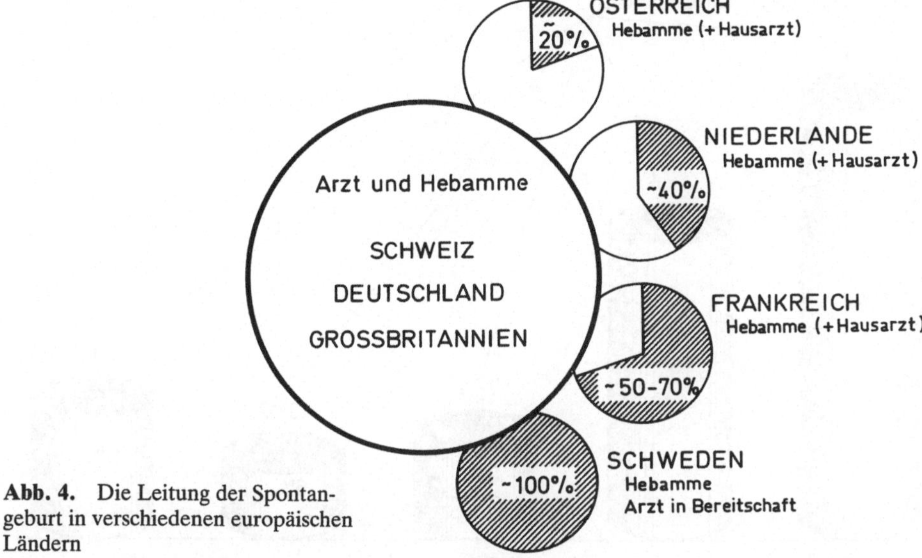

Abb. 4.   Die Leitung der Spontangeburt in verschiedenen europäischen Ländern

Ultraschalluntersuchung in jeder Schwangerschaft vor. Es ist unzweifelhaft: die deutsche Geburtshilfe hat den höchsten technischen Standard in ganz Europa erreicht. Aber die deutschen Frauen kommen immer noch nicht so früh und nicht so häufig oder regelmäßig zur Vorsorgeuntersuchung, wie dies in Schweden, Dänemark und Holland üblich ist.

Warum gelang es dem Arzt nicht, das Gesundheitsbewußtsein der Frauen auf breiter Ebene zu mobilisieren? Fühlen sich die Frauen in der ärztlichen Praxis nicht so angenommen, wie sie dies gerade in der Schwangerschaft wünschen und brauchen? Wie schon betont, nur etwas mehr als 50% aller Schwangeren haben 10 und mehr Vorsorgeuntersuchungen in ihrem Mutterpaß dokumentiert (Tietze 1981).

Collatz (1978) konnte zeigen, daß das Vorsorgeverhalten deutlich von der sozialen Schichtzugehörigkeit abhängig ist. Es besteht ein deutlicher Zusammenhang zwischen Anzahl der Vorsorgeuntersuchungen und perinataler Mortalität, die bei zu wenigen Vorsorgeuntersuchungen erheblich zunimmt (Abb. 5).

Nun finden aber gerade die Angehörigen der unteren Schichten den Weg in die ärztliche Praxis meist erst später und kommen unregelmäßig. Wie erreicht der Arzt eine solche Frau, wenn sie nicht wiederkommt? Darüber hinaus besteht bei diesen Frauen aufgrund der Belastungen in ihrer sozialen Umwelt oft ein erhöhtes gesundheitliches Risiko.

Manche Ärzte mögen sich auch überfordert fühlen, auf die mannigfachen psychosozialen Probleme der Schwangeren einzugehen, oder die zeitlich-organisatorischen Möglichkeiten einer Praxis lassen dies gar nicht zu.

An dieser Nahtstelle sind Verbesserungen nötig und möglich. Früher hatten wir in den Städten eine funktionierende Gesundheitsfürsorge, die sich in der Schwangerenberatung und der Säuglingsfürsorge dieser Familien annahm (ich kenne sie noch von Berlin her).

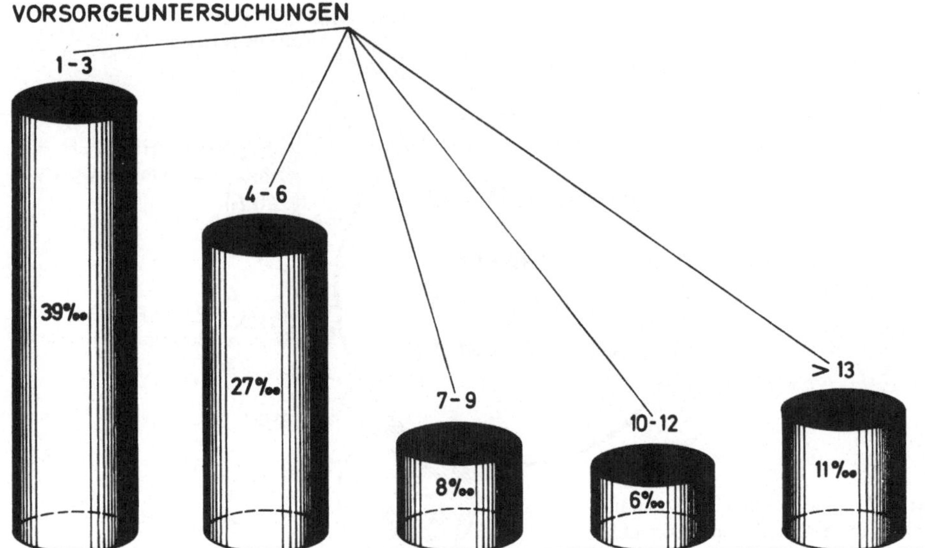

Abb. 5.   Die perinatale Mortalität in Abhängigkeit von der Zahl der Vorsorgeuntersuchungen in Bremen und Bremerhaven 1978 (Nach Collatz 1978)

Auf dem Lande war es die Hebamme, die die Familien kannte, ihr soziales Umfeld, wie wir heute sagen, einschätzen und Hilfen in Gang setzen konnte. Langsam sehe ich die Erkenntnis wachsen, daß man gerade hier mit Verbesserungen ansetzen muß.

In den Ländern, wo die Hebammensysteme intakt sind, suchen die Hebammen die Frauen auf, wenn sie ihre Vorsorgetermine nicht einhalten. Sie sehen, ob die Mutter so belastet ist, daß sie einfach die Zeit nicht aufbringen kann, oder ob es Unverständnis und Nachlässigkeit ist oder gar eine tiefe Depression die Frau lähmt. Sie nimmt sich die Zeit, die Frau von der Notwendigkeit einer Untersuchung zu überzeugen, oder macht die Kontrolluntersuchung auch manchmal zu Hause, wenn die Frau nicht abkömmlich ist.

Die schwedische Hebamme fühlt sich für das Gesundheitsverhalten der Schwangeren verantwortlich; der Erfolg ihrer Bemühungen ist schon seit Jahren an der niedrigen Säuglingssterblichkeit abzulesen und an der über 90%igen Inanspruchnahme der Vorsorgeuntersuchungen. Darüber hinaus verhalten sich Mütter, die in der Schwangerschaft den Wert der Vorsorge erkennen lernten, entsprechend zuverlässig bei den Vorsorgeuntersuchungen ihrer Kinder.

Das von der Bundesregierung finanzierte Modell „Familienhebamme", welches ich von der Hebammenseite her betreute, sah hier einen wichtigen Ansatz. Das Land Bremen, das mit der Säuglingssterblichkeit nahezu am Ende der Skala aller Bundesländer stand, während Baden-Württemberg seit Jahren die Spitzenposition hielt, war zur praktischen Durchführung bereit. Während der 3jährigen Laufzeit von 1980–1983 wurde vieles von dem bestätigt, was ich eben ausgeführt habe. Immerhin haben wir ca. 90% aller Frauen erreicht, die in dieser Zeit ein Kind bekommen haben, und zwar unabhängig von der sozialen Schichtzugehörigkeit. Während der Schwangerschaft waren es leider weit weniger Frauen. Einmal ist die Rolle der Hebamme während der Schwangerschaft den Frauen zum großen Teil nicht mehr bekannt und muß erst wieder gefestigt werden, zum anderen erfuhren wir massiven Widerstand von seiten der niedergelassenen Frauenärzte. Man muß schlicht sagen, daß eine Zusammenarbeit kaum möglich war. Und doch sind ca. 7–10% Risikofälle von den Hebammen teils recht intensiv betreut worden. Sie kamen über die Sozialarbeiter draußen, den Sozialdienst im Krankenhaus oder wurden von einigen Klinikärzten geschickt, besonders nach stationären Entlassungen. Nach und nach kamen die Frauen auch von sich aus in die Hebammenstationen, oder sie baten telefonisch um einen Hausbesuch. Wir alle warten auf die wissenschaftliche Auswertung der Dokumentation, denn wir wollen nicht spekulieren, sondern unsere Arbeit kritisch anhand der Zahlen bewerten. Immerhin hat sich Bremen 1982 in der Säuglingssterblichkeit so weit verbessert, daß es wohl die Spitzenposition einnimmt. Sicher waren es viele verschiedene Faktoren, die hier zusammenwirkten (Abb. 6).

Die Rolle der Hebamme in der Geburtsvorbereitung wird heute von den Hebammen nur positiv bewertet. Sie haben längst selbst erfahren, wie sich die Atmosphäre im Kreißsaal verändert, wenn die Frau informiert ist und – möglichst von ihrem Partner begleitet – bei der Geburt mit allen Kräften mitarbeiten kann. Auch in den Kliniken ist es wichtig, daß die Hebamme mit den Frauen zuvor Kontakt hatte und sich ein primäres Vertrauensverhältnis zur Klinik, zu den Ärzten und Hebammen entwickelt hat. Die Geburtsvorbereitungsstunden, das Beantworten von Fragen, die Säuglingspflegekurse und die Führung durch die geburtshilfliche Abteilung geben gute Gelegenheit dazu. Geburtsvorbereitung sollte im engen Teamwork zwischen Arzt,

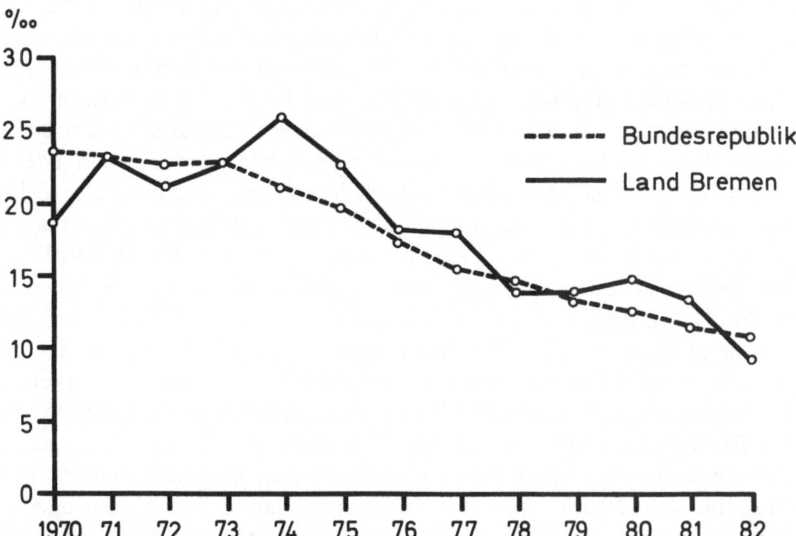

Abb. 6. Vergleich der Säuglingssterblichkeitsraten in den Jahren 1970–1982 zwischen dem Land Bremen und dem bundesrepublikanischen Durchschnitt

Hebamme und, wo vorhanden, Krankengymnasten und Säuglingsschwester durchgeführt werden. Wo allerdings dies nicht zu erreichen ist – aus welchem Grund auch immer –, sollte die Hebamme sich aufgerufen fühlen, Geburtsvorbereitung in eigener Regie anzubieten. Dazu wird die Hebamme in Zukunft ausgebildet sein, bisher brauchte sie dafür einen zusätzlichen Lehrgang. Manche Kolleginnen halten ausschließlich Geburtsvorbereitungskurse ab, da ihre familiären Verhältnisse dies bedingen. Es ist dann aber wichtig, daß sie mit den Kliniken ihres Umkreises guten Kontakt pflegen, damit die Vorbereitung die örtlichen Gegebenheiten mitberücksichtigt. Der Hebamme fällt dies i. allg. weniger schwer als dem Krankengymnasten. Ihr Vorteil ist es, daß sie die Physiologie der Schwangerschaft und der Geburt gut kennt, auch die psychischen Bedürfnisse abschätzen kann; so sind ihre Vorbereitungskurse der Realität näher. Die Krankenkassen bezahlen 12 Stunden für Atmungs- und Entspannungsübungen und Schwangerschaftsgymnastik. Auch die in der Klinik angestellte Hebamme kann mit der Kasse abrechnen, wenn sie die Kurse außerhalb ihrer Dienstzeit durchführt, was ja sehr häufig der Fall ist. Der Arbeitgeber muß allerdings eine Nebentätigkeit dieser Art genehmigen und kann sie auf eine bestimmte Stundenzahl begrenzen.

Die Rolle der Hebamme bei der Geburt sehen wir in partnerschaftlicher Zusammenarbeit mit dem Arzt und – falls nötig – mit dem Pädiater.

Wir wollen keine auf uns allein gestellte Hebammenhilfe mehr leisten, denn der heutige Wissensstand läßt dies nicht mehr zu. Damit ist für uns die Hausgeburtshilfe nicht mehr diskutabel. Im Gegenteil, wir werden alles tun, um die Mutter darüber aufzuklären, daß die Hausgeburt mehr Risiken hat. Sollte allerdings ein Elternpaar unbedingt darauf bestehen und trotz Belehrung nicht von der Hausgeburt abgehen wollen, kann z. B. die freiberufliche Hebamme ihren Beistand nicht verweigern.

Aber wir wollen auch nicht, daß uns in der Klinik jede Verantwortung vom Arzt abgenommen wird, insbesondere wenn er noch keine geburtshilfliche Ausbildung oder noch zu wenig Erfahrung hat. Wir sind in der Lage, die normalen Abläufe in eigenständiger Verantwortung zu überwachen, die Gebärende in einfühlsamer Weise zu betreuen und uns aus eigener Beobachtung heraus ein Bild zu machen. Dies in die Beurteilung der Situation einzubringen, muß der Hebamme erlaubt sein. Sie muß ja auch in der Lage sein, verantwortlich zu handeln, wenn kein Arzt zu erreichen ist. So nur kann partnerschaftliche Geburtshilfe betrieben werden, wenn jeder seinen Platz verantwortlich ausfüllt. Selbstverständlich muß die Hebamme alle technischen Fertigkeiten beherrschen, doch muß ihr noch Zeit bleiben, die Gebärende individuell zu betreuen und ihr die Zuwendung angedeihen zu lassen, die sie braucht. Sie hat dabei den Partner soweit als nötig anzuleiten, ohne jedoch die intime Sphäre der Eltern zu stören. Dies gilt ganz besonders für den ersten Augenblick, wenn das Kind geboren ist und sich Eltern und Kind erst einmal kennenlernen bzw. erkennen wollen.

Bei geburtshilflichen Operationen muß die Hebamme diese vorbereiten, dem Arzt assistieren und in lebensbedrohlichen Situationen Erste Hilfe leisten können.

Die Erstversorgung des Neugeborenen ist ihre Aufgabe, wobei sie auch die U 1 (erste Untersuchung des Neugeborenen) beherrschen und durchführen muß, wenn sie allein bei der Geburt sein sollte. Nicht vergessen wollen wir das erste Anlegen des Kindes schon im Kreißsaal, eine wichtige Unterstützung des Bondingprozesses.

Die genaue Dokumentation des Geburtsvorganges gehört zu den ganz selbstverständlichen Aufgaben der Hebamme.

Die Wochenbettpflege von Mutter und Säugling – möglichst in Rooming-in-Einheiten – wäre ohne Zweifel Hebammenaufgabe. Dem steht leider der gravierende Hebammenmangel entgegen, der eine Wochenbettbetreuung nicht zuläßt, obwohl wir wissen, wie wichtig die Anleitung der Mutter zum Stillen, zum Umgang mit ihrem Kind und zu seiner Pflege sind. Unsere Kinderkrankenschwestern übernehmen meist diese Aufgabe.

Die Hebamme sollte allerdings, wenn irgend möglich, die Wöchnerin besuchen, besonders wenn diese das Bedürfnis hat, mit ihr über ihre Geburt zu sprechen. Die Hebamme kann Kreislaufübungen mit der Wöchnerin machen und ihr die Anfänge der Wochenbettgymnastik beibringen. Die Hebamme gewinnt dabei Befriedigung und viel Freude. Meist hat die Mutter das Bedürfnis, ihre Geburt psychisch aufzuarbeiten, und gerade dabei kann die Hebamme helfen, damit das Geburtserlebnis positiv verstärkt wird.

Wenn dann die Mutter am 6. Tag oder gar früher entlassen wird, ist sie – aufgrund allgemeiner Erfahrung – noch häufig auf die Unterstützung der Hebamme angewiesen. Der Mutter steht als Kassenleistung bis zum 10. Wochenbettag Hebammenhilfe zu. Das Stillen ist häufig noch gar nicht richtig in Gang gekommen, zumindest ist es noch sehr störanfällig. Wir plädieren deshalb dafür, daß diese Wochenbettbesuche zu Hause im Interesse von Mutter und Kind möglichst flächendeckend durchgeführt werden. Die Krankenkassen sind auch bereit, diese Hausbesuche zu bezahlen, doch noch haben wir dafür nicht genügend Hebammen.

Wir versuchen, über den Hebammenverband und durch Öffentlichkeitsarbeit alle stillen Reserven zu mobilisieren: Wir bemühen uns, junge verheiratete Hebammen mit kleinen Kindern durch flexible Arbeitszeiten für die Nachsorge zu gewinnen, auch ältere Kolleginnen, die bereits Rente beziehen, machen teilweise dabei mit. Und wir hoffen auf ein Ansteigen der Hebammenzahlen, nachdem die Ausbildungskapazitäten deutlich erhöht wurden, wie ich schon anfangs ausgeführt habe.

Wir haben noch einen weiten Weg vor uns. Das Ziel, eine bessere Mutter-Kind-Betreuung zu erreichen, lohnt meiner Meinung nach jede Anstrengung. Diese Nachbetreuung, die viele Mütter wünschen, wäre für die Hebamme und die Mutter leichter durchführbar, wenn sich beide schon in der Schwangerschaft kennenlernen könnten, ein Gesichtspunkt mehr, der Hebamme wieder Zugang zur Schwangerschaftsbetreuung zu ermöglichen. Rechtzeitig und kontinuierlich könnte die Betreuung begonnen und bei Bedarf intensiviert werden. Mit Sicherheit könnte dies auch segensreiche Auswirkungen auf die Gesundheit der Säuglinge im 1. Lebensjahr haben, weil die Mütter dazu angehalten würden, die Vorsorgeuntersuchungen rechtzeitig wahrzunehmen.

Die Familienhebammen in Bremen haben zusammen mit Kinderkrankenschwestern bis zum Ende des 1. Lebensjahres die Mütter und Säuglinge betreut. Dies hatte auch positive Auswirkungen, z. B. im Hinblick auf eine Frühförderung geschädigter Kinder. Außerdem konnte man Pflegefehler oder auch unterversorgte Kinder erkennen und früh korrigierend einsetzen, statt erst bei schwerem Fehlverhalten der Mutter gefährdeten Kindern Hilfe zukommen zu lassen.

Als die Bremer Frauen die Familienhebammen verlieren sollten – mit Ende der Laufzeit des Projekts im Mai 1983 –, ließ die Bevölkerung Bremens nichts unversucht, um diesen geschätzten Dienst auch weiter zu erhalten.

Mit 8 Hebammen und 4 Kinderkrankenschwestern, die an den Frauenkliniken und Kinderkliniken angestellt sind, wird die Hebammenhilfe außerhalb der Kliniken weitergeführt. Diese Kolleginnen sind nur noch in der Lage, Risikofälle zu betreuen. Das ist sicher nötig, doch für die gesamte BRD wäre es wünschenswert, daß für alle Frauen Hebammenhilfe in vollem Umfang nicht nur bei der Geburt, sondern auch außerhalb wieder erreichbar wird, was so viele europäische Länder ihren Müttern garantieren.

Literatur

(auf Anfrage bei der Verfasserin)

Forderungen an eine psychosomatische Geburtshilfe

D. Richter

Die Geburtshilfe hat in den vergangenen 10–15 Jahren eine erstaunliche Veränderung erfahren. Durch eine verbesserte Schwangerenvorsorge, durch apparativ-technische Überwachung der Geburtsphase und eine früheinsetzende pädiatrische Versorgung des Neugeborenen konnte die mütterliche und kindliche Morbidität und Mortalität drastisch gesenkt werden.

Diese Entwicklung mit überwertiger Beachtung des Sicherheitsrisikos für Mutter und Kind führte allerdings zur Aufgabe ganz wesentlicher humaner Bedürfnisse.

Von den immer schon psychosomatisch orientierten Geburtshelfern sowie von den Frauen selbst ausgehend und unter einem gewissen Druck der Öffentlichkeit ist in jüngster Zeit eine erhebliche Veränderung der Geburtshilfe zu beobachten. Der an apparativen Techniken orientierte Geburtshilfe und Perinatalmedizin wird vorgeworfen, daß sie auf wesentliche emotionale Werte der werdenden Mutter und des Vaters kaum Rücksicht nimmt, die Eltern ungenügend informiert und sie an medizinischen Entscheidungen nicht mitbeteiligt. In einer fremden, kühle Sachlichkeit ausstrahlenden Umgebung, angeschlossen an blinkende, tickende Apparaturen, betreut von unbekannten Menschen, glaubt man, die Geburt des Kindes nicht als beglückendes Ereignis erleben zu können. Viele Frauen wollen Schwangerschaft und Geburt nicht mehr passiv als ein unabänderliches Schicksal hinnehmen, sondern in einem positiven Sinn aktiv daran teilhaben. Das Können des Arztes und der Hebamme, die Reputation einer geburtshilflichen Klinik wurden zunehmend nicht mehr so sehr von den medizinischen Möglichkeiten und der apparativ-technischen Ausstattung – was heute weitgehend als selbstverständlich vorausgesetzt wird –, sondern von der Atmosphäre her beurteilt, in der die Frau Schwangerschaft und Geburt erlebt.

Unter dem Anspruch auf mehr Humanisierung der Geburtshilfe war es allerdings auch zu erstaunlichen Mißverständnissen oder Ideologisierungen gekommen, die zum Teil ungerechtfertigt der psychosomatisch orientierten Geburtshilfe und deren Vertretern angelastet wurden. Besonders beklagenswert sind geburtshilfliche Praktiken, die den Anspruch auf mehr Natürlichkeit und Humanität erheben, deren kommerzielle Interessen aber allzu durchsichtig sind.

Es wurde daher notwendig, die wesentlichen wissenschaftlich erarbeiteten Erkenntnisse und Forderungen gegenüber pseudopsychologischen Fehlentwicklungen abzugrenzen. Die Deutsche Sektion für Psychosomatische Geburtshilfe und Gynäkologie hatte es sich daher zur Aufgabe gemacht, eine Bestandsaufnahme der Geburtshilfe aus psychosomatischer Sicht vorzulegen; u. a. war dieser Frage auf der Jahrestagung

Psychosomatische Probleme in der
Gynäkologie und Geburtshilfe 1984
Hrsg. Jürgensen, Richter
© Springer-Verlag Berlin · Heidelberg 1985

1982 in Freiburg i. Br. eine eigene wissenschaftliche Sitzung gewidmet. Auch auf dem
2. Freiburger Geburtshilflichen Symposium „Die humane familienorientierte und
sichere Geburt" 1981 mit einer Situationsanalyse der Geburtshilfe in verschiedenen
europäischen Ländern nahm dieses Thema einen breiten Raum ein. Durch die
wissenschaftliche Arbeit führender Vertreter – in diesem Zusammenhang seien nur
einige Namen genannt wie Dmoch (1984), Molinski (1968, 1972, 1975), Müller (1982,
1984), Perez-Gay (1982), Petersen (1979), Poettgen (1971), Prill (1979, 1981, 1983),
Richter (1978, 1980, 1982, 1983), Stauber (1979, 1982, 1983) – ist diese Diskussion
inzwischen zu einem gewissen Abschluß gekommen.
Die gegenwärtige Beurteilung der geburtshilflichen Situation aus psychosomatischer
Sicht soll hier vorgestellt werden. Wir werden 4 Themenkreise besprechen: *Schwangerschaft, Geburtsvorbereitung, Geburt* und *Wochenbett*. Dabei wollen wir folgende
Dreiteilung vornehmen, indem wir fragen:
– Was sind psychosomatische Basisforderungen, die unbedingt und möglichst überall
  verwirklicht werden müssen?
– Was sind psychosomatische Zielvorstellungen, die nur langfristig und nicht überall
  erreicht werden können?
– Wie sehen die Fehlentwicklungen aus oder – anders ausgedrückt – wie präsentiert
  sich eine Geburtshilfe, die psychosomatische Erkenntnisse nicht berücksichtigt
  oder gar abwehrt?

Allgemeine Bemerkungen

Schwangerschaft, Geburt und Wochenbett dürfen nicht losgelöst voneinander
betrachtet werden, vielmehr bilden sie erlebnismäßig eine Einheit. Das bedeutet, daß
sowohl positive wie negative Einflüsse während der Schwangerschaft auch ihre Auswirkungen auf das Geburtsgeschehen und die frühe Mutter-Kind-Beziehung haben
und darüber hinaus die weitere Kindesentwicklung beeinflussen können. Es muß
festgestellt werden, daß der Wissensstand um die normalen psychologischen Veränderungen während der Schwangerschaft, während der Geburt und während der
Wochenbettszeit unter Hebammen, Geburtshelfern, Säuglingsschwestern ausgesprochen gering ist. Erst in jüngster Zeit finden sich in medizinischen Lehrbüchern
derartige Darstellungen. Nur an wenigen Ausbildungsorten – einige Universitäts-
Frauenkliniken und Hebammenschulen – ist Aufklärungsunterricht über diese
Zusammenhänge bereits Teil der Standardausbildung.
Kinder zu gebären, liebevoll zu betreuen und möglichst angst- und repressionsfrei
großzuziehen, gehört zu den verantwortungsvollsten und schwierigsten Aufgaben,
die überhaupt geleistet werden können. Andererseits werden aber gerade in unserer
heutigen Gesellschaft Mutterschaft und Kindererziehung gegenüber anderen
Ansprüchen und Möglichkeiten der Frau in vielerlei Weise minderbewertet.

Psychosomatik der Schwangerschaft

Das Erleben von Schwangerschaft ist für jede Frau eine konflikthafte Erfahrung, die
mehr oder weniger bewußt abläuft. Vergleichbar der Pubertät und Menopause

kommt es zu erheblichen hormonellen, organischen und psychischen Veränderungen. Schwangerschaft und Mutterschaft verlangen eine tiefgehende Neuorientierung aufgrund einer sich verändernden Realität. Hierbei kann es zu erheblichen Interessenkollisionen kommen, weshalb es angebracht ist, vom Schwangerschaftskonflikt zu sprechen. Die schwangerschaftsbedingten körperlichen Veränderungen können diesen konflikthaften Spannungszustand noch verstärken. Eine große Zahl von Faktoren beeinflußt diesen Schwangerschaftskonflikt (Abb. 1). Das erklärt die höchst unterschiedliche, individuelle Auseinandersetzung der Schwangeren mit diesem Konflikt und seinen dementsprechenden Lösungsmöglichkeiten. Dabei ist zu beachten, daß der bewußte Wunsch nach einem Kind keinesfalls eine unbewußte Angst vor einem Kind ausschließt. Eine Diskrepanz im bewußten und unbewußten Erleben einer Schwangerschaft ist häufig zu beobachten. Sie kann Auslöser zahlreicher psychosomatischer Störungen während Schwangerschaft, Geburt und Wochenbett werden. So können beispielsweise kindheitsbedingte latente Konflikte, neurotische irrationale Ängste durch den Eintritt der Schwangerschaft aktualisiert werden und die körperlich-seelische Einheit der Frau gefährden z.B. bei einer ambivalenten Annahme der Mutterrolle.

Eine „gesunde Schwangere" wird sich in etwa ihrer realen Konflikte bewußt. Sie erlebt die in ihr wirksamen unterschiedlichen Tendenzen, Wünsche, Befürchtungen und wird zur gesunden Konfliktlösung im Sinne von Entscheidungen kommen. So wird sie z.B. einige Zeit auf befriedigend erlebte Berufstätigkeit zugunsten eines kleinen Kindes verzichten. Eine neurotische Persönlichkeit wird mit diesen Ängsten und Konflikten u.U. nicht fertig, weil sie sich dieser realen Konflikte nicht bewußt wird. Viele Frauen glauben, eine konfliktreiche Einstellung zum Kind zu haben, untergründig schwelen diese Probleme aber um so mehr.

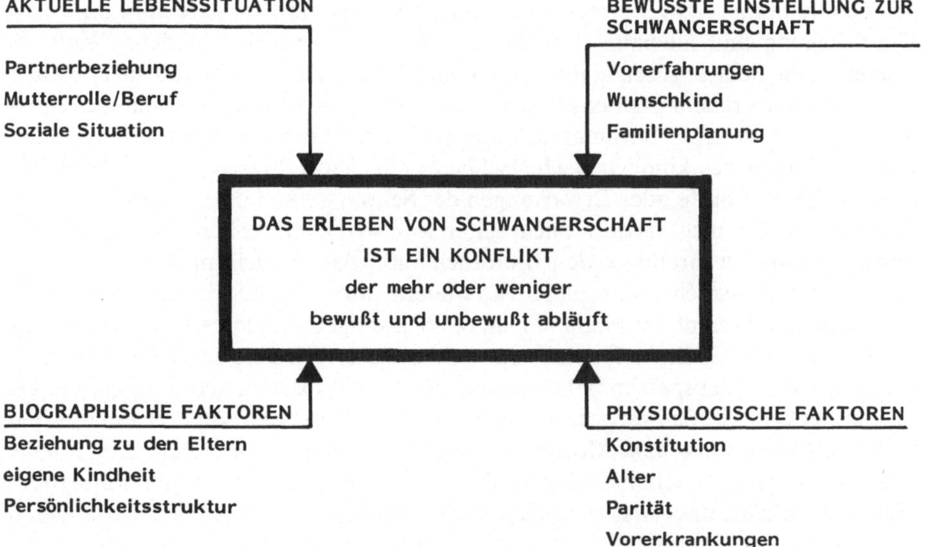

Abb. 1. Der Schwangerschaftskonflikt und seine vielfältigen Einflußmöglichkeiten

Die folgenden psychischen und psychosomatischen Störungen, deren Zusammenhänge weitgehend erforscht sind, können während der Schwangerschaft auftreten:
- Identitätsprobleme in bezug auf die Mutterschaft,
- Verhaltensstörungen (Launen, tyrannisches Wesen),
- Impulsneurosen (Schwangerschaftsgelüste, Stehlen),
- Psychoneurosen, Schwangerschaftspsychose,
- Wochenbettdepression,
- Wochenbettpsychose;
- übermäßige, allgemeine körperliche Beeinträchtigung,
- Hyperemesis gravidarum,
- psychogener Abort / habitueller Abort,
- Frühgeburtsneigung – vorzeitiger Wehenbeginn,
- EPH-Gestose,
- psychogene Gebärstörungen,
- Stillstörungen.

Es gilt, diese Zusammenhänge zwischen ungelöster, meist unbewußter Schwangerschaftskonfliktspannung und körperlich-seelischer Störung zu erkennen. Daraus folgt die Notwendigkeit einer psychosomatisch orientierten Schwangerschaftsbetreuung bzw. Schwangerschaftsbegleitung der Frau. Die ärztlich-therapeutische Grundhaltung besteht in freundlicher Zuwendung, hilfreicher Unterstützung und der Vermittlung des Gefühls von Geborgenheit. In Gesprächs- und Untersuchungssituationen kann so mit einfachen Mitteln viel erreicht und manche Störung präventiv verhindert werden.

Zur Verdeutlichung sei von einem ungeplanten Experiment an der Universitäts-Frauenklinik Freiburg i. Br. berichtet. Bei der geburtshilflichen Oberarztvisite fiel auf, daß auf der einen geburtshilflichen Station die Schwangeren mit vorzeitiger Wehentätigkeit tage- und wochenlang wehenhemmende Infusionen bekamen, auf der Nachbarstation hingegen fast gar keine intravenöse Tokolyse benötigt wurde. Für den einen Stationsarzt reduzierten sich die Arzt-Patientin-Kontakte auf körperliche Untersuchung und medizinisch-technische Anweisungen, dem anderen Kollegen gelang es, die Schwangeren in ihrer Konflikthaftigkeit zu erfassen und anzunehmen. In so mancher Frauenarztpraxis beschränken sich die Kontakte zwischen werdender Mutter und Arzt auf Laboruntersuchungen, ein orientierendes Abtasten des Leibes und das Prüfen des kindlichen Herzschlages mit dem Ultraschallkopf. Gespräche über Gefühle, Ängste oder Erwartungen der Schwangeren kosten angeblich zu viel Zeit oder werden nicht riskiert. Nicht selten wird so die Arzthelferin zur Vertrauensperson erkoren, während sie den Blutdruck mißt, das Gewicht prüft und den Urin kontrolliert. In manchen europäischen Ländern, wie z. B. in Schweden oder in den Niederlanden, kommt der Hebamme in der Schwangerenfürsorge große Bedeutung zu. Durch ihren direkten Kontakt zur Schwangeren wird sie in vielen Fällen zur wichtigen Vertrauensperson bei mannigfachen psychosozialen Schwierigkeiten. Die Hebamme kann die Schwangere zu einem besseren Vorsorgeverhalten anhalten und manches Morbiditäts- bzw. Mortalitätsrisiko dadurch verhindern helfen. Wir teilen nicht die Ängste mancher Kollegen, die in die Schwangerenbetreuung integrierte Hebamme könnte uns etwas wegnehmen. Die Hebamme gehört in die Schwangerenvorsorge gerade dort, wo der Arzt nicht gewillt oder in der Lage ist, sich als hilfreicher Begleiter der schwangeren Frau anzubieten.

Aus psychosomatischer Sicht nicht akzeptabel ist eine von Unkenntnis oder Abwehr geprägte ärztliche Haltung gegenüber psychosomatischen Zusammenhängen in der Schwangerschaft sowie eine Reduzierung des Arzt-Patientin-Kontaktes in der Schwangerenberatung auf körperliche Untersuchung und medizinisch-technische Anweisungen.

Hingegen lassen sich bestimmte Basisforderungen und anzustrebende Zielvorstellungen für eine psychosomatische Schwangerschaftsbetreuung formulieren:

Basisforderungen

- Kenntnisse über normale psychische Veränderungen während der Schwangerschaft und deren Konfliktmöglichkeiten.
- Kenntnisse über die psychischen und psychosomatischen Störungen bzw. Erkrankungen während der Schwangerschaft.
- Psychosomatisch orientierte Schwangerenbetreuung mit ärztlich-therapeutischer Grundhaltung: freundliche Zuwendung, emotionale Offenheit, Vermittlung des Gefühls von Geborgenheit.
- Während der Schwangerschaftsbegleitung Gespräche über Erwartungen, Ängste und Gefühle der Schwangeren.

Zielvorstellungen

- Erfassen der Patientin in ihrer Konflikthaftigkeit.
- Gezielte therapeutische Intervention zur Prävention psychischer und psychosomatischer Störungen.
- Training dieser diagnostischen und therapeutischen Möglichkeiten in Balint- und Selbsterfahrungsgruppen.

Psychosomatische Geburtsvorbereitung

Viele Eltern geraten unwissend und unvorbereitet in die Konflikt- und Problemkreise von Schwangerschaft, Geburt, Wochenbett und Elternrolle, denen sie oft hilflos gegenüberstehen. Geburtsvorbereitung aus psychosomatischer Sicht muß daher auf die Probleme und Konflikte, auf Gefühle, Ängste, irrationale Befürchtungen und Phantasien eingehen, die in einem erweiterten Sinne mit Schwangerschaft und Geburt zu tun haben. Aufklärung und Unterrichtung der Eltern über seelische Beziehungen zwischen Mutter, Vater und Kind, entwicklungspsychologische Fragen und Erziehungsberatung müssen einen breiten Raum einnehmen. Damit wird Geburtsvorbereitung in eine neue Dimension gerückt, sie erhält einen aktuellen gesundheitspolitischen Auftrag: in einem präventiv-psychohygienischen Sinne tätig zu werden. Zu keinem anderen Zeitpunkt wie während der Schwangerschaft sind Eltern für solche Fragen so aufgeschlossen, ja geradezu sensibilisiert. Es hat sich gezeigt, daß Eltern diese Dinge begierig aufnehmen, daß von solchen Geburtsvorbereitungskursen, die Schwangerschaft und Geburt in einen größeren Zusammenhang menschlicher Grunderfahrungen stellen, weitreichende, präventivpsychohygienische Impulse ausgehen können. Basisforderungen und Zielvorstellung für die psychosomatische Geburtsvorbereitung sollen im folgenden kurz dargestellt werden:

Basisforderungen

- Paarweise Vorbereitung in Gruppen
- Angstabbau durch Aufklärung über den natürlichen Geburtsablauf, dabei Vorstellung der apparativ-technischen Überwachungsmethoden lediglich als Sicherheit bringende Hilfsmittel
- Besichtigung der für die Geburt ausgewählten Klinik unter Kontaktaufnahme zum geburtshilflichen Team
- Körperarbeit mit Erfahrung der eigenen Leiblichkeit, Atem- und Entspannungsübungen

Zielvorstellungen

- Einbeziehung möglichst vieler an der Geburtshilfe beteiligter Personen in die Phase der Geburtsvorbereitung schafft Vertrauen
- Geburtsvorbereitung soll Vorbereitung auf die Elternrolle mit einschließen
- Von einem umfassenden Geburtsvorbereitungsprogramm können weit über die Geburt hinausreichende prävenivpsychohygienische Impulse ausgehen
- Ständige Verbesserung der pädagogischen Fähigkeiten und der psychosomatischen Kompetenz des geburtsvorbereitenden Teams

Betrachten wir die tatsächliche derzeitige Situation der Geburtsvorbereitung in der BRD, so ist diese schlichtweg als desolat zu bezeichnen. Weitgehend oder ausschließlich wird Geburtsvorbereitung unter dem Aspekt des Erlernens einer bestimmten technischen Vorgehensweise im Kreißsaal gesehen, die Angst reduzieren und Entspannung fördern soll. Geburtsvorbereitende Kurse beschränken sich daher auf das Vermitteln von Entspannungs- und Atemübungen und das Einüben von Verhaltensweisen. Allgemein läßt sich eine Überbetonung gymnastischer Übungen beobachten, während die Aufklärung über die Geburtsvorgänge zu kurz kommt, oder es wird mehr über medikamentöse Schmerzerleichterung und bestimmte Anästhesieverfahren berichtet, als über den natürlichen Geburtsablauf. Einseitiges Konditionieren auf bestimmte Atem- und Entspannungstechniken, die vom geburtshilflichen Personal nicht beherrscht oder abgelehnt werden, können zu erheblichen Mißverständnissen und Schwierigkeiten bei der Geburtsleitung führen. Bedenklich ist eine durch Laienpresse und kommerzielle Interessen geförderte Ideologisierung und übertriebene Propagierung einzelner geburtsvorbereitender Verfahren, die allenfalls für eine begrenzte Anzahl von Schwangeren tatsächlich später im Kreißsaal echte Geburtserleichterung und Hilfe bedeuten. Besondere Verwirrung wird z.B. mit dem Begriff „sanfte Geburt" angerichtet. Sanfte Geburt ist keine Geburtsvorbereitungsmethode, sondern meint ein von tiefer Achtung geprägtes humanes ärztliches Verhalten in der Geburtssituation: eine Selbstverständlichkeit für einen psychosomatisch orientierten Geburtshelfer. Eine ganze Reihe von Berufsgruppen bzw. Laien hat sich mittlerweile auf die Geburtsvorbereitung gestützt, ja man kann sagen hat die „Marktlücke" entdeckt und unterrichtet Geburtsvorbereitung. Der weiteren Herauslösung der Geburtsvorbereitung aus der Geburtshilfe durch berufsfremde Gruppen unter dem Anspruch größerer psychologischer oder pädagogischer Kompetenz treten wir entschieden entgegen. Geburtsvorbereitung gehört zur ganzheitlich psychosomatisch orientierten Betreuung der Schwangeren bzw. der Eltern durch das eigentliche geburtshilfliche Team: Geburtshelfer, Hebamme, Krankengymnastin, Kinderschwester, Kinderarzt.

Psychosomatischer Umgang mit der Geburt

Die allermeisten Frauen möchten die Geburt ihres Kindes als ein einmaliges, prägendes Lebensereignis bewußt miterleben. Sie entwickeln eigene Vorstellungen und Phantasien von ihrer ganz persönlichen Geburt. Eine solche Geburt soll so natürlich wie möglich unter dem eben notwendigen Einsatz medikamentöser oder technischer Hilfe ablaufen. Unser Bemühen muß es sein, eine Kreißsaalatmosphäre zu schaffen, in der die Intimität einer Hausgeburt sich ausbreiten kann, wo auch Platz sein darf für Gefühle der Freude, der Rührung, der Behutsamkeit und Besorgtheit um das Wohl des eben geborenen Kindes. Die Teilnahme des Vaters an der Geburt versteht sich von selbst, ebenso ein unmittelbarer intensiver Hautkontakt zwischen Mutter und Neugeborenem.

Von der heutigen Geburtshilfe muß verlangt werden, daß sie sich bemüht, zu diesem angstfreien, schmerzarmen, möglichst komplikationslosen und beglückenden Geburtserlebnis zu verhelfen. Das Einfühlen in das individuelle Erleben der Frau ist wichtiger als schematisches Anwenden der jeweils in einer Klinik geübten geburtshilflichen Verfahren. Selbstverständlich dürfen Sicherheit für Mutter und Kind nicht gefährdet werden. Es gibt keine humane Geburt, die nicht auch eine sichere Geburt wäre.

Die psychosomatischen Basisforderungen und Zielvorstellungen für das Geburtsgeschehen lauten wie folgt:

Basisforderungen
- Angstfreie, schmerzarme, möglichst natürliche Geburt als individuelles Geburtserlebnis
- Anwesenheit des Partners oder vertrauter Bezugsperson
- Psychologische Geburtsleitung durch das Kreißsaalteam
- Förderung der Mutter-Kind-Beziehung durch intensiven Hautkontakt unmittelbar nach der Geburt einschließlich Anlegen des Kindes an die Brust

Zielvorstellungen
- Hilfen zur psychologischen Geburtserleichterung
- Erfassen psychosomatischer Gebärstörungen bzw. einer pathologischen Paardynamik
- Gezielte psychologisch-therapeutische Intervention durch das Kreißsaalteam
- Balintgruppenarbeit des geburtshilflichen Teams zur Vermeidung von Interaktionsproblemen

Aus psychosomatischer Sicht nicht akzeptabel ist demnach eine Geburtshilfe, die unter der überwertigen Betonung des Sicherheitsaspekts für Mutter und Kind auf fundamental wichtige emotionale Bedürfnisse keine Rücksicht nimmt, das Gebären einem klinischen Organisationsplan unterordnet und eigene gewohnte geburtshilfliche Praktiken als Norm vorgibt, unter Mißachtung der individuellen Erlebniswelt und Schmerztoleranz der Gebärenden.

Psychosomatik im Wochenbett

Die natürliche biologische und seelische Einheit von Mutter und Kind ist auch unmittelbar nach der Geburt durch gemeinsame Unterbringung von beiden zu sichern. Die gemeinsame Unterbringung von Mutter und Kind (Rooming in) fördert das natürliche Stillen nach den Bedürfnissen des Kindes, das dadurch erste wichtige positive Muster von Erfahrungen sammelt, mit seinen Bedürfnissen wahr- und ernstgenommen zu werden. Damit wird nicht nur die Entwicklung einer starken seelischen Beziehung und Bindung zum Kind begünstigt, sondern auch der Kontakt des Vaters zu seinem Kind und zu seiner Frau und damit das Gefühl einer Familienzusammengehörigkeit. Auch die Geschwister sollten einen ersten Kontakt mit dem Neuankömmling aufnehmen. Der freie Zugang der Familienangehörigen ist ein Bedürfnis, welchem auf der Wochenstation großzügig begegnet werden sollte. Die frühe Mutter-Kind-Beziehung ist von entscheidender Bedeutung für die Entwicklung des Kindes. Ob ein „gesunder", fördernder oder ein hemmender Einfluß ausgeübt wird, hängt weitgehend vom Verhalten der Mutter ab. Während der Wochenbettsituation müssen die Mütter zusammen mit ihren Kindern beobachtet werden. Die geringste Andeutung von Schwierigkeiten muß unsere Aufmerksamkeit erregen. Es darf nicht angenommen werden, daß sich in solchen Fällen der mütterliche Instinkt automatisch einstellen wird. Die Wöchnerin braucht die liebevolle Unterstützung durch das geburtshilfliche Personal, welches sich bemühen muß, besonders den Müttern zu helfen, die (zunächst) unfähig sein können, mütterliches Verhalten gegenüber dem Säugling zu entwickeln. Je qualifizierter die Anleitung zum Umgang mit dem Kind ist, desto mehr erreicht man auch „schwierige", ambivalente Mütter. Geburtshelfer zu sein im erweiterten Sinne, heißt, Helfer zu sein bei der Geburt einer gelungenen Mutter-Kind-Beziehung. Das bedeutet außer einer räumlichen organisatorischen Umstrukturierung althergebrachter Wochenbetteinrichtungen u. a. das Umorientieren, das Umdenken und Umschulen von Säuglingsschwestern, Pflegeschwestern, Hebammen und Ärzten.

Das Wochenbett ist eine wichtige, schutzbedürftige Phase, in der die junge Familie ihren Anfang nimmt. Psychosomatische Basisforderungen und Zielvorstellungen für das Wochenbett seien hier wieder kurz aufgezählt:

Basisforderungen

- Kenntnisse über Mutter-Kind-Beziehung, Stillen, Signale und Entwicklungsschritte des Säuglings
- Gemeinsame Unterbringung von Mutter und Kind (Rooming-in)
- Versorgen des Kindes durch die Mutter, entsprechend seinen Bedürfnissen
- Förderung des Stillens nach dem Eigenrhythmus des Kindes
- Besuchsregelungen für den Partner und die eigenen Kinder

Zielvorstellungen

- Liebevolle, geduldige Betreuung von „Problemmüttern"
- Psychosomatisch orientierte Wochenbettvisite mit therapeutischen Interventionen bei gestörter Mutter-Kind-Interaktion
- Gruppendynamische Reflexionen des Stationspersonals

Stellt man sich dieser Aufgabe einer psychosomatisch orientierten Betreuung der Frau während Schwangerschaft, Geburt und Wochenbett, so könnte ein großer Teil der Kritik, die von der breiten Öffentlichkeit der Geburtshilfe noch immer entgegengebracht wird, aufgefangen werden.

Literatur

Dmoch W, Osorio C (1984) Untersuchungen zur Psychodynamik und Persönlichkeitsstruktur bei Frauen mit vorzeitigen Wehen. In: Frick-Bruder V, Platz P (Hrsg) Psychosomatische Probleme in der Gynäkologie und Geburtshilfe. Springer, Berlin Heidelberg New York Tokyo, S 175

Hertz DG, Molinski H (1980) Psychosomatik der Frau. Springer, Berlin Heidelberg New York

Molinski H (1968) Bilder der eigenen Weiblichkeit, Ärger während der Geburt und Rigidität des Muttermundes. Z Psychosom Med Psychoanal 14: 2, 90

Molinski H (1972) Die unbewußte Angst vor dem Kind. Kindler, München

Molinski H (1975) Gesprächsführung bei Schwangerschaftskonflikten. Dtsch Ärztebl 46: 3183

Müller P (1982) Wochenbett – Organisation des Wochenbetts aus psychosomatischer Sicht. In: Richter D, Stauber M (Hrsg.) Psychosomatische Probleme in Gynäkologie und Geburtshilfe. Kehrer, Freiburg, S 244

Müller P (1984) Die ältere Schwangere. In: Frick V, Platz P (Hrsg) Psychosomatische Probleme in der Gynäkologie und Geburtshilfe. Springer, Berlin Heidelberg New York Tokyo, S 168

Perez-Gay B (1982) Schwangerschaft – Was bedeutet Schwangerschaftsbetreuung aus psychosomatischer Sicht. In: Richter D, Stauber M (Hrsg) Psychosomatische Probleme in Gynäkologie und Geburtshilfe. Kehrer, Freiburg, S 210

Petersen P (1979) Fruchtbarkeit und die Freiheit zum Kind. Z Familiendynamik 4: 255

Poettgen H (1971) Die Integration des autogenen Trainings in der geburtshilflichen Psychoprophylaxe. Geburtshilfe Frauenheilk 31: 150

Prill HJ (1979) Psychosomatik und Psychopathologie der Schwangeren, Gebärenden und Mutter. In: Martius G (Hrsg) Hebammenlehrbuch. Thieme, Stuttgart

Prill HJ (1981) Psychosomatische Symptome und Erkrankungen in der Schwangerschaft. In: Käser O, Freiburg V (Hrsg) Gynäkologie und Geburtshilfe. Thieme, Stuttgart

Prill HJ (1983) Sinn oder Unsinn der vorgeburtlichen Übungsverfahren. In: Hillemanns HG, Steiner H, Richter D (Hrsg) Die humane, familienorientierte und sichere Geburt, Thieme, Stuttgart, S 306

Richter D (1978a) Schwangerschaft und Sexualität, I. Teil. Diagnostik 11: 423

Richter D (1978b) Schwangerschaft und Sexualität, II. Teil. Diagnostik 11: 487

Richter D (1980) Geburtsvorbereitung – eine präventiv psychologische Aufgabe familienorientierter Geburtshilfe. Therapiewoche 30: 612

Richter D (1982a) Schwangeren- und Elternberatung aus der Sicht des ungeborenen Kindes. In: Hau TF, Schindler S (Hrsg) Pränatale und perinatale Psychosomatik, Hippokrates, Stuttgart, S 187

Richter D (1982b) Psychologische Geburtserleichterung. In: Beck L, Albrecht H (Hrsg) Analgesie und Anästhesie in der Geburtshilfe. Thieme, Stuttgart, S 39

Richter D (1983a) Was bedeutet Geburtsvorbereitung aus psychosomatischer Sicht? In: Richter D, Stauber M (Hrsg) Psychosomatische Probleme in Geburtshilfe und Gynäkologie. Kehrer, Freiburg, S 222

Richter D (1983b) Die psychologische Geburtserleichterung. In: Hillemanns HG, Steiner H, Richter D (Hrsg) Die humane, familienorientierte und sichere Geburt, Thieme, Stuttgart, S 244

Stauber M (1979) Psychosomatische Aspekte in der Geburtshilfe. Dtsch Ärztebl 12: 797

Stauber M (1982) Geburt – Psychosomatische Forderungen an das Geburtsgeschehen. In: Richter D, Stauber M (Hrsg) Psychosomatische Probleme in Geburtshilfe und Gynäkologie. Kehrer, Freiburg, S 234

Stauber M (1983a) Die ambulante Klinikgeburt. In: Hillemanns HG, Steiner H, Richter D (Hrsg) Die humane, familienorientierte und sichere Geburt. Thieme, Stuttgart, S 79

Stauber M (1983b) Psychohygienische Forderungen an die heutige Geburtshilfe. In: Hillemanns HG, Steiner H, Richter D (Hrsg) Die humane, familienorientierte und sichere Geburt. Thieme, Stuttgart, S 272